U0120858

河南省卫生健康委员会立项资助项目

中原历代中医药名家文库

现当代卷

总　主　审◎毛德西

总　主　编◎郑玉玲　朱　光

副总主编◎禄保平　张瑞金　杰　常学辉

主　编◎邵素菊

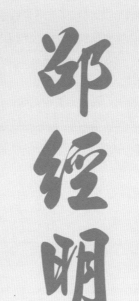

邵经明

河南科学技术出版社

·郑州·

内容提要

本书是系统介绍全国著名针灸学家邵经明教授临证经验的专著。全书共分五个章节：第一章"医家传略"，介绍了邵经明教授的学医历程，以及对我国针灸人才培养所做出的贡献；第二章"学术思想"，介绍了邵经明教授学术思想的整体特点，以及行医立身的主旨；第三章"临床精粹"，介绍了邵经明教授临证过程中的验案良方，突出了理、法、方、穴、术，针灸辨证施治的特点；第四章"诊余随笔"，精选了邵经明教授在临床、教学、科研中的数篇论文，更加丰富了邵经明教授的学术思想；第五章"'世纪老人'的养生经"，介绍了邵经明教授以德养生、情志养生、饮食养生、运动养生、起居养生的经验。书末附录一"弟子感悟"，收录了邵经明教授部分弟子对其临床经验的认识和体会；附录二"邵经明年谱"，展现了邵经明教授一生投身我国针灸事业的点滴历程和取得的辉煌成就。

图书在版编目（CIP）数据

中原历代中医药名家文库.现当代卷.邵经明/郑玉玲，朱光总主编；邵素菊主编.—郑州：河南科学技术出版社，2024.2

ISBN 978-7-5725-1316-9

Ⅰ.①中…　Ⅱ.①郑…②朱…③邵…　Ⅲ.①中医临床-经验-中国-现代　Ⅳ.①R249

中国国家版本馆CIP数据核字（2023）第246647号

出版发行：河南科学技术出版社

地址：郑州市郑东新区祥盛街27号　邮编：450016

电话：（0371）65788613　　65788629

网址：www.hnstp.cn

策划编辑：马艳茹

责任编辑：高　杨

责任校对：王晓红

整体设计：张　伟

责任印制：徐海东

印　　刷：河南瑞之光印刷股份有限公司

经　　销：全国新华书店

开　　本：787 mm × 1 092 mm　1/16　彩插：24　印张：16.5　字数：302千字

版　　次：2024年2月第1版　　2024年2月第1次印刷

定　　价：75.00元

如发现印、装质量问题，影响阅读，请与出版社联系并调换。

中原历代中医药名家文库·现当代卷·邵经明

总　主　审　毛德西

总　主　编　郑玉玲　朱　光

副总主编　禄保平　张瑞　金　杰　常学辉

总主编委员会（按姓氏笔画为序）

毛德西　朱　光　张　瑞　金　杰

郑玉玲　常学辉　禄保平

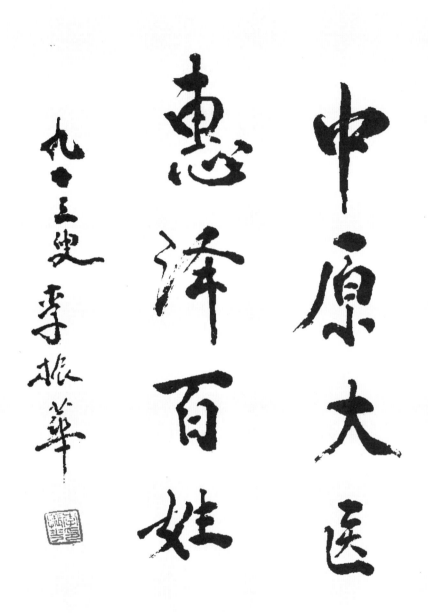

中原大医

惠济百姓

九〇三史 李振华

国医大师李振华题词

邵经明教授简介

邵经明，男，1911年3月生，2012年10月7日去世，享年103岁。字心朗，号常乐老人，河南西华县人。全国著名针灸学家，河南邵氏针灸流派创始人。曾任中国针灸学会第一届委员会委员，全国高等中医院校针灸专业教材编审委员会委员，中国针灸专家讲师团顾问，河南省针灸学会第一届主任委员、第二届名誉会长，河南省黄河中医药研究奖励基金会理事。享受国务院政府特殊津贴，是全国首批中医硕士研究生导师。被原国家人事部、原国家卫生部、国家中医药管理局评为首批全国老中医药专家学术经验继承工作指导老师，河南省当代针灸事业的奠基人，河南省中医事业终身成就奖获得者。

从医80余载，执教50余秋。重视中西合璧，四诊同参，临床讲究方精穴简，理明证清，善针药并用，内外兼治。诊治疾病师古不泥，治法独树一帜。独创"努针运气热感法"，提炼了治疗肺病、胃肠病、妇科病等有效穴方，尤其是"三穴五针"治疗哮喘，临床屡收奇效。

发表学术论文66篇；参编《中医学基础》《针灸讲义》《针灸学》《各家针灸学说》等教材；主编《针灸简要》《针灸锦囊》《针灸防治哮喘》《中医知要》等；担任《中国针灸大全》副主编；参加了《当代中国针灸临证精要》《中国针灸治疗学》《针灸临证指南》《现代针灸医案选》《中国当代针灸名家医案》《中国名医名方》等书的撰写。

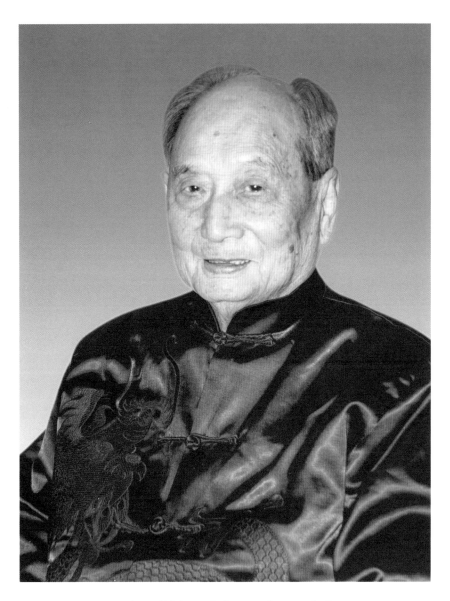

邵经明教授 99 岁寿辰照（2009 年）

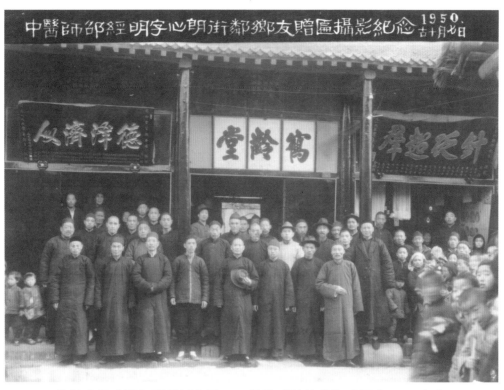

街坊乡邻为邵经明教授在周口开设的"鹤龄堂"赠匾（1950年）

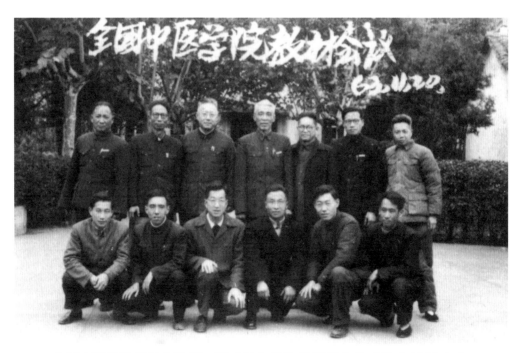

全国中医学院教材会议第二版《针灸学》编写组全体成员（1963年）

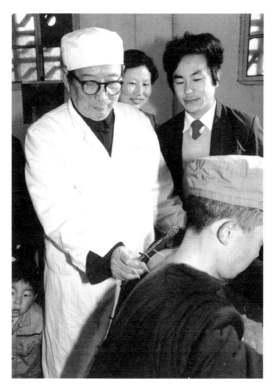

邵经明教授"三穴五针法"治疗哮喘（1983 年）

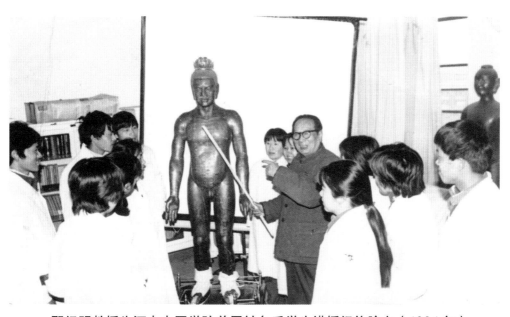

邵经明教授为河南中医学院首届针灸系学生讲授经络腧穴（1984 年）

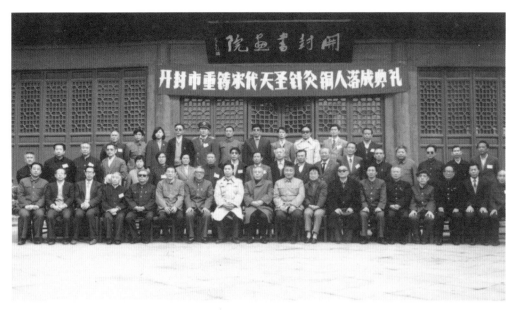

开封市重铸宋代天圣针灸铜人落成典礼（1987 年）

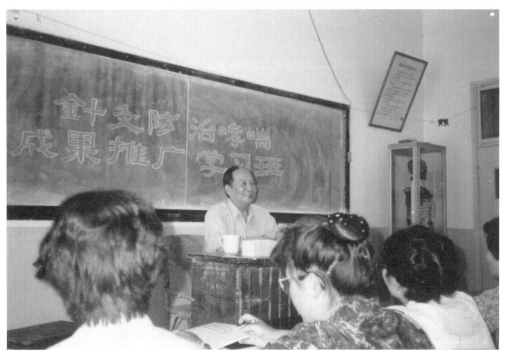

邵经明教授举办针灸防治哮喘成果推广学习班（1992 年）

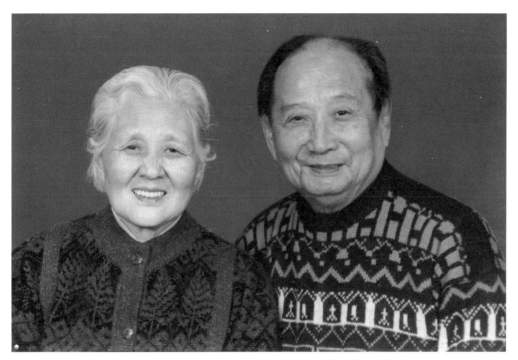

邵经明教授与老伴徐俊卿合影（1993 年）

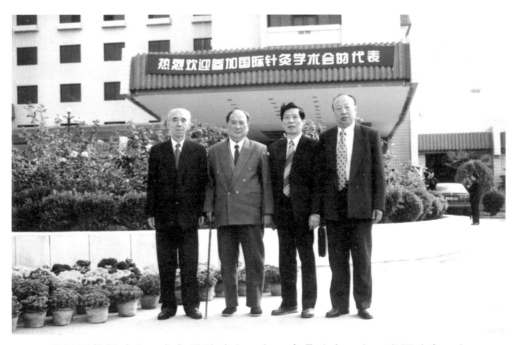

邵经明教授（左二）与魏稼（左一）、李鼎（右二）、张缙（右一）
三位教授合影（1998 年）

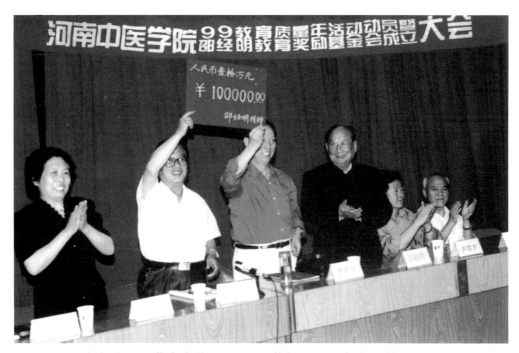

邵经明教授将平日节省出的 10 万元积蓄捐献给河南中医学院，并成立了
邵经明教育奖励基金会（1999 年）

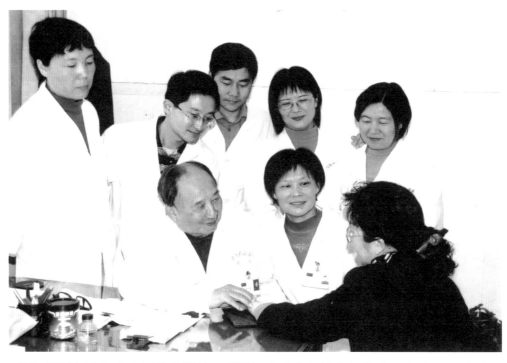

邵经明教授在河南中医药大学第三附属医院针灸门诊指导临床研究（2003 年）

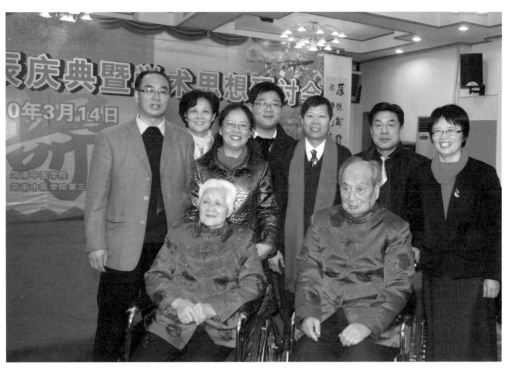

邵经明教授百岁寿辰庆典暨学术思想研讨会现场（2010 年）

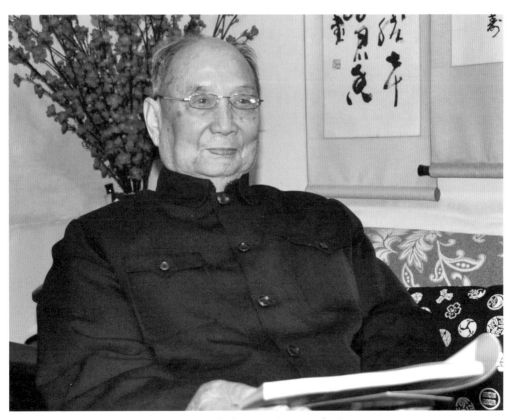

邵经明教授留影（2010 年）

精氣神

三者人身之三寶也丹經云悟徹

真氣洩之精神內守病安從來以斯則

體健疾病不生延年益壽即養生之

道也

壬申年冬月書

八二老人

大醫精誠

医法高尚医术精湛港全
心全意為人类健康服务
即夫医精诚者

医法高尚医药精湛港全
心全意為人类健康服务
即夫医药诚者

一九九八年十二月
常樂老人光

志在科技，永遠前進

願作中醫普通一兵

戊辰年菊月重陽書

為河南中醫大學生論壇獻詞并賀

杏林春暖德在濟人

桃李言志科技創新

一九九八年六月邵徑明書

醫精於勤

醫乃活人之道也必須技術精湛
繼續勤奮學習不斷提高學術
水平更好地為人民服務
壬申年正月
經明

科教興國
一九九七年一月一日
邱經明書

安度晚年不是住高楼大厦吃山珍海味饱食终日无所用心虚

度时光者亦不是年逾花甲或古稀气血已衰精力有限仍役私

事干扰用尽心思追求物质生活享得精力疲敝食不甘味寝不安

席失其安度时机也所谓安度即不妄作劳应依据自身状况做点力

所能及有益于人民的工作并经常保持思想与观精神愉快不忧不畏

轻松舒通安度晚年也老年中医要老有所为老有所乐坚持医疗研究

总结经验培育青年使其在思想上学术上医疗上不断得到提高为人

类健康和社会主义建设作出应有贡献　一九九零年春节

邬经明

序

中医药学历史悠久，源远流长，涌现出灿若繁星的医药学家。正是由于他们的辛勤耕耘与绵延传承，才使得中医药学在世界医学体系中独树一帜，影响寰宇并造福人类。

河南地处中原，人杰地灵，是中华民族优秀文化的重要发祥地之一，自古及今医药大家更是层出不穷。诞生于河南南阳的张仲景，被后世尊崇为"医圣"，以其巨著《伤寒杂病论》及其独特的辨证论治思维，深远地影响着中医学的传承与发展，至今仍然在指导着中医理论研究与临床实践。其后，河南历代名医名著辈出，比较著名的如褚澄的《褚氏遗书》、王怀隐的《太平圣惠方》、郭雍的《伤寒补亡论》、张子和的《儒门事亲》、滑寿的《十四经发挥》、李濂的《医史》、景日眕的《嵩崖尊生书》、吴其濬的《植物名实图考》、杨栗山的《伤寒瘟疫条辨》等，对中医药学的发展和提高，发挥了承前启后的推动作用，产生过重要影响。

新中国成立以后，河南的中医药事业又得到了长足的发展，在业内占有较重要的地位。著名中医学家李振华是第一批国医大师，我与他交好多年，深知他理论功底深厚，临床经验丰富，治学严谨，桃李遍天下，他对河南中医药学的教育、科研、临床工作，做出了非凡贡献；还有石冠卿、吕承全、赵清理、邵经明、杨毓书等，都是闻名全国的中医药学家。

中医药这一伟大宝库有三个组成部分：浩如烟海的典籍，名老中医的经验，民间的验方绝技。其中名老中医的经验是最接近临床实践的，是理论与实践相结合的典范，也是我们亟待传承的中医精华。而随着时间的流逝，名老中医越来越少，中青年能用中医思维去认识疾病、防治疾病的也越来越少。所以现在的问题是抓紧将这些名老中医的经验继承下来，学习他们的学术思想，学习他们的临床经验，学习他们的医德医风。这是时代的需要，是发展中医的需要，是培养年轻一代名中医的必由之路。

我过去曾讲过要做一名"铁杆中医"，有人对此产生误解，认为这是保皇党、保守派。我所说的"铁杆中医"，就是要立足自身，坚信中医，坚守中医，同时要做好与现代尖端科学的结合。中医本身就是尖端科学，两个尖端科学结合，那就是更好、更高水平的医学。中医药在治疗 SARS 中的作为、国医大师王绵之教授对航天员的养生调护，不是很能说明一些问题吗？我所说的"铁杆中医"，不是不学习科学，而是要站在现代科技的尖端上面，这样结合，中医就会发展。我们应该相信，只要特色不丢、优势常在、传承不息，中医药必将为呵护人类健康再立新功。

要学习好中医，就要从经典入手，因为经典是中医学之根，是后世各家学说之源头，必须下一番功夫才能学好。"不经一番寒彻骨，哪得梅花扑鼻香"。而要学习好经典，就要注重临床实践。老百姓之所以对中医信赖，是因为中医疗效是确切的，是经过几千年临床实践所证明了的。临床实践是中医的生命线，离开临床实践，就无从证明中医理论的正确性。中医学的方法论，是完全符合唯物辩证法的实践论、符合哲学的系统论的。

十年树木，百年树人。要发展中医，就要抓紧抢救老中医学术经验，许多老中医带徒，办名医传承班，这是很好的传承方法。抓紧时间整理老中医的经验，上对得起祖宗，下对得起百姓，这不但是对中医学术发展的贡献，也是对健康事业做的积极贡献。希望更多的名老中医毫无保留地将自己的学术经验撰写出来，传承下去；也希望更多的中青年学子虚心地、踊跃地加入师承的队伍，使岐黄之术薪火相传，不断发扬，更好地为全人类的健康服务！

说起来，我在河南有两位祖宗，一位是"医圣"张仲景，算是我们中医人的共同祖宗；一位是邓氏的祖宗，邓氏祖地在河南邓县（现邓州市），从中原南迁广东珠玑巷，我是第 25 代，500 年前我们是一家。所以我对河南有一种自然的亲切之感，对河南中医更是有着特别的关注之情。

今闻河南同仁计划编纂《中原历代中医药名家文库·现当代卷》，我非常高兴，这不但是河南中医界的盛事，也是我们国家中医界的盛事。这部巨著，是为名老中医学术经验的传承做了一件大好事，值得庆贺。在其出版之际，聊述几句，以表一位期颐老者的意愿心境。

是为序！

国医大师 邓铁涛

2017 年 11 月

前　言

中华医药，肇之人祖，岐黄问对，仲景垂法。

中原大地，是中华灿烂文化的重要发祥地，也是中医药文化的发源地、医圣的诞生地。在这片沃土上，有两部著作名垂青史，流传千古。一部是《黄帝内经》，它是中医学第一部经典大作，为中医学的传播与发展奠定了理论基础。其具体编著者虽无可考，但与中华民族的先人——黄帝是密不可分的。书中采用黄帝与岐伯等对话的方式，对人类生命科学进行了详尽而科学的讲述。而黄帝出生于河南新郑，他的智慧使得中医药学跻身于世界医学之林。另一部是《伤寒杂病论》，该书创立了中医基本理论与临床实践相结合的辨证论治体系，为中医临床学科的发展开辟了无限法门，该书作者是东汉时期河南南阳人士张仲景，他的治学态度是尊重先人，尊重实践，独立思考，敢于创新，用他的话说就是"勤求古训，博采众方……并平脉辨证"。书成之后被奉为中医经典之作，张仲景则被后世尊为"医圣"，为人们所景仰。

继"医圣"张仲景之后，中原大地以其悠久的历史及丰厚的文化底蕴，为中医药事业的继承与发展做出了卓越贡献。当我们站在黄河岸边回溯历史的时候，历代名医包括他们的名著犹如灿烂的星光闪烁在我们面前。比较著名的如南朝时期的褚澄与其《褚氏遗书》，隋代甄权与其《针经钞》，唐代孟诜与其《食疗本草》，宋代王怀隐与其《太平圣惠方》，金代张子和与其《儒门事亲》，元代滑寿与其《十四经发挥》，明代李濂与其《医史》，清代杨栗山与其《伤寒瘟疫条辨》、吴其濬与其《植物名实图考》等；还有近代陈其昌与其《寒温穷源》、刘鸿恩与其《医门八法》、龙之章与其《蠢子医》等，他们为河南乃至全国中医药事业的发展与提高做出了不可磨灭的贡献。

目光回到新中国成立以后，河南中医药事业得到了长足的发展。随着河南中医药大学（原河南中医学院）以及各级中医院的先后建立，一大批名家出现在教学与临床岗位上，他们为河南中医药的教育、医疗和科学技术的发展，倾尽全部心血，可谓"鞠躬尽瘁，死而后已"。他们中的杰出代表有国医大师李振华，国家级名医石冠卿、赵清理、杨毓书、高体三、吕承全、邵经明、武明钦、郭维淮、乔保钧等。他们秉承张仲景、孙思邈"大医精诚"之旨，怀仁心仁术，志存高远；为人民服务，任劳任怨；教年轻学子，挑灯备课；为病人除恙，废寝忘食。他们学术渊博，通晓经典，经验丰富，技术精湛；他们在百姓心中，犹如华佗再世，高山景行。他们教书育人，桃李满天下，我们为有这样的先辈、老师，感到骄傲、自豪。

时光荏苒，岁月飞逝。一批老前辈已经驾鹤西去，健在的专家、学者多已垂垂老矣。如何将他们的学术思想与临床经验记载于史，传给后人，将是摆在我们面前的迫切任务。我们要以抢救"国宝"的紧迫感去承担这项任务，以完全敬畏的心态去承担、去做事。初步统计，急需整理全省近百名著名专家的学术思想与临床经验，我们将分批整理，全部出版问世大约五六年时间。这次整理工作必须以严谨的科学态度，精细的工作程序，一丝不苟地去设计，去编撰。要坚持"信、达、雅"的写作态度，做到内容准确可信，行文畅达通顺，词语得体文雅。而要做到这一点，认真是第一位的。正如中医大家岳美中先生在《名老中医之路》第二辑"序"中说，对于编辑老中医经验这样的书，要有"手里如同捏着一团火"的责任心，看准了的事就要做到底，做出成果来，精心设计，虚心征求、细心组织。

对于本丛书的学术与临床价值，我们总编委员会在召开第一次会议的时候，就有所评议。这种评议是从20世纪80年代出版的《名老中医之路》谈起的。当时中医宿老吕炳奎在该书"序"中写道，"这有利于鼓励广大青壮年中医师进一步下苦功深入研究和精通中医药学，有助于当今一代名中医的成长，而这正是青壮年同道们应当努力的方向"。该书"编者的话"中谈到，这样的书有利于一代新名医的成长，有利于改善中医教育工作，有利于中医学术"与时俱进"地发展。反复阅读老前辈的话语，如同当面教诲，沁人心脾。本丛书虽然只是记载河南省现当代名医的经验，但它的影响会波及全国，甚至于海外。这对于传承中医、培养中青年中医名家，是教科书，是经验书，是师承必读之书，必将在河南中医药事业发展史上留下浓墨重彩的一笔。

对于本丛书的编写与出版，还有一位老人在默默地关心着，他就是为这套丛书作序的国医大师、年高101岁的邓铁涛教授。丁酉初秋，在总主编郑玉玲教授的带领下，我们一行四人南下羊城，专程拜访了邓老。当天上午十时许，邓老在其子邓中光教授的搀扶下，高兴地接见了我们。只见邓老红光拂面，精神矍铄，在我们问候邓老之后，邓老开口道："丛书进程如何？"又问道："何时可以出版？"并表示"希望这套丛书能走向全国"！邓老的关心使我们非常感动。回郑州后，总编委员会及时召开了会议，对邓老的关怀做了传达。并表示，不辜负老前辈的关心与期望，希望尽快能让邓老看到这套由他作序的丛书。

在此，谨对邓老表示诚挚的谢意！并遥祝邓老椿龄无尽，福寿康宁！

同时，对河南中医界的老前辈，关心中医药事业发展的老领导，关心、参与丛书编著、出版的同仁，表示衷心的感谢！

《中原历代中医药名家文库·现当代卷》总编委员会

2017 年国庆

目　录

第一章

医家传略

一、发蒙启蔽，得遇良师

先师邵经明教授（1911—2012），字心朗，号常乐老人，祖籍河南省西华县。西华历史悠久、底蕴厚重，汉代置县，历称华邑、娲城、箕城、长平、鸿沟等，唐代复名西华至今。在这方古老的土地上，流传着盘古开天辟地、肇立乾坤，女娲炼石补天、抟土造人的神话故事。西华县境内现存的盘古寨、盘古墓、女娲城、女娲宫、女娲陵等历史文化遗迹，传颂着西华的前世今生以及千百年的历史沧桑……

西华县地处黄泛区平原西南部边缘，黄泛区的土壤如果管理不善易于盐化或碱化，因此生活在这里的劳动人民，自古养成了精耕细作的习惯，以及坚强不屈和积极进取的性格。生于斯，长于斯的邵经明继承了祖辈们的优秀品质，早已溶入血液中的自强不息和豁达坦荡，为日后成就一代大医奠定了坚实的精神底蕴！

"富贵必从勤苦得，男儿须读五车书"。邵经明骨肉同胞六人，他排行老二，是家中独子。邵经明7岁那年，虽然家境贫寒，但其父深知读书识教的意义，仍将他送往当地私塾求学，诵读经史。历经八载，束发之年，迫于生计邵经明赴西华县东夏亭镇中药铺"人和堂"当学徒。邵经明务实肯干且勤于钻研，很快便精熟于中药炮制、膏丹丸散制作之法。白天摆弄中药，入夜闲暇之余便拿出案铺中的中医启蒙书籍熟读背诵，如《雷公药性赋》《汤头歌诀》《医学三字经》《濒湖脉学》等。邵经明被书中的神圣工巧深深吸引，常挑灯夜读至更阑而不自知。东家见其敏而好学，将其推荐于好友郭玉璜门下，正式拜师学医，邵经明从此踏上了研习岐黄之术的道路。

郭玉璜，清末文举人，因其在兄弟八人中排行第五，被乡里称为"郭五老"。清末社会动荡，加之数次黄河水患，当地百姓流离失所，痛苦不堪，中国传统士子"不为良相，便为良医"的情结，让郭玉璜决定悬壶济世，拯救天下苍生。郭氏中医虽系自学，但悟性颇高，医术出神入化，且郭玉璜工于诗文，书法一流，当时有很多人找他诊病的同时，也想求得一张处方收藏，还有一些患者直接把药方拿回家给孩子作为字帖习练书法。

自拜入郭玉璜门下，邵经明更加发奋学习，他日间随师应诊，夜间挑灯夜读，对四大经典及历代医家著作无不悉数掌握，尤其是《伤寒论》《医宗金鉴》及杂病歌诀等皆能精读熟记。郭玉璜对这个踏实勤奋、聪明好学的年轻人充满惜才之心，将其医术倾囊相授，从经典理论到临床辨证，从君臣佐使到配方炮制，整整7年，郭玉璜见邵经明学有所获，便鼓励他自立门户，开门应诊。在跟随郭玉璜学艺的这7年，邵经明深刻体味了百姓疾苦，目睹了中医救人于危难的神奇疗效，恩师慈悲为怀、饶益众生的高尚品德也深深地影响着他。在这7年间，他完成了从小学徒、小郎中到真正中医人的转变！

1983年，邵经明在自撰的回忆录中曾写道："在老师的严格要求下，通读了《医宗金鉴·伤寒论》条文和《医宗金鉴》中其他主要内容。经过3年多刻苦地学习，基本上通晓了这部医学巨著的主要内容，由随师诊脉、望舌、抄写处方，到代替老师出诊，单独处理病人。"《医宗金鉴》全书共分90卷，书中收录了上自春秋战国，下至明清时期历代医书的精华，书中图、说、方、论俱备，临床实用性极强。如果没有郭玉璜的悉心教导，想要做到"基本上通晓"《医宗金鉴》是相当困难的。1935年，郭玉璜让邵经明远赴江苏无锡，跟随澄江针灸学派代表人物、中国近代针灸巨子承淡安先生参学，自此邵经明与针灸结下深厚的缘分，为他日后在针灸方面取得斐然成绩，开创"邵氏五针法"奠定了基础。

恩师如父，郭玉璜在岐黄之术的研习上对邵经明要求严格，在生活上却对其关怀备至，视如己出。邵经明在西华县城独立开药铺伊始，生活拮据，没有费用承租房屋，郭玉璜慨然将自己的房子无偿提供给他使用。郭玉璜去世之前，曾特意交代后人："将我所有的与医药有关的东西都送给经明。"师徒二人感情至深，略见一斑。

师道尊严，力促后学，摒弃门户之见，惜才爱才，所识所用皆倾囊相授，邵经明求学修业之路得遇恩师，乃人生之大幸，亦是中医之幸。1937年，邵经明学成出师，自立门户，正式开启悬壶问世新篇章。

二、世事多艰，鹤龄济世

1937年，邵经明在西华县东夏亭镇挂牌"大龄堂"药铺，正式悬壶行医。

这一年，抗日战争全面爆发，社会动荡，民不聊生。1938年，发生花园口决堤事件，邵经明开设的诊所被迫停业。

国难当头，邵经明深知"天下兴亡，匹夫有责"的大义，更加坚定用自己的知识和技能为老百姓的健康谋福祉的决心，济世苍生。1941年，邵经明在西华县城重开诊所，悬壶行医，并取名"鹤龄堂"，借以庇佑苍生安宁，同时鞭策自己要有仁爱世人之心，将自己的德行修炼得如同仙鹤般清雅高尚。他曾说："诊所之所以取这个名字，是希望我所有的病人都能康复如初；是希望我所有的病人都能长寿吉祥；是希望天下太平，自此我能有一个安静的诊室为百姓看病。"

大灾之后，必有大疫。洪灾后幸免于难的乡亲们染病的非常多，然而因逃亡水灾留下来的医生又特别少，因此，鹤龄堂设立正当其时。开张伊始，堂前就医者络绎不绝，人头攒动。当时诊所面临两重困境，一是就诊者大多骨肉流离、家徒四壁、食不果腹，更别提诊疗费；二是河道淤塞、遍地沼泽、泥泞不堪，所需中药材无法及时运到。这些状况，既考验医者的救治水平，又磨炼医者的德行修养。邵经明告诫徒弟，没有诊费就先不收了，救人第一；药材短缺治病就用针灸，针药同理，以针代药，并非用药不可。邵经明及其弟子们为乡亲们免费针灸治病的传统，就是从那个时候开始的。

常言道"时代造就人才"，在缺医少药的困境下，邵经明及其弟子逐渐成长为全科医生，据他回忆，鹤龄堂每天都会有近百人求治，除了常见的内、外、妇、儿等科疾病，喉科、眼科等相关疾病都有救治。随着求医问诊的人越来越多，邵经明遇到从家乡到县城看病的人确有困难时，除了免去诊疗费外，临走时，还给他们送些食物。

在河南邵氏针灸流派传承工作室里珍藏着一张有关"鹤龄堂"的照片，这张照片拍摄于1950年，描述了当年街邻乡友给邵经明赠送匾额的场景，匾额的内容分别是"针砭超群""德泽济人"。拍照时邵经明精神饱满，沉稳笃定，为了表达对乡邻的感谢，他脱下礼帽拿在手中，站在人群中央，摄影师将这一幕定格在这张珍贵的照片中。

拍这张照片的时候，鹤龄堂已搬到周口整整6年。在这6年里，天灾人祸交织，中原大地田园寥落，骨肉流离，邵经明经历了怎样的兵荒马乱，又经历了怎样的艰难创业，我们不得而知。

在那个多灾多难的时期，鹤龄堂的经营也是举步维艰，刚搬迁至周口时，为了迅速稳定下来，邵经明每次从安徽购买药材回来的时候，总会把捎带的针头线脑交给家人，让他们在鹤龄堂的门口摆个小摊，赚些零花钱补贴家用。据邵经明的侄女邵爱英女士回忆：开鹤龄堂的时候，原来在西华的一些患者为了治病到周口找他，周口当地找他看病的人也逐渐增加，这时邵经明多加些诊费和药费完全是可以的，但他宁可让家人做小生意赚点钱，也不多收患者的一分钱。这一切，不仅体现了医者仁心，更是他伟大人格的体现。

1943年，时局动荡，加上当时水灾、蝗灾，导致百姓啼饥号寒，饿殍遍野。邵经明却经常叮嘱家人，能省就尽量省出一口饭，接济下周围的人。他的弟子史文选在后来的书信中回忆说："老师此举救活无数亲戚好友的生命。"史文选全家几欲饿死，也是邵经明拿出钱来极力接济。彼时，鹤龄堂经营极度困难，原来跟着学习的几个学徒都各自逃荒去了，史文选心中几近绝望，家已经没了，最担心的是老师让他也离开鹤龄堂，因为离开就意味着没了活路。当时和史文选一起坚守在鹤龄堂的还有另外一个徒弟李学龄。一天上午，当李学龄收拾好简单的被褥，给老师深深地鞠了一躬，正式辞行。邵经明对李学龄一番叮嘱之后说："你去找个生路吧。"他又平静地看着史文选，对他说："我不会让你走，饿死咱们也在一块。"一瞬间，史文选泪流满面。这恩情，如岳临渊，在2001年春节，史文选给全家人说："没有邵经明老师的拯救就没有咱幸福的一家。不但我一生不忘，连你们也不能忘记老师的大恩大德，老师是我们学习的榜样，做人的典范，人活着就要做这样的人。"

还有这么一段往事：一名东夏亭镇的姑娘，逃黄河水患到周口，因和家人失散，饿得头晕目眩，躺在路边。蒙眬中她看到面前经过一个人，像是原来在东夏亭镇开诊所的邵先生，于是呼喊求救。邵经明停下脚步，问清缘由，尽管鹤龄堂刚在周口开业，经济状况入不敷出，但他还是给了姑娘路费和干粮，让她寻找亲人。数年后，这位姑娘回娘家探亲，遇见乡邻，每每提及鹤龄堂的邵先生，都非常感动，泣不成声。至今这段回忆仍被其后人铭记，对这份恩情仍是念念不忘。

三、百废待兴，调动频仍

中华人民共和国成立初期，中国人的平均寿命，只有三十五岁。

1952年国家召开了第二次全国卫生工作会议，另外，还召开了防疫，妇幼卫生，工业卫生，医学教育等专业会议，颁布了《关于调整医药卫生事业中公共关系的决定》《关于健全和发展全国卫生基层组织的决定》《关于医药界团结互助的决定》等文件。

有一项调查显示，当时中医从业人员中，受过高等教育的只有1%；普通文化程度的大约占20%；祖传师授，粗通文字的占25%；只有一些临床经验，连文字都不通晓的占30%；只认识一些草药连字都不认识的有8%。

在这样的背景下，邵经明作为一名接受中医师承教育、已有独立应诊12年的从医经历的医生，实属难得。为响应政府号召，贯彻落实医疗卫生政策，邵经明满怀着对国家的无限憧憬和对国家建设的巨大热情，于1952年毅然关掉了经营了十几年且经营状况日升月恒的鹤龄堂，和他人一起组建了周口镇第二联合诊所。所谓联合诊所，就是个体诊所的医生们，将财、物集中到同一诊所里。一则医生们聚在一起，可相互交流治疗经验提升治疗水平；二则便于积累资金，扩大业务，便于政府推动社会公共卫生事业的发展。

由于邵经明医术精湛，医德高尚，往来求治者络绎不绝，受到同行赞誉，便被调到周口镇人民医院工作。在此期间，他先后当选为周口镇人民代表、周口镇政协常委。

1955年，邵经明被临时从临床工作中抽调出来，前往河南省举办的许昌专区中医进修班，给进修班的学员们开展了两期《伤寒论》教学。进修班在当时是个新生事物，中华人民共和国成立初期的"老中医"们，很多是通过传统的"师徒制"培养出来的，思想上、医术上仍有待提高，所以"改造旧中医、培养新中医"的中医进修班应运而生。

1958年，春节未过，邵经明被周口镇人民医院推荐到河南省中医进修学校学习。学习期间，由于河南省委贯彻落实中共中央的中医政策，决定把河南省中医进修学校改建为河南中医学院。学校更名后面临着师资短缺的窘况，当时邵经明进修尚未结束，因其扎实的中医理论和临床功底早已被大家熟知，便留在河南中医学院任教。从此，邵经明开启了他问道杏林，授业解惑的人生新篇章。

四、躬身讲坛，桃李满园

河南中医学院成立初期，整个学校师资非常紧张，邵经明曾先后承担过《伤寒论》《中医基础理论》《中医诊断学》《针灸学》等从理论到临床的多门中医课程。除了日常授业讲课外，教师们还要参加各种生产劳动，邵经明曾经在河南中医学院的药圃场挖过鱼塘、种植过药材；参加过疏通贾鲁河河道、挖东风渠等一系列建设新郑州、大郑州的工程。他不仅要完成日常的教学工作、参加义务劳动，还要做好临床诊治和带教工作。由于邵经明精湛的医术和显著的疗效，不仅周口老家前来求诊的患者源源不断，而且逐渐被郑州本地的患者接受和认可，随着患者数量的日见增加，邵经明越发忙碌。

那段岁月里，邵经明殚精竭虑，备尝辛苦，把所有的热情和精力都投入到临床和教学工作中去。作为河南省中医领域的最高学府，河南中医学院承担着上级卫生主管部门的各类任务，譬如下乡指导基层医疗机构预防乙脑、消灭传染病等各类防疫工作。邵经明义不容辞地肩负起下基层帮扶的工作，他很长时间都在东奔西走，风餐露宿。在农村除了培训赤脚医生，帮他们提高业务水平，开展医疗工作，业余时间里，邵经明还要给当地群众看病。因工作需要他必须返回学校，亦无暇休息，依然要坐诊行医，授课教学。

"夫大医之体，欲得澄神内视，望之俨然，宽裕汪汪，不皎不昧，省病诊疾，至意深心，详察形候，纤毫勿失，处判针药，无得参差"，邵经明熟读精思《大医精诚》，将先贤孙思邈的教导牢牢记于心中，深知性命至上，不得草率将事，运针用药如临大敌，由不得丝毫马虎，无论是处方施针还是授课备案，他都亲力亲为，一丝不苟。

作为一名中医工作者，邵经明救治患者时满腔热忱，技术精湛；教书育人时总是倾其所有。

邵经明65岁时，依旧怀着对中医药事业朴素、热烈、坚定的赤子之心，把全部精力与热情继续投入到临床与教学中去。邵经明不遗余力，夜以继日地为推动针灸事业的发展矢志奋斗。在他的努力下，1984年河南中医学院针灸系获上级批准并正式招生。在他的影响下，河南中医学院针灸学科发展迅速，人才培养速度与规模日趋增长。当年师从他门下的弟子遍布国内外，已是河南乃至全国、全球针灸事业发展的砥柱力量，在各自的领域中做出了突出的成绩。如今，邵经明的弟子们又培养出了奋战在各大中医院临床一线的针灸医生，邵经明真正做到了"桃李满天下，春晖遍四方"！

据他的弟子刘富强回忆："恩师邵经明对学生的要求是很严的，有一次去跟邵老师汇报学习的时候，邵老师看了我的学习笔记后，把我批了一顿，他说'你这能叫学习笔记吗？你这是糊弄人呢！哪有学习笔记这样记呢，这么简单！'"邵经明亲自示范，现场改写。自那以后，刘富强的学习笔记书写规矩，详尽丰富。刘富强描述说，虽被老师批评，却能深刻感觉到恩师对中医人才快速成长的迫切感和期待感。

是的，对于邵经明而言，还有什么事情能比对中医人才的培养更迫切的事情呢？老骥伏枥，志在千里；烈士暮年，壮心不已。

五、神乎其技，灼灼五针

20世纪60~70年代，地处中原的河南，受西北寒流影响，冬季气候异常寒冷，气温零下十几摄氏度，当时的农村缺衣少食，赤贫如洗。

为了生计，百姓每日要从事超强度的体力劳动，食物资源缺乏，加上极端的天气，咳嗽、气管炎、哮喘的发病率很高，没钱医治的患者不得不任其发展，最终因失治而发展成肺气肿，甚至肺心病，丧失劳动能力。尤其是哮喘病的治疗，无论中医抑或西医均感到相当棘手。西医主要运用激素、抗生素等药物，采用雾化或者口腔喷雾等方式来缓解患者的气管痉挛及预防哮喘的发作。中医汤药治疗的效果亦不尽如人意，行业里流传着"先生莫治喘，治喘必丢脸"的说法。

面对如此高发的疾病人群和治疗现状，1963年，52岁的邵经明决定将肺系疾病的预防和治疗作为针灸临床研究的重点，当时他已有近30年的针灸临床实践。为了从根本上治疗此类疾病，预防复发，邵经明查阅历代医籍文献，博览众家心得医案，通过不断地实践和观察，并将每次的治疗从组方配穴到手法运用等都做了大量翔实地记录，最终经过反复筛选、屡次试验，发现将肺俞、大椎、风门3个穴位组合起来，治疗哮喘临床效果远远超出其他腧穴组方配伍，且起效快，时效长。

在手法操作上，邵经明打破了传统针刺手法，将上述穴位的斜刺改为短针直刺，以加大穴位刺激量，并将针罐结合运用，即起针后在3个穴位中间加拔一大号火罐。因肺俞、风门在脊柱两侧左右各一，加上大椎穴，共5个穴点，治疗时需要5根针，加上1个火罐，故此治疗法被冠命为"三穴五针一火罐"（后更名为"邵氏五针法"）。

通过正交试验，临床三穴交互作用观察，肺俞穴的平喘作用最好。经大量的临床实践证实，该方法对咳嗽、过敏性鼻炎、咽炎、慢性支气管炎、慢性阻塞性肺气肿等其他肺系疾病亦具有非凡地治疗效果。虽然在肺系疾病的治疗上取得重大突破，但邵经明并未对这项成果秘而不宣，挟技自重，而是无私地把这项技术倾尽心力传授给了弟子和学生们，以期集众家之力济世苍生！

现任上海中医药大学副校长、博士生导师的杨永清教授，自1985年追随邵经明学习，从攻读硕士研究生时开始学习"三穴五针一火罐"的治疗方法，并在他继续深造读取博士和后来的学术生涯中使用了大量的时间对该方法进行了多项的实验研究。

2018年2月7日，杨永清教授带领的研究团队在国际著名期刊《科学转化医学》上发布了重要的研究成果《哮喘治疗新靶标肌动蛋白结合蛋白-2发现和生物学功能研究》，并作为封面文章发表。该研究成果发现针刺肺俞、大椎、风门后可显著改善哮喘患者呼吸功能并提高金属硫蛋白-2（MT-2）蛋白含量，并通过建立小鼠哮喘模型后证明该蛋白在哮喘发病中起关键作用。

穴少术精，效专力宏。无论是邵经明成就了"邵氏五针法"，还是"邵氏五针法"成就了邵经明，最终受益的是天下苍生。从为家人生计奔波、勇敢担当的少年，到为乡邻不辞辛苦、救死扶伤的医生，再到今天，这个为全天下黎民苦心孤诣、钻研医术的苍生大医，邵经明完成了一次次身份的蜕变，而唯独不变的，是那颗仁爱利他的赤子之心！

邵经明的成就绝非止于"邵氏五针法"，他看病水平之高，坊间早有传闻，河南中医药大学的许敬生教授曾回忆道："邵先生精通内、外、妇、儿等临床各科，尤善针灸，多有创新，如他的热感手法，以及对三棱针、火针的应用，独具一格。"邵经明的大弟子史文选先生长女史兰亭回忆说："有一次舅爷（邵经明）到周口开会，当地群众得知这个信息后，前往求医者有百余人，直接导致会议无法正常举行，主办方不得已临时更换了会议地址，舅爷则挤出晚上休息时间为求医的父老乡亲诊脉治病。"

据邵经明的学生们回忆：一次邵老师带着研究生到兄弟院校交流，当地的专家听说他来了，颇想试试他的身手，他们要邵经明现场示范一下他独特的针刺绝技，并且为他提供了一例胃胀胃痛数年久治不愈的患者。邵经明欣然应允，选了最常用的中脘、内关、足三里进行针刺。一刻钟过后，这位患者喜极而泣，感叹看了几十年的病，胃部从未像现在这般舒适！

六、慈父严师，教女有方

工作中的邵经明是一位妙手仁心的好医生，是一位德高望重的好老师，生活中他又是一个舐犊情深的好父亲。在他的女儿邵素霞主任医师记忆里有太多太多温暖和煦、记忆犹新的画面：小学入学时，是父亲骑着单车、载着行李，带她到河南省实验小学报到；每次开家长会，只要时间允许，父亲都会亲自去参加；暑假时学校的合唱团有活动，因家距离学校较远，又没有同伴，父亲骑车带她，早上迎着朝晖送她去歌唱，傍晚披着霞光接她回家。16岁那年，她初中毕业成为下乡知青，有一次父亲去探望她，站在知青大院门口，当看到父亲一脸慈祥地冲她微笑，一切疲惫和委屈瞬间全部消失。与她一起下乡的同学父亲患有脑梗死，她跟父亲提起后，父亲便同她一起到同学家为其父亲针灸治疗，一做就是几个疗程……

无情未必真豪杰，怜子如何不丈夫。邵素霞每每回忆起父亲时，眼神里掠过一丝又一丝的娇柔和温暖，浑身洋溢着幸福的气息，仿佛又回到那个依偎在父亲身边，享受着父爱的少女时代。

和生活中慈父形象相比，工作中的父亲却严厉认真，邵素霞回忆说：自从追随父亲走上研习针灸之路，父亲对她业务学习要求严格，容不得半点马虎；甚至在父亲病重时，语言能力几近丧失，仍对她的工作挂心不已、念念不忘，生怕有任何疏忽和遗漏。

邵经明的小女儿邵素菊记忆中的父亲也是在生活中和蔼可亲，而工作上却正颜厉色。在邵素菊的记忆里，有几件事情时隔多年仍历历在目：1999年她被学校派到香港讲学，这是她自1963年上幼儿园至1999年，从未单独离开过父母，出这么远的门。时年已经88岁的邵经明，对于即将远足的小女儿着实放心不下，极少开口求人的他特地给与女儿同行的另一位针灸专家郭转教授打去电话，希望她照顾自己的女儿。邵素菊跟随父亲侍诊，一次在为患者针灸治疗时，与其家属介绍有关治疗情况，两人边说边笑，声音稍大，父亲听到后说："你给病人治疗时，不专心致志，怎么会有效果。"从此以后，邵素菊对针灸治疗中的"治神"体会特别深刻。在邵素菊教授此后几十年的行医生涯里，无论是临床治疗还是带教学生，都会把"如临深渊""手如握虎""如待贵人""伏如横弩、起如发机"这些词语挂在嘴边，以此教导并自勉医者要谨言慎行、一丝不苟。

1986年，河南中医学院针灸系在校医院（现河南中医药大学第三附属医院）开设了一个针灸门诊，邵经明希望年轻的老师都能安排时间上门诊，这样既可以增加临床经验，又可以丰富教学。假期中大家轮流值班，邵经明虽已70多岁，但是仍然以身作则，坚持每天上午上门诊，同时要求邵素菊每天也要坚持坐诊。当时他的外孙，邵素菊的儿子，刚刚一岁半，家中无人照顾，只好将儿子送到托儿所。面对女儿的委屈，他语重心长地说："作为一名临床代课老师，只有坚持坐门诊，多临床，多实践，给学生授课的时候，才能讲出来自己的心得体会。"

甘为孺子育英才，克勤尽力细心裁！谦卑、低调的邵经明，为针灸界培养出无数的后起之秀，他的女儿在各自的岗位上都做出了优异的成绩。如今邵素霞、邵素菊两位教授，虽已年过花甲，依然活跃在河南中医药大学的针灸临床工作中，在国家中医药管理局首批认证的河南邵氏针灸流派传承工作室，不辞辛劳地付出着，用她们柔弱的身躯担负起新时代中医传承、发扬光大的重任。

任重，邵经明的外孙、邵素霞的儿子，作为改革开放后出生的新一代中医人，因受外公及母亲的言传身教及潜移默化的影响而继承和发扬针灸事业，现如今他早已成为科室里年轻的中坚力量。

七、一心向党，谦让仁寿

"青青园中葵，朝露待日晞，阳春布德泽，万物生光辉。"邵经明就是这么一位不断追求上进的人，学术上杆头日上，思想上更要精进不休。加入中国共产党是他一直以来的心愿，1956年，在周口，他通过政治审查后，经医院党支部全体委员通过，邵经明填写了加入中国共产党的申请书，上报上级党组织等待审批。1957年后他入党的事情一放就是二十多年。邵经明在自传中写道："遗憾的是，蒙党培养我三十多年，在日常生活和工作中，还有一些缺点和不足，现仍在于党的大门之外，辜负了党对我的培养，领导对我的关怀，同志们对我的帮助。"1983年邵经明再次向党组织提出入党申请，希望能够加入中国共产党，这一次他终于得偿所愿。同年6月17日，邵经明正式加入中国共产党，彼时他已72岁高龄。

邵经明多次自愿交高额党费，1989年则一次交党费1 000元，2008年汶川发生地震，年近期颐的他又交特殊党费1 000元，有人问邵经明为何这样做，他说："我能从一名学徒成为一名教授，是党对我的培养。没有共产党，没有河南中医学院，就没有我的今天。"

"心底无私天地宽，人到无求品自高"，无论是否入党，一直以来邵经明都以一名共产党员的高标准要求自己，谦和忍让，无故加之而不怒，饱受艰厄，却始终对党和国家满怀忠诚与感恩，赤子之心，可昭日月。

邵经明谦卑礼让、不争不抢的性格备受同行尊敬。他当教研室主任的时候，有时候开会，办公室的同事们因工作分歧争论起来，有些人对他发火，连女儿都无法忍受，他却抽着烟淡淡地说："都是为了工作，不应计较。"

20世纪80年代，邵经明的学生刘富强去沈阳参加卫生部组织的一个外语培训班，出发前他拿出200元给刘富强让他买外语磁带学习。

杨永清教授在上海读博士期间，冬季天气寒冷，而他却衣衫单薄。当时在上海参加助教进修学习的一位河南中医学院的青年教师回郑州后，无意间向邵经明提起此事，邵经明便通过那位青年教师给杨永清带去了200元钱，让他买件羽绒服。据杨永清后来回忆，那件藏青色的羽绒服他一直穿了10年，他说："以前的冬天，虽衣衫单薄，也没有觉得很冷，但穿上羽绒服之后，才知道原来冬天还可以这样暖和。"

杨永清常饱含深情地告诉那些即将成为研究生导师的新导师们："邵老不仅引导我走上学术道路，更身体力行地教导我如何做人，邵老对我的教育已永远溶入我的思想和灵魂，我将把邵老的这种高尚情操保留下来，并将其代代相传！"

1999年，耄耋之年的邵经明将他的全部积蓄10万元人民币捐给了河南中医学院，一经披露，国内多家媒体对此进行了宣传报道。河南中医学院为此专门设立了"邵经明教育奖励基金会"，基金用于奖励优秀教师和品学兼优的大学生。这笔钱在那个年代算是"巨款"了，对于一名清贫的人民教师，当时的郑州平均月收入不足千元，这些钱都是邵经明在日常生活中节省出来的，一分一分攒下来的。这是他工作了一辈子的全部积蓄，也是他的养老钱，他却为了资助教育全部贡献了出来。因为他知道这些钱只要能为国家多培养一个救死扶伤的好医生，就能帮助更多的患者，让他们远离病痛。这就是他的一片赤心：胸怀天下，心寄苍生！

退休以后，邵经明最喜欢做的事情就是练功、写字和养花。他练功不露行迹，邵素菊回忆说："有时候他闭着眼睛，静静地坐在沙发上，一坐就是一个多小时。"也许正是这般的法于自然，清净虚无，练就了邵经明独特的热感手法，发挥了非凡的疗效。

邵经明书法亦偏好写养生格言、中医医理，其字结构匀称，运笔如行云流水，他书写"精气神"三个字更是落纸云烟，丰筋有力，其墨宝常被学生讨去，悬挂在诊室或家中激励自己。

邵经明在家喜爱养花弄草，静宁清幽的小院里栽满了月季、菊花、牡丹等，花开时节，竞相斗艳，整个庭院显得格外精巧别致，温馨舒适，时常引来路人驻足观赏。

正是这种淡泊寡欲、静水流深的性格，耄耋之年的邵经明身体依然硬朗，每日坚持上门诊，不需要他人搀扶，一个人拄着拐杖，戴着礼帽，独自行走在校园里。他思路依然清晰，望闻问切、处方下针丝毫不差。

2003年8月30日，93岁的邵经明上午还在门诊为患者诊病，夜间突发急病，自此，离开了他工作数十年的岗位，颐养天年。正所谓：仁者寿，大德必得其寿！

八、心连广宇，志存大道

2012年10月7日，操劳一生、奋斗一生、救人一生、育人一生的邵老告别了他心爱的学生和事业。

河南中医药大学的官方网站上，是这样介绍邵老的：著名针灸专家、新中国针灸事业发展的奠基人之一；我校教授、主任医师、首批中医硕士研究生导师；国务院政府特殊津贴获得者、首批全国老中医药专家学术经验继承工作指导老师，河南省针灸学会第一届主任委员、第二届名誉会长，河南省中医事业终身成就奖获得者、我校针灸专业奠基人。

他活了103岁，白云苍狗，岁月变换，都没有磨灭他留在中国，留在河南这广袤的土地上的光辉痕迹。

看病，工农一样，干群一样，远近一样，忙闲一样。

育人，不计得失，宵衣旰食，夙兴夜寐，孜孜不倦。

可以想象三幅画面：那个在人和堂的少年，那个刚刚被调入河南中医学院的中年男人，那个耄耋之年还在讲台上为这个国家的年轻人做讲座的老教授。

他，怎么就这样成了他。

中国著名中医文献专家、河南中医药大学许敬生教授在邵老的葬礼上，写就一副挽联：

心连广宇，厚德铸鹤体，为医为师丽天地；

志存大道，博学养松形，亦儒亦仙昭日月。

写他的小传，常常让我热泪盈眶，情难自己。

走近邵老的生命，我方觉得，千古风流人物，雨打不去，风也吹不去。

第二章

学术思想

邵经明，国务院特殊津贴获得者，首批全国老中医药专家学术经验继承工作指导老师，河南针灸事业的奠基人，河南省中医事业终身成就奖获得者，河南邵氏针灸流派创始人。邵经明教授在诊治疾病方面积累了丰富的经验，20世纪60年代初，他提倡针灸临床的"理、法、方、穴、术"诊疗体系，奠定了河南邵氏针灸流派独具特色的学术思想，改变了长期以来"针术秘而不宣，习者无所适从"的情况，丰富了当代针灸理论及临床应用的内涵。

邵经明教授的学术思想体现了儒家仁爱道德、佛家普度众生和道家无己无为的思想精髓和文化内涵，一艺而三善咸备，是现代针灸界集大成者，其方术源于岐黄经典、仲景之学，后秉承澄江承氏学术精华，开拓创新，数十年磨一剑，最终成就了河南邵氏针灸流派。

一、仁心仁术，德行致远

邵老生于清末，长于民国，幼年长达八年的私塾学习，使其被浓厚的传统文化滋养，从而不仅形成了邵老达观谦恭的儒医风范，更树立了邵老数十载仁心仁术的行医生涯坐标。"夫医者，非仁爱之士不可托也，非聪明达理不可任也，非廉洁淳良不可信也""医者仁心、医乃仁术"，邵老认为医者若无仁爱众生之心，无尊生贵责之念，纵有博学巧技傍身，亦不能著书立言，薪火相传。

"仁心仁术"体现了中医道德观的最高境界。邵老常教诲后人："要学医先明理。"每个医学实践者首先要明白做人的道理，不断提升个人道德素养，然后才能通过勤学苦练通晓医理，掌握医术。邵老虽以医术闻名，但一生都在内修仁心，力行仁道实践。邵老青年时期，国内民不聊生，邵老思针灸治病能不药而愈，且疗效迅捷，廉便易行，因此临床中治病首选针灸，必要时采用针药结合，大大降低了患者的医疗费用，既保证了疗效又减轻了患者的负担。更有贫病交加者，邵老不仅分文不取，更是倾囊相救，正是这种感同身受的恻隐心和誓愿患者脱离疾患痛苦的慈悲心，敦促着邵老不断探索实践、改进创新，最终在针灸事业上做出了伟大的成就。其独创的"邵氏五针法"打破了"内科不治喘"的铁律，为千万哮喘患者解除了痛苦，带来了福音。

邵老每每教育子女和众弟子："众生平等，医者应尊生贵责，敬畏生命，爱无等差。"并把《大医精诚》中"凡大医治病，必当安神定志，无欲无求，先发大慈恻隐之心，誓愿普救含灵之苦。若有疾厄来求救者，不得问其贵贱、贫富、长幼、妍蚩、怨亲善友、华夷、愚智，普同一等，皆如至亲之想，亦不得瞻前顾后，自虑吉凶，护惜生命，见彼苦恼，若己有之，深心凄怆，勿避寒暑，饥渴疲劳，一心赴救，无作工夫行迹之心，如此可为苍生大医，反此则是含灵贼"这段话作为自己的座右铭，抄写下来放于自己诊室，闲暇之余带领众弟子反复抄写背诵。时至今日，弟子们时常回忆起当年拜师学艺时，邵老对大家的谆谆教导和良苦用心。

《千金要方》云："人命至重，有贵千金。"邵老始终践行，"众生平等"的准则，这尊生贵责，不仅体现在医事活动上，而且在日常生活中亦是如此。有其乡邻回忆：民国期间，百姓饔飧不继，国民党一士兵欺压当地百姓，邵老难容其骄横跋扈，率领乡亲找当地国民政府示威，要求整顿军纪，最终在他的坚持下，受屈的百姓得以申冤。1938年，蒋介石下令扒开花园口黄河大堤，导致百万粮田受淹，邵老家乡西华县也遭黄河泛滥，邵老倾囊而出，买了麦子、豆饼拉回老家分给乡亲以度灾厄，此举使得村庄的百姓能够在这次灾难中幸存下来；邵老在周口市、西华县行医期间，不少乡邻因贫苦无钱看病，邵老皆免费救治；有些人取药赊账，病重者甚至以地相许，但事后邵老对欠款分文不要，对土地寸尺不取。

邵老为自己及门下弟子确立了"三个一样"原则，即干群一样、工农一样、亲疏一样，无论贫富贵贱，一视同仁。做人行医，谦虚谨慎，解疑答问，竭尽所能，不敢有半点敷衍搪塞。正是这种对生命的敬畏心和视解救天下灾难为己任的责任心，让邵老不敢有丝毫懈怠，在学术上不断提高的同时，在学生和弟子中极力推崇圣贤医教，并告诫弟子："行医不行德，不可传岐黄。"传承医术必先立德，德行不立不可言医！

二、无己无为，守节修身

邵老出生于老子的故乡，从小熟读《道德经》等圣贤文化，深受"道法自然、无己无为"的道家思想熏陶。这种根深蒂固的道医文化，不仅能够使其深刻理解阴阳五行、太极八卦、子午流注、灵龟八法等圣学精髓和掌握高深医术，而且能够熟练运用于日常行医和摄生保健之中。

邵老推崇"无己"的医事观，认为医者应做到心无念、淡泊寡欲，要"致虚极，守静笃"，时刻守节修身，不为金钱、名利、身份等纷杂外物所扰，这样才能在临证中仔细观察，专心诊病，摆脱固定逻辑束缚，真正会意疾病本质。"无为"则要求医者谦卑不争，复归人之纯朴本性，"上善若水""上士不争""上德不德"，做人应像水一样"利万物而不争"。邵老曾在1989年一次性交党费1 000元，中央组织部给予表彰；1990年邵老为黄河中医药研究奖励基金会捐款1 000元，却从未声张；1999年邵老将自己多年积攒的10万元人民币全部捐给了河南中医学院（现河南中医药大学），用于奖励优秀教师和品学兼优的大学生，学院感谢邵老的壮举，专门设立了"邵经明教学奖励基金会"；2008年汶川发生地震，已近期颐之年的邵老，主动交特殊党费1 000元，以表达对灾区人民的深深同情。

"古来医道通仙道，半积阴功半养身。"（明代万全《育婴秘诀》）这句话用来形容邵老谦卑豁达的养生观再合适不过。孔子曰"克己复礼为仁"，邵老深谙其理，认为医者应德艺双修，能够守节修身即为仁者，"修己以敬""修己以安人"，唯有于此医者才能真正对众生产生敬畏心和慈悲心，才能在医事活动中会意于心、凝神于指、运气于针，拔沉起疴，挽回造化。邵老平素衣食朴素，清净淡然，时常教导子女"己愈予人己愈有，己愈教人己愈多"，把"与人为先"作为自己做人的原则，万事皆能保持心境平和，闲暇时喜欢洒扫庭院，种菜养花，方寸小院被邵老布置得绿意盎然，清幽别致。这种闲云野鹤般处事之道，让邵老在耄耋之年仍筋骨硬朗，神采奕奕，其墨宝"精气神"三字更显挥洒自如、行云流水，书不尽邵老道风仙骨、气定神闲。

三、博采众长，精术立说

清代刘仕廉在《医学集成》中有："医之为道，非精不能明其理，非博不能致其得。"邵老时时刻刻教导弟子："学医非博不能通其意，非精不能专其术，若不能博通其意，精专其术，害人匪浅！"邵老幼读私塾，诵读经史，少年学徒期间精熟于中药炮制、膏丹丸散制作之法，熟诵中医启蒙四小经典，即《雷公药性赋》《汤头歌诀》《医学三字经》和《濒湖脉学》等。青年时期拜于清末名医郭玉璜门下，拜师后开始系统学习中医理论和临床。其间，他白天随师应诊，夜间废寝苦读，悉数掌握中医四大经典，广涉历代医家著述，尤对《伤寒论》《医宗金鉴》等医学著作及杂病歌诀了然于胸，为其日后在医学方面的造诣打下了坚实基础。跟师期满，经郭玉璜举荐，续拜于针灸宗师承淡安先生门下专攻针灸，并传承了"六经辨证"的诊治体系。

承淡安先生遵循《伤寒论》学术旨意，临床各门类疾病均辨证诊治、组方，在其代表性著作《中国针灸治疗学》《增订中国针灸治疗学》《伤寒针方浅解》《伤寒论新注（附针灸治疗法）》等著作中，治疗篇首设伤寒针灸治疗专篇，按六经辨证治疗。他认为伤寒各证，皆可用针或灸代替药剂治疗，并对《伤寒论》有证有方及有证无方的条文都进行了针灸腧穴补注，增添了临床治疗方法，在研究伤寒学术思想的领域树立了里程碑式的标榜作用。

邵老精研仲景学术思想，就《伤寒杂病论》中关于预防、针刺、艾灸及针灸药物并用的原文进行了系统的梳理，对其学术思想进一步阐发。邵老认为张仲景根据《素问·热论》中六经分证的基本理论，结合自己的临床经验，加以发挥，将六经作为辨证施治的纲领，把外感热病发生、发展的错综复杂的证候演变规律，概括为六个类型，分别提出阴、阳、表、里、寒、热、虚、实的八纲辨证诊治方法，创造性地撰著了《伤寒杂病论》一书（后世分为《伤寒论》和《金匮要略》），对后世医学的发展有着很大贡献。其最大的成就在于阐发内、难之旨，不引古经，但又不离经意，理无不赅，法无不备。明清医家对温病学说的创新，也是对《伤寒论》方法的继承和发展。《伤寒杂病论》的辨证施治，不仅用于外感热病和内科杂病的临床治疗，更是指导针灸诊治疾病的准则。

邵老继承了承淡安的"六经辨证"思想，将"六经辨证"运用于针灸治疗中，以脏腑气血理论为基础，以经络理论为核心，参用四诊八纲，对临床症候进行病因、病机分析，归纳出疾病的病位、病性，确定针灸治疗的原则，配穴处方，按方施术，以达到通经络、调气血、和阴阳的治疗目的。

邵老对四大经典著作及历代名家著作不仅精读熟记，对其运用更是游刃有余。如邵老有位学生回忆：他曾收治一例左下肢骨折术后的患者，出现左下肢不痛、右下肢反而痛甚的症状，在医治数次无效后便向邵老请教。邵老指出经脉循行左右交叉，经脉之气左右互通，正如《素问·缪刺论》篇："邪客于经，左盛则右病，右盛则左病，亦有移易者，左痛未已而右脉先病，如此者必巨刺之。"邵老提出，治疗该患者如能左右交替针刺治疗，可收良效，该学生依法行之，收效满意。正是这种锲而不舍，持之以恒的学习精神，邵老对经典文献、医书脉诀无不通晓，烂熟于胸，才能在临床诊治疾病时高屋建瓴、得心应手。

四、理、法、方、穴、术，针灸辨证施治

针灸处方是针灸的作用形式和实施方案，直接影响着针灸治疗的效果，因此，合理、有效的针灸处方是针灸治疗的关键环节。针灸处方最早起源于《黄帝内经》，邵老遵循中医基础理论的指导原则，辨证立方，提出了"理、法、方、穴、术"为核心的针灸临床诊疗思维模式。

1. 辨证明理 "理"是指运用中医学理论对人体的生理功能，疾病的发生、发展做出的准确解释。邵老指出：中医学具有独特的理论体系、丰富的临床经验和科学的思维方法。人是一个完整的有机整体，一切功能活动的产生都离不开脏腑、经络、气血。脏与腑，脏与脏，腑与腑，脏腑与经络、与气血关系密不可分。临床中疾病的发生、发展，症候表现错综复杂、千变万化，总不外阴阳的失衡，脏腑功能的紊乱，经络气血的失调。辨证施治是中医之特色，其内容丰富，方法众多，有八纲辨证、脏腑辨证、气血辨证、经络辨证等。经络学说是针灸学的理论核心。经络具有明确的生理功能、病理反应，并指导临床辨证诊断和治疗。经络辨证是以经络学说为主要依据的辨证方法，即根据经络的循行分布（包括经络的交接、交叉、交会）、属络脏腑、联系器官、生理功能、病候特点，通过辨证归经、辨位归经与经络诊察归经等来确定疾病的经络归属，从而选择相应的经络治疗方法。早在《灵枢·卫气》篇即有："能别阴阳十二经者，知病之所生，候虚实之所在者，能得病之高下。"针灸临床必须遵循经络理论的特点，才

能取得理想的临床疗效。

2. 辨证定法　"法"是指在中医学整体观念和辨证论治指导下，针对病机确定的治疗原则和方法。邵老认为针灸处方行之有效，深厚的中医理论基础是重要因素之一。辨证论治是中医诊治疾病的精华所在，是中医认识疾病和治疗疾病的基本特征。经络辨证是针灸临床辨证体系的核心和主体，临床中常与八纲辨证、脏腑辨证结合而综合应用。辨证、辨病、辨经是对疾病症状和体征的综合分析，也是辨析疾病病因、病性和病位的关键。通过辨证以明确疾病之寒热、虚实，属阴属阳，病在脏在腑。然后在辨证的基础上，依据"扶正祛邪""急则治标，缓则治本""盛则泻之，虚则补之""热则疾之，寒则留之""高者抑之，下者举之"等治疗原则，确立相应治法。如治疗风热感冒之咽喉肿痛，常取少商以放血泻热消肿；对中气不足之脱肛、内脏下垂，常取百会以提举一身之清阳。

3. 辨证定方　"方"是指在中医理论指导下依据选穴原则和配穴方法，选配具有协同作用的腧穴，确定刺灸方法而形成的治疗方案。邵老认为针灸处方重在确定"穴"与"术"，在组方选穴时，首先应分析病证之病因病机，确定病位，明辨病变所在经络，然后选取相适应的腧穴，并根据病证之虚实、寒热性质，选择或补或泻，或清或温之针刺手法，或灸或罐，或刺络放血等法进行治疗。针灸处方是针灸辨证论治的中心环节，邵老常说腧穴选择是否精准与临床效果密切相关，其选穴主张少而精，但单穴方适用于病症单一、相对局限者。邵老在临床常因疾病的复杂性，强调组方配穴要做到局部与整体配合，有主有辅，作用全面，同时还要注意腧穴之间的拮抗作用。只有配穴组方得当，才可获得好的效果。

明代吴昆《针方六集》云："针药无二致。"针灸治病时腧学的配伍运用如遣方用药，应遵循"君、臣、佐、使"的严谨性。在具体的针灸配穴处方中，对病证起主要治疗作用的腧穴应该处于君位，或称其为君穴，协助君穴以加强治疗作用的腧穴为臣穴，辅助君、臣穴以加强治疗作用或直接治疗次要症状的腧穴为佐、使穴。君穴、臣穴、佐穴、使穴组合的目的是寻求最佳的治疗效果。如邵老治疗哮喘的组方：①君穴，针对病情选用肺俞，以调理肺气、降逆平喘；②臣穴，选用大椎、风门，以宣肺祛邪、止咳平喘，协助君穴治喘；③佐穴，咳甚时选用尺泽、太渊，以祛痰降逆、止咳平喘，辅佐君、臣之穴治疗咳喘；④使穴，选用足三里，具有健脾和胃、除湿化痰、扶助正气、调和诸穴之功效。邵老临床提炼了诸多有效组方，如"通督健脑"治癫痫，"升阳举陷"医下垂，"理气散结"消瘿病等，为后学提供了丰富的针灸临床效方。

4. 辨证定穴 "穴"作为人体的特殊部位，通过经络，与机体的各个部位有着紧密的联系，因此当某一脏腑、组织、器官发生疾病时，即会通过经脉在其相关的腧穴上出现异常反应；同时"穴"又是针灸治疗疾病的刺激点。腧穴是针灸处方的核心，腧穴的选取是医者医疗水平的具体体现，也是针灸处方疗效的决定性因素。邵老认为针灸临床取穴应以证为凭，循经选穴，以精为准，以适为度，以效为信。临证选穴时，应在辨证的基础上，遵循拟定的治法总则，根据经脉的循行分布、交叉交会，从整体出发，全面考虑，明辨病位，判定归经，处理好局部与整体关系。并结合腧穴的部位、功能主治及腧穴的双相良性调节和相对特异性，确立合理的腧穴配伍，做到有法有方，配穴精练，灵活多变，适应临床，提高疗效。

5. 辨证定术 术有不同，功效各异。施术方法是针灸处方组成的要素之一，它直接影响着治疗效果。早在《灵枢·官针》篇即有："九针之宜，各有所为，长短大小，各有所施也。"《灵枢·官能》亦云："针所不为，灸之所宜。"说明不同的针灸操作方法各自具有其相应的适应病症。邵老常说，疾病在临床上的表现错综复杂，通过辨证明确诊断后，应根据患者具体病情，确立治则，选取腧穴，或针刺，或艾灸，或刺血，或拔罐等。并指出针灸之术不仅包括针灸措施，且有针刺补泻手法之不同，留针时间长短之异。临床治病或补或泻，或补泻兼施；或疾出针或久留针。用针之术犹如用药之量，乃治病之关键。看似简单平淡，若针刺补泻之术得当，治疗时间适宜，常可获得针到病除之效果。

五、尊古不泥，崇尚科学，西为中用

1. 病症合参，诊断精确 邵老认为疾病多错综复杂，尤其疑难杂症，或寒热夹杂，或虚实并见，或数经同病，或诸脏皆疾，从而导致临床见症变化纷纷。邵老指出，临床诊断不可同一而论，更不可以偏概全，拘泥一家之谈。一旦误诊，轻则延误病情，重则危及生命，因此，准确明晰的诊断是治疗疾病的前提。重视诊治疾病要"四诊合参"，强调八纲、气血、经络、脏腑辨证，尤其对疑难杂症更应分清在表在里，在气在血，属寒属热，属实属虚，以明辨病证性质，指导临床治疗。邵老常说：辨证在临床中具有不可取代的重要地位，但辨病也是不可忽略的。他在辨证的同时注重与辨病有机结合，善于借助科技手段，进行相关检查，力求诊断精确。但在邵老所处的年代，周围中医大夫往往不接受现代医学的检测手段，邵老则能以开放的心态包容接受，反映了邵老与时俱进的品格，也得益于跟随承淡安先生学习时，受其中西合璧思想的影响。

邵老指出临证思路必须清晰，综合分析，做到病清证明，有的放矢，临证治疗或攻邪，或扶正，或攻补兼施，合理选穴，恰当遣方，从而大大提高临床治疗效果。

2. 崇尚科学，与时俱进　民国时期，承淡安先生是"将针灸学从传统医学范畴带入现代医学领域的第一人"。他认识到针灸面临理论含糊、操作不规范和疗效不明确等不足，故借鉴西医的解剖、生理学成果用于针灸学术的研究和临床应用，从经络、腧穴和针法等方面对针灸理论做了重新诠释，是中医科学化的倡导者。纵观承淡安先生对疾病的分类，其早期著作《中国针灸治疗学》，从首立伤寒六经病症，后续内、外、妇、儿等各门疾病，均以症为名。中华人民共和国成立后，在当时"中医科学化"的号召下，其晚期著作《中国针灸学讲义（新编本）》《中国针灸学》等著作的治疗篇中，所涉及病名均采用中西医病名。腧穴主治亦采用中西医病名，其《中国针灸治疗学》最早将现代解剖学引入腧穴理论，阐明腧穴解剖学结构，并用现代的医学理论解释针灸机制。这些理念既有助于西医学习针灸疗法，也使得传统中医具有现代医学思维，极大地推动了中医学现代化进程。

邵老在承淡安先生中西医汇通学术思想的影响下，临证亦主张辨证与辨病并重。其著作《针灸锦囊》一书中，病名采用中医病名、西医病名各半，疾病的病因、病机视病之不同或中或西；有些则是先辨病，再辨证治疗。

邵老师古而不泥古，在继承前人经验的基础上，勤于实践，勇于创新。自20世纪30年代起，邵老即对中医针灸治疗哮喘开始了探索；60年代对哮喘发病机制、针灸治疗哮喘处方用穴的筛选开展了研究工作；70年代确立了针灸治疗哮喘的主穴处方，相继进行了临床疗效及机制等方面的研究。邵老经过几十年的探索，成果颇丰，如通过正交试验交互观察，证明了三穴（肺俞、大椎、风门）平喘作用的主次；通过肺功能、血液流变学、甲皱微循环、免疫功能等临床试验研究，证实"邵氏五针法"具有增强肺功能、改善微循环、纠正血液流变学异常、提高机体免疫功能等，为"邵氏五针法"治疗肺系疾病提供了科学的理论依据。

六、立足临床，治神调气，审慎补泻

1. 重视治神调气 《灵枢·官能》篇说："徐而安静，手巧而心审谛者，可使行针艾。"《灵枢·九针十二原》有"粗守形，上守神"之言。邵老常告诫后辈：临床要想取得良好的针刺效果，不能仅仅拘泥于形迹，徒守刺法，只有掌握治神之法才能称之为上工。医者治神要像《标幽赋》所说"目无外视、手如握虎；心无内幕、如待贵人"。操作时须专心致志、全神贯注地体会针下感觉，并观察患者反应，在进针时，注意力要集中在拇指、食指之上，力贯针尖，进针迅速敏捷，不可犹豫迟缓使患者产生痛感而拒针。进针后，注意针下感觉，根据情况给予催气或行气等手法。

邵老强调临证时医者不仅要全神贯注，注意力集中，意守于针，体察针感，慎守勿失；同时要注意引导患者精神专一、意守病所。如《灵枢·九针十二原》"神在秋毫，属意病者"。对第一次接受针灸治疗，或精神紧张的患者，要消除其紧张心理，稳定情绪，心定神凝地体察针感，可使经气疏调，直达病所，正如《灵枢·终始》篇所云："大惊大恐，必定其气乃刺之。"《针灸大成》更进一步指出："凡下针要病人神气定，气息匀。医者亦如此，切不可太忙。"只有医患之间神气相随，才易使针入神入，神至气至，得之心而应之手。只有做到全面调神，医患彼此沟通，使神气相随，精神相印，把握针刺的最佳时机，达到《灵枢·九针十二原》中的"必一其神，令志在针"的意境，才能获得良好效果。

2. 推崇无痛进针 邵老常说，临床治病能否做到治神守气，针刺手法是否熟练，直接影响着治病效果。若医者临证时专心致志，静心调息，利用一定的指力，即可顺利将针刺入，患者无疼痛感，且易得气，取效亦迅速。若医者精力分散，手法不熟练，缺乏指力，进针时就难以控制针体，即会给患者带来疼痛感，或出现晕针、滞针等情况，从而使患者产生恐针心理，不愿接受针刺治疗；或治疗效果不佳，患者失去了针刺治疗之信心。可以说，进针疼痛已成为影响大众对针灸接受度和针灸世界化发展的问题之一。源于此，邵老经过长期的临床经验积累，总结出进针不痛的要领：

（1）静心调息：医者的精神情志对患者影响极大。针刺操作时既要医者调整心态，精力集中，平心静气；同时，对初次接受针灸治疗的患者亦要进行心理疏导，消除紧张情绪，呼吸徐缓，达到形神合一，以顺利进针，施行手法操作。

（2）重练指力：进针不痛的关键在于指力，通过练指力，减少进针、行针之痛感。

（3）选择针具：施术前选择针具，要选择针体光滑、挺直，针尖无毛钩，粗细适宜的针具。

（4）揣按腧穴：以手揣按腧穴，准确定位，待患者不觉之时，疾速刺入，患者无疼痛之感，再行捻转等法。

3. 强调练针练指　邵老注重针刺基本功的训练，信奉"持针之道，坚者为宝"，提出为医者要"练意、练气、练指力"。邵老常说，针刺操作的每一步，无不与指力密切相关。要想使一根针在自己手中运用自如，做到进针不痛，起针不觉，得心应手，就必须在指力上下功夫。《医宗金鉴·刺灸心法要诀》所云"巧妙元机在指头"，即强调了指力的大小与得气、针感的强弱及持续时间长短有密切关系，它直接影响着针刺效果。邵老重视指力训练，提出可在纸垫上练、纸板上练或棉团上练，可实物练或徒手练，均要持之以恒，循序渐进。

"练针先练身，练气后运针。"邵老重视日常练功，抓紧点滴时间，或站或坐或卧，运用放松、心静、守神、调息之法进行锻炼。他常说练功可强身健体，固本培元，清心宁神，调理脏腑，平衡阴阳；通过练功能使人驾驭形体，精神更加集中，提高人体固有功能，激发调动人体的潜能，使机体充满活力。邵老指出，当功练到一定程度，进行针刺操作时，即可调动丹田之气上肩、至肘、及腕、达指，使意、气、力三者密切结合，推进掌指力量，针刺操作自如，就可显著提高临床针刺疗效。

在长期临床实践过程中，邵老继承前人经验，以简驭繁，反复实践，创造出两种单手进针法，具有简便、快速、省时、无痛等优点，即注射式进针法、指压捻入式进针法。两种针法易学易操作，对针灸的普及推广起到了促进作用。邵老针对得气缓慢者，创立了进退法、捻捣法、探寻法、颤指法、搓针法等催气手法，促使经气速至；倡倒针朝病法、运气逼针法、按截关闭法、搓捻推针法、接气通经法等行气手法促使经气感传。

4. 针刺强弱，因人而异　针刺手法作为针灸的重要操作技术，历来为医家所重视。《灵枢·官针》篇是讨论刺法的专篇，介绍有九刺、十二刺、五刺等多种刺法，之后历代医家又创立诸多针刺手法。对于针刺的强弱，邵老认为通常是指针刺手法的轻重，其主要取决于患者机体对针刺感觉的反应。邵老常说，针刺只是一种外部因素，通过对机体的刺激可对机体产生良性调节。

邵老将针刺刺激量分为强、中、弱三种。强刺激是指在针刺入一定深度后，用大幅度捻转、提插，辅以飞旋、震颤等手法，使患者针下产生强烈的酸、麻、沉、胀或如触电等感觉。适合于体质较强、耐受能力大、感觉迟钝、肢体瘫痪和有剧烈疼痛的患者。中刺激是指在针入得气后，以较轻的捻转、提插，辅以刮针、弹针等手法，稍微加强针感。不要求有强烈针感，适用于体质和病情一般的患者。弱刺激是指在针刺留针期间，稍加捻转、提插，使患者仅有酸、沉感觉，适用于体质弱、耐力差、反应敏感、久病体质极度虚弱的患者。值得注意的是，邵老强调针刺的强弱是相对的，医者操作手法的强、中、弱仅是一方面，更应重视患者本身对针刺的敏感程度：如有些患者对很轻微的刺激就能产生强烈的针感；有些患者即接受了很强的刺激，其针感仍不明显。因此，衡量针刺手法刺激的强弱，不能仅以医者针刺手法的轻重，还要观察患者接受刺激的客观反映。

5. 正视补泻手法，强调机体状态　　《黄帝内经》创立了中医学独特的理论体系，也为中医针灸学奠定了坚实的基础。针刺补泻手法首载于《黄帝内经》，在《灵枢·九针十二原》《灵枢·官能》《灵枢·根结》《灵枢·小针解》《灵枢·始终》《灵枢·刺节真邪》《灵枢·邪客》《素问·刺志论》《素问·针解》等诸多篇章均有论述，可谓开针刺补泻手法之先河。后世医家在《黄帝内经》的基础上不断总结完善，相关记载散见于历代文献，名目繁多，各具特色。就当今教科书中所论针刺补泻手法，即有单式手法和复式手法之不同。邵老常说针刺补泻手法是针刺临床治病的一个重要环节，不可不重视。早在《针灸大成》就有："百病之生，皆有虚实，而补泻行焉。"针对疾病的虚实情况，古代医家创立了"虚则补之，实则泻之"的治疗法则，临床针对疾病的虚实病性，采取相应的针刺补法或泻法，可改善机体的功能状态，从而起到补虚泻实的作用。

邵老强调针刺手法在临床中固然重要，虽然通过针刺补法的操作可扶助正气，起到"补虚"的作用，通过针刺泻法的操作可祛除邪气，起到"泻实"的作用，但是临床补泻效果的产生并非单纯由医者手法所决定，而是内、外因综合作用的结果。内因包括患者机体的功能状态，病证寒热、虚实的属性；外因包括腧穴的配伍、手法的运用（补、泻）、治法的选择（针法、灸法、拔罐法、刺络法），外因要通过内因发挥作用。所以，机体的机能状态亦是产生补泻效应的关键环节。临证应综合考虑患者的体质强弱，病症的虚实、寒热，以及疾病所处的不同阶段，不能单纯地套用某种补泻手法，这样才能最大限度地发挥针刺的补和泻的作用，才能获得最佳效果。早在《灵枢·小针解》就有："粗守形者，守刺法也；上守神者，守人之血气有余不足，可补泻也。"

七、谨循穴理，巧施配穴，以平为期

《席弘赋》云："凡欲行针须审穴。"可见临证选穴及配伍对疗效的重要性。腧穴配伍是指两个或两个以上的腧穴配合应用，是针灸处方的重要组成部分，是医者医术水平的集中体现，也是临床取得良好效果的决定性因素。最早记载腧穴配伍的《黄帝内经》载有针灸治疗方达400多个，其论述较为突出详尽，使得针灸处方的理论依据、组成方法、变化规律具备了较完整的体系，为后世医家针灸处方学的形成奠定了基础。《黄帝内经》重视特定穴的应用，在诸多篇章中均有介绍，如《灵枢·九针十二原》详细介绍了十二原穴，《灵枢·本输》篇介绍了五输穴，《灵枢·邪气脏腑病形》篇介绍了下合穴，《灵枢·经脉》篇介绍了络穴，《灵枢·背俞》篇介绍了五脏背俞穴。《黄帝内经》强调了特定穴在临床中的特殊诊疗作用。《难经》首创八会穴及其主治，且在《黄帝内经》补虚泻实治疗原则基础上，根据五输穴主治性能和五行配属，结合脏腑五行属性，提出"虚者补其母，实者泻其子"的补泻大法，首创"补母泻子法""泻南补北法"和"刺井泻荥法"，后世医家在此基础上补充了"补井当补合"之法。邵老继承《黄帝内经》《难经》宗旨，临证组方配穴多用特定穴。

1. 擅用背俞，创背部腧穴直刺法 背俞穴是脏腑之气输注于背腰部之处，与脏腑关系极为密切，当某一脏腑发生病变时就会在相应的背俞穴上表现出一些异常反应，如色泽变化，或凹陷、隆起，按之有结节、条索状或压痛等，这些异常变化对诊断相应脏腑病症有一定价值。邵老认为，背俞穴不仅可用于诊断，而且能调整相应的脏腑功能，治疗脏腑病，其治疗脏腑病与其他腧穴相比有着无法替代的效果，并能治疗与该脏腑相联系的经脉、组织器官的病症。邵老在长期的临床工作中，总结出背俞穴治疗脏腑病之妙用，如治疗哮喘，以肺俞为主，配大椎、风门等有控制发作和预防复发的作用；治疗心悸，取厥阴俞、心俞，配内关、足三里，强心定悸作用明显；治疗咽食困难，常取膈俞、肝俞、胆俞、脾俞、胃俞，配足三里、膻中、中脘等，有理气化瘀、豁痰利咽之功，常获迅速恢复纳食之效；治疗肠粘连，常用俞募配穴法，取脾俞、胃俞、大肠俞，配中脘、天枢、章门、足三里等，有通降腑气、调肠通便作用；治疗黄疸，以肝俞、胆俞、脾俞、胃俞为主，配阳陵泉、足三里、中脘等，清肝、利胆、退黄作用明显。此外，邵老善取肺俞、胰俞、脾俞、肾俞为主，治疗糖尿病；取脾俞、肾俞、大肠俞为主，针灸并用治疗五更泄；取肝俞、胆俞为主，治疗胆囊炎、胆石症；取肾俞、膀胱俞为主，治疗急慢性前列腺炎等，均有良好效果。

《灵枢·背俞》强调背俞穴"灸之则可，刺之则不可"。《针灸甲乙经·卷三》中，肺俞的操作方法为"刺入三分，留七呼，灸三壮"。目前，全国规划教材《针灸学》中，讲述背部腧穴的操作方法为斜刺。邵老打破常规，在20世纪30年代即首创"背部腧穴直刺法"，提出治疗脏腑病，直刺操作作用直接，疗效优于斜刺，他强调针感，得气为度。具体操作：成人选用1寸针，视患者瘦胖刺入0.5～0.8寸；小儿选用0.5寸针，刺入0.2～0.3寸。治疗脊髓病时采用斜刺深刺之法，用1.5寸针刺入穴位1.2寸左右，经多年临床验证，疗效显著。

2. 反对繁杂，提倡主穴、配穴分明　邵老常说，临证既要注意腧穴的协同增效作用，又要考虑腧穴的拮抗性。腧穴协同作用是指腧穴配伍后，作用优于单个腧穴或原腧穴组合。如果多穴配伍后作用低于单个腧穴或原腧穴组合，或原有作用消失甚或反向，则是腧穴的拮抗作用。古医籍中大量的配穴原则与针灸处方都是从腧穴的协同角度来立意的，如古代医家提出的原络配穴、俞募配穴、八脉交会穴等许多配穴的应用，即实现了腧穴配伍后的协同作用，至今仍指导着临床。

邵老提倡疏针简灸，主张取穴如同用药，贵在精而不在多，用穴过多，易增加患者疲劳感、不适感、畏针等。邵老取穴精练，强调"取穴有主次，施术有先后"，反对取穴过多，手法繁杂；临证以经络辨证、脏腑辨证为指导，对初诊患者，不仅选穴少，刺法轻，且进针前做好心理疏导，治神守气，防止晕针。主穴通常只取2～4穴，并依据病情随症配之，如针灸治疗脑髓病，邵老认为脑髓病的发生与心、肝、脾、肾等脏的阴阳气血失调有关，其病机乃由气血失衡，风、火、痰、瘀上扰神明所致。治疗时邵老重视大椎、风池的运用，以二穴为主，治疗脑髓病有着神奇疗效。然疾病不同，配穴有别，如取大椎、风池为主穴，治疗癫痫发作期伍用百会、水沟、合谷；治疗癫痫间歇期伍用百会、筋缩、腰奇；治疗失眠，伍用神门、内关、三阴交；治疗头痛，伍用百会、太阳、合谷；治疗多发性抽动症伍用百会、合谷。又如对妇科病的治疗，邵老强调女子以肝为先天，以血为本，妇科病常与气血相关，气病有气虚、气滞之别，血病有血虚、血寒、血瘀之分。主穴取关元、三阴交，若为痛经配地机、太冲；闭经配足三里、血海；崩漏配气海、隐白；带下病配阴陵泉、带脉；阴痒配中极、曲泉。根据病情虚实寒热，采用虚补实泻，或针灸并用，或重针少灸，或重灸少针。

八、注重疗效，法随证立，灵活权变

邵老倡导"理、法、方、穴、术"的针灸辨证论治体系，临床中根据病情明理辨证，从辨证中确定治则，遵循治则组方配穴，选择适宜的治疗手段（术），以达治病取效的目的。

1. **去菀陈莝、刺络放血**　《素问·调经论》："血气不和，百病乃变化而生。"对经络壅滞，气血不和者，邵老认为刺络放血法可疏调壅滞之气血，凡各种邪热壅盛之证，无论是表热、里热，还是局部热、全身热，均可采用刺络放血疗法，如治疗急性扁桃体炎，取局部阿是穴、少商、商阳，高热者加大椎，采用三棱针速刺法，可泻热消肿止痛；对各种痛证，用刺络放血之法可疏通经络，祛瘀止痛，如带状疱疹后遗神经痛，在病变部位采用三棱针散刺法，或皮肤针叩刺，并配合局部拔罐，具有很好的止痛效果；对经络壅滞、脏腑功能失和所致的沉疴痼疾，刺络放血能达到逐瘀泻热、开窍醒神的功效，如治疗郁证（焦虑症），取大椎、心俞、肝俞，采用刺络拔罐法可达去菀陈莝之效。

2. **癥结痰核、燔针焠刺**　邵老认为火针综合了火灸、针刺的作用，可借火助阳，温经通络，鼓舞气血运行，温壮人体阳气，发挥祛邪散结、活血化瘀、搜风止痛的作用。《针灸聚英》云："破痈坚积结瘤等，皆以火针猛热可用。"邵老临证运用火针主要针对皮肤科、外科疾病，如瘿病、瘰疬、流痰、腱鞘囊肿等汤药所不及者。邵老强调运用火针时要避开大血管和重要脏器，做到"深浅操之，手有定数"，灵活把握刺激量，针刺过深，内伤良肉，针刺太浅，不能祛病。如治疗瘰疬早期，硬结较大者在中央部位进针，再于硬结周围刺1~2针，深度以穿透肿块不达正常组织为度。刺入后迅速做半捻转动作以彻底破坏局部组织，并迅速出针，每周治疗1次，肿块逐渐缩小，一般针治2~3次即可治愈；瘰疬中期脓成未溃破者，火针刺后加拔火罐，使脓出尽；瘰疬后期疮口溃破、脓液淋漓不尽，久则形成瘘管，疮口局部肉芽增生者，从疮口向窦道的深部进针，并平刺肉芽增生处，以破坏局部组织，达到管壁脱离、祛腐生新的目的。

3. **针药兼施、内外同治**　张仲景上承《黄帝内经》《难经》，下启诸家方书，结合自身临床经验和体会，创立了"理、法、方、药、穴"相结合的辨证论治体系。并改《黄帝内经》详于针灸而缺少方药的论述，倡针、灸、药相结合，大大提高了临床疗效，开辟了针（灸）药兼施的先河。邵老认为"针、灸、药三者相兼而可以得言医"，特别是疑难病症的治疗多针药结合。他深明《针灸大成·诸家得失策》中所说："有疾在腠理者焉，有疾在血脉焉，有疾在肠胃焉。然而疾在肠胃，非药饵不能济，在血脉非针刺不能及，在腠理，非熨炳不能以达，是针灸药者，医家之不可缺一者也。"邵老十分赞赏先贤张仲景"针药并用"的主张，认为针灸属于外治法，善疏通经络，调理气血；药物属于内治法，常协调脏腑、扶正祛邪。针、药各有优势，亦各有自身的局限性。临证不可有门户之见，拘泥于单一治法，不可墨守成规，应广开治路，遵守辨证论治的原则，治疗病证或用针，或用灸，或用药，或针药并用，都应悉数掌握。临床要特别注意针药兼施不是简单的方药和针灸的拼凑，应是建立在中医辨证、辨病、理、法、方、药、穴的基础上的有机结合，应取二者之所长，避二者之所短，遵循优势互补、协同治病的原则，以达快速治愈疾病，解除患者病痛之目的。

邵老不仅在针灸方面独树一帜，而且在汤药应用方面更是自成体系。他中药处方严谨，强调理、法、方、药完备，用药精当，药味虽平淡却有出奇制胜之妙。治疗疑难杂症时，将针、灸、药结合，相辅相成，相得益彰，互助其长，互补其短，使得许多顽固之疾都能手到病除。如针药并用治疗哮喘，针灸取穴以肺俞、大椎、风门为主穴；用药常以自拟方解表化痰平喘汤为主方，并随症配穴、用药；或先用针灸控制症状，再针药并用或用中药调治宜善其后。又如治疗急性前列腺炎，宜针取肾俞、膀胱俞、关元、三阴交、次髎、阴陵泉；药用邵氏清热利湿化瘀汤为主方，随症加减。再如治疗慢性急性前列腺炎，针取肾俞、膀胱俞、关元、三阴交、中极、大赫、足三里；药用邵氏化瘀软坚固气汤为主方，随症加减。

其他诸如肠粘连、肝硬化腹水、癫痫、功能失调性子宫出血、不孕症等疑难杂症，邵老均是根据病程长短、病症急缓、病位深浅等多重因素决定针、灸、药或单用或合用。

邵老从医80余载，临床中积累了大量的诊治疾病经验，丰富了当代针灸理论及临床应用的内涵。

第三章

临床精粹

第一节　针灸治验

一、内科病证

（一）哮喘

病案　刘某，女，11岁。

初诊（1961年8月10日）：家长代诉咳喘10年。患儿从1岁起每遇感冒即发咳嗽、喘息，入冬则更甚；早期发病多用抗生素、激素类药物治疗，后口服药物治疗效果不佳，逐渐控制不住，遂多次住院，经中西医药物治疗无效，无论冬夏，遇凉喘即发作，发作次数逐年增加，经久不愈，故寻求针灸治疗。

刻诊：患儿面黄肌瘦，呼吸急促，喘闷气逆，喉中痰鸣，不能平卧，严重时口唇发青，四肢厥逆。平素恶寒，手足欠温，口不渴，纳差，大便黏滞不爽。舌淡、苔白滑，脉沉细无力。胸、背部听诊均有明显哮鸣音。

诊断：哮喘（痰浊壅肺证）。

病机：风邪袭肺，失于宣散，久病及脾，脾失健运，痰气搏结，壅阻气道而发。

治法：宣肺散寒，化痰平喘。

处方：肺俞、大椎、风门。

治疗：患者取侧卧位，在所选穴区常规消毒，肺俞、风门用0.5寸毫针，直刺0.3寸，稍加捻转，使酸胀感向背部扩散；大椎用1寸毫针，先直刺进针，后针尖稍向上，刺入0.8寸，行捻转手法，令酸胀感向上、向下传导，得气后，留针20 min，留针期间，行针2次，施以平补平泻手法，起针后用艾条悬灸上述穴位10 min，以局部有灼热感并能耐受为度。治疗后患者即感到呼吸顺畅，喘闷气逆明显好转，喉中痰鸣音减轻。

复诊（1961年8月11日）：患儿昨天晚饭后又觉胸闷气短，憋闷气急，其家人给予按摩背部穴位，30 min后症状缓解。今日继续针刺肺俞、大椎、风门，手法同前，针后艾条悬灸10 min。

复诊（1961年8月12日）：现夜晚患儿已能平卧，全身症状好转，效不更方，继续按上述处方给予针灸治疗。每日针治1次，10次为1个疗程。

复诊（1961年8月21日）：患儿针灸10次后，咳、痰、喘等症状基本消失，哮喘得到控制。手足转温，饮食增加，二便正常。嘱其休息1周，后改为隔日针灸1次，继续巩固治疗10次。

患儿经针灸治疗20次，当年冬季遇寒凉而喘未发，适逢感冒时也仅感轻微胸闷不适、呼吸不利。次年夏秋前来复诊，按上法治疗20次，哮喘基本控制。第3年夏秋继续针灸10次，巩固疗效。

二十多年后随访，患者体健，哮喘未再发作。

思路：哮喘是一种常见的反复发作性肺系疾患，临床以突然发作，呼吸急促，喉间哮鸣有声，甚则喘息不能平卧等为特征。哮为发作性喉中哮鸣有声，呼吸急促，甚则喘息不得平卧；喘是以气短喘促，呼吸困难，甚则张口抬肩，鼻翼翕动，口唇发绀，不能平卧。临床上哮必兼喘，且两者病因病机大致相同，故多将两者相提并论，合称哮喘。本病常反复发作，不分季节，但以寒冷季节和气候骤变时多发，可发于任何年龄。常见于西医学支气管哮喘、喘息性支气管炎、肺炎、慢性阻塞性肺疾病、心源性哮喘等。

哮喘病因病机颇为复杂，《症因脉治·哮病》曰："哮病之因，痰饮留伏，结成窠臼，潜伏于内，偶有七情之犯，饮食之伤，或外有时令之风寒束其肌表，则哮喘之症作矣。"《景岳全书·喘促》曰："喘有夙根，遇寒即发，或遇劳即发者，亦名哮喘。"邵老认为哮喘为本虚标实之病证，本虚是脏腑功能失调，尤其是肺、脾、肾三脏功能低下；标实为痰饮、瘀血、六淫等致病因素。其病初在肺，多属实；病程日久，反复发作，由实转虚，病及脾及肾，甚至累及于心。本病的基本病机为痰气搏结，壅阻气道，肺失宣降。邵老根据多年的临床经验，强调临证时应首先明确疾病的标本缓急，当遵循"发则治标，平时治本"的原则，指出哮喘骤发，多为邪实，治疗应以除邪治标为主；喘鸣等症既平，或久病未发之时，多为本虚，应以扶正固本为主，从而确定了"攻邪、扶正和攻补兼施"的治疗原则。邵老根据历代医家治疗哮喘的经验，结合自己长期的临床实践，从20世纪30年代开始不断观察、探索、筛选，最终总结出一整套能控制哮喘发作及预防复发的有效的针灸辨证施治规律，即"三穴五针一火罐法"（现称"邵氏五针法"）。肺俞（双）、大椎、风门（双）三穴是邵老总结的治疗哮喘之主穴，并根据不同病情，辨证配穴施治。

本例患儿咳喘已10年，由肺及脾，实中夹虚，但患儿发作频繁，每次发作均喘闷气逆，喉中痰鸣，不能平卧，故治疗应以祛邪平喘为主。针灸取穴以肺俞、大椎、风门三穴为主。宋代王执中在其著作《针灸资生经》中曰："凡有喘与哮者，为按肺俞，无不酸疼，皆为缪刺肺俞，令灸而愈。"《太平圣惠方》载："肺俞穴，主肺寒热，肺痿上喘，咳嗽咳血，胸胁气满，汗不出及背急强也。"肺俞位于背部，属足太阳膀胱经穴，内应于肺脏，是肺脏精气输注于背部之穴，能调理肺气，止咳平喘，疏散风邪，充实腠理。20世纪，邵老及其弟子对肺俞、大椎、风门进行正交实验，研究发现肺俞平喘效果优于大椎、风门。实践证明，将肺俞应用于肺系的内伤、外感诸疾，皆能取得良好疗效。大椎属于督脉，为手足三阳经与督脉交会穴，统领一身之阳气，故又名"诸阳之会"，大椎可宣通一身之阳气，功能疏风解表，通阳散寒，宣肺降逆，理气平喘。实验研究发现，连续针刺大椎1周后，可明显改善患者呼吸功能，使肺通气功能增加，并且能够缓解支气管平滑肌的痉挛，从而使气道阻力下降。风门位于背部，居于阳位，与肺俞同属足太阳膀胱经穴，该穴为足太阳经与督脉之交会穴，太阳主司一身之表，而督脉统摄诸阳，故由外感邪气束于太阳、侵袭督脉之病症者，皆可取风门进行治疗。针刺风门能疏散风寒，清泻邪热，调理肺气，止咳平喘；灸之能振奋经气，温阳宣肺，实腠固表。唐代孙思邈在《千金翼方》中记载："上气、短气、咳逆、胸背彻痛，灸风门热府百壮。"清代吴谦的《医宗金鉴》中记载："风门"能"治腠理不密，易感风寒，咳嗽吐痰，咯血及一切鼻中之疾。"肺俞、大椎、风门三穴伍用，共奏宣肺散寒，化痰平喘之功。邵老临证治疗哮喘常以三穴为主，并且根据不同病情，不同临床表现，配以不同穴位。如外感配合谷；咳甚配尺泽、太渊；痰壅气逆配天突、膻中；痰多配中脘、足三里；虚喘配肾俞、关元、太溪；心悸配厥阴俞或心俞、内关；口舌干燥配鱼际等。邵老认为，选穴配方应力争以精简为原则，做到选穴精当，力专效宏，并强调"取穴有主次，施术有先后"。

邵老治疗哮喘具有显著特色，不仅选穴精少，且在背部进行针刺时，打破常规，采用直刺之法。但他特别强调操作，一定要把握针刺深浅。他常说："病有浮沉，刺有浅深，各至其理，无过其道，过之则内伤，不及则生外壅，壅则邪从之。浅深不得，反为大贼，内动五脏，后生大病。"背部腧穴，切忌深刺，成年人一般选用1寸长之毫针，刺入0.5～0.8寸，儿童可选用0.5寸针，刺入0.2～0.3寸；

大椎成人选用1.5寸毫针，刺入0.8~1.2寸，儿童选用1寸毫针，刺入0.5~0.8寸，不可强行深刺，以防发生医疗事故。《灵枢·官能》云："针所不为，灸之所宜。"邵老指出临证四诊合参，当针则针，当灸则灸，当针灸并用则并用。根据患儿病情，咳喘发作主要由于寒痰伏肺，遇感触发，痰升气阻，肺失宣畅而致，故邵老针刺后再辅以温经散寒、活血通络之艾灸，针灸并施，共奏宣肺散寒、化痰平喘之功。

通过长期的临床实践，邵老提出"发作期与缓解期并重"是治疗哮喘成功的关键。根据中医学"治未病"理论，哮喘缓解期虽无明显症状，但患者正气尚虚，邪气留恋，为防止病情进一步发展或转变，并减少复发，提高正气，在针灸治疗见效后的第2年和第3年夏秋季节，继续针灸1~2个疗程以巩固远期效果。本例患儿在病情平稳的基础上，连续巩固治疗2年，正气强盛，邪不内扰，故10年痼疾，彻底治愈。

对于哮喘的治疗，日常调护不可忽略。嘱患者保持良好情绪，调畅情志，树立战胜疾病的信心；对过敏性哮喘患者，应了解一切诱发因素，避免食入或接触致敏原；忌食辛辣、肥甘、寒凉、腥膻发物等；注意居室空气流通，但冬季要注意保暖避寒；加强锻炼，增强体质；对哮喘发作严重或呈持续状态者，宜采取综合治疗措施。

（二）咳嗽

病案1 赵某，男，34岁。

初诊（1990年5月6日）：患者以咳嗽，痰少白黏2年余，加重2个月为主诉。2年前，患者因受凉感冒出现咳嗽、流涕、喷嚏等症状，到某医院就诊，给以感冒清、甘草片等药物治疗，症状消失。之后，偶尔出现咳嗽，由于症状轻微不影响工作和生活，未引起重视。日久症状逐渐加重，每逢劳累或休息不好，或进食辛辣等食物，即刻感觉咽干舌燥，咳嗽不止。尤其2个月前出差，由于劳累，加之进水较少，咳嗽加重，咳痰量少、色白、质黏，不易咳出，经药物（药名不详）治疗，初服有效，但始终不能控制，以致夜卧不安，影响正常生活，故到邵老处寻求针灸治疗。

刻诊：患者精神尚可，语言流利，形体偏瘦，面色潮红，咳嗽，吐痰量少白黏，不易咳出，咽干舌燥，饮食正常，睡眠差，二便正常，舌红、苔少，脉细数。

诊断：咳嗽（肺阴不足证）。

病机：久咳伤肺，肺阴不足，虚热灼津，肺失润降。

治法：理肺养阴，止咳化痰。

处方：肺俞、大椎、风门、尺泽、太渊、鱼际。

治疗：患者取坐位，在所选穴区常规消毒，肺俞、风门、太渊、鱼际选用1寸毫针，肺俞、风门、鱼际直刺0.8寸，太渊直刺0.3寸；大椎、尺泽选用1.5寸毫针直刺1.2寸。肺俞、大椎、风门三穴采用平补平泻法，使胸部产生酸胀感为佳；尺泽、鱼际用泻法；太渊用补法。留针30 min，中间行针2次，患者在留针过程中咳嗽明显减少。起针后，于大椎、肺俞之间加拔一大号火罐，留罐10 min。

复诊（1990年5月7日）：患者昨日治疗后咳嗽减轻，但夜间仍咳嗽较甚，余症改善不甚明显。继按上法治疗。每日1次，10次为1个疗程。嘱患者忌食辛辣，劳逸结合，注意休息。

复诊（1990年5月11日）：患者经5次针罐治疗，白天基本不咳，夜晚仍有阵咳，痰易咳出，咽干舌燥明显减轻，按上方继续治疗。

复诊（1990年5月17日）：患者经1个疗程的针罐治疗，咳嗽，咳痰，咽干舌燥等症状完全消失，睡眠正常。令患者休息1周后复诊。

复诊（1990年5月23日）：患者在休息期间咳嗽、咳痰、咽干舌燥等症状未曾出现，睡眠正常。继续巩固治疗，改为隔日1次，10次为1个疗程。

患者经过2个疗程的针罐治疗，诸症消失，获愈。

随访一年，病无复发。

思路：咳嗽是肺失宣肃，肺气上逆，冲击气道，发出咳声或伴有咳痰为主要表现的一种病症。临床有声无痰谓之咳；有痰无声谓之嗽；声痰并见较为多见，故并称咳嗽。本症多见于西医学之上呼吸道感染，急、慢性支气管炎，肺炎，慢性阻塞性肺疾病，支气管扩张，肺结核，肺心病，肺癌等。

中医认为引起咳嗽的原因众多，将其归纳为内伤、外感两大类。正如明代张景岳《景岳全书·咳嗽》所论："咳嗽一证，窃见诸家立论太繁，皆不得其要，多致后人临证莫知所从，所以治难得效。以余观之，则咳嗽之要，止唯二证，何为二证？一曰外感。一曰内伤而尽之矣……但于二者之中当辨阴阳，当分虚实耳。"清代程国彭对咳嗽病因进行了更为详细的分析，如"肺体属金，譬若钟然，钟非叩不鸣。风寒暑湿燥火，六淫之邪，自外击之则鸣；劳欲情志，饮食炎燺之火，自内攻之则亦鸣"。清代陈念祖认为咳嗽之病根本在于肺脏，但与外感邪气干扰和相关脏腑功能失调有关，如《医学三字经·咳嗽》述："肺为脏腑之华盖，呼之则虚，吸之则满，只受得本脏之正气，受不得外来之客气，客气干之则呛而咳矣，只受得脏腑之清气，受不得脏腑之病气，病气干之，亦呛而咳矣。"邵老常说，虽有"五脏六腑皆令人咳"之说，但其主要病变脏腑是肺，与脾、肝、肾关系密切。外感咳嗽多属邪实，为外邪侵袭、肺气壅塞不畅所致，其起病急，病程短，常伴有恶寒、发热、头痛等肺卫表证；内伤咳嗽多为虚实夹杂，常由饮食不节、情志所伤、劳倦体弱等导致脏腑功能失调，累及于肺而发，其起病缓，病程长，无表证，可伴他脏见症。其病因虽多，但基本病机是邪干于肺，肺失宣降，气逆而上。治疗咳嗽，邵老亦以肺俞、大椎、风门三穴为主穴。本例患者病程较长，咳嗽，痰少不易咳出2年之久，且每因劳累或进食辛辣等刺激性食物，即可出现咽干舌燥、咳嗽不止。根据其面色潮红，咳嗽，吐痰量少白黏、不易咳出、夜间加重影响睡眠，舌红少苔，脉细数等四诊信息，此乃病程较久，伤及肺阴，使肺阴不足，虚热灼津，肺失润降。治疗应以理肺养阴，止咳化痰为原则，选取肺俞、大椎、风门、尺泽、太渊、鱼际治之。肺俞为肺脏精气输注于背部的部位，有调理肺气，止咳平喘，固表实腠等功效，可以治疗肺系诸疾。《灵枢·五邪》中载："邪在肺则病皮肤痛，寒热，上气喘……取之膺中外俞，背三椎之旁，以手疾按之，快然，乃刺之。"邵老通过临床实验研究证实了针刺肺俞穴在三主穴中改善肺功能的作用最强。另有研究证明，针刺肺俞可增强呼吸功能，使肺通气量、耗氧量增加，明显减小气道阻力，从而促进支气管内的炎性物质的吸收，达到止咳的目的。大椎属督脉，为"诸阳之会"，善泻热解表，理肺止咳。《类经图翼》中载大椎"善退骨蒸之热"，故针大椎以泻肺之虚热，达到止咳祛痰之效；风门位居足太阳膀胱经，是督脉与足太阳膀胱经交会穴，为风邪侵袭人体之门户，具有散风祛邪，调肺止咳之功。尺泽为手太阴肺经子穴，穴性偏泻，善清泻肺热，降逆止咳；太渊为手太阴肺经腧穴，配五行属土，为肺经母穴，穴性偏补，针之能培土生金，补肺之气阴，正气恢复，则邪不可干，可以防止病情的复发；鱼际为手太阴肺经荥穴，能润肺清热，利咽止咳。针后在背部大椎与肺俞之间拔罐治疗，针罐结合，增强疗效。患者经1个疗程的针罐治疗，使肺阴生，虚热退，黏痰除，肺之宣肃功能恢复，因而咳嗽、咳痰、咽干舌燥等症状完全消失。邵老考虑患者病已2年之久，虽诸症已消失，恐正气一时难以复原，故要求患者继续治疗1个疗程，以巩固疗效，防止复发。正如邵老所讲的"实证易泻，虚证难补"，治疗之后的调理、善后工作是维持疗效的不容忽视的重要环节，他的这种诊治思维为现代慢性顽固性疾病的针灸治疗指明了方向。

邵老临床治疗咳嗽除主穴的运用外，常根据其不同病因，不同的临床表现辨证配用其他腧穴，如外感配合谷；发热配曲池、合谷；咳甚配尺泽、太渊；咳痰带血配尺泽、孔最；痰多纳呆配丰隆、足三里；胸痛、胸闷配膻中、内关；咳引两胁作痛配期门、阳陵泉；咽喉干痒配鱼际；盗汗配复溜、合谷。治疗的同时，邵老强调对咳嗽的日常预防非常重要，应注意防寒保暖，避免受凉；饮食宜清淡，忌食肥甘厚腻、辛辣动火之品，戒烟戒酒；避免接触烟尘、异味刺激；适当锻炼增强体质。

病案2 马某，女，76岁。

初诊（1991年4月19日）：患者以咳嗽1月余，加重1周为主诉。1个月前，患者因天气突变，感受风寒而出现鼻塞、流涕、喷嚏、咳嗽、吐痰等症状，在某医院诊断为感冒，给予药物（药名不详）治疗后，鼻塞、流涕、喷嚏症状消失，夜间偶有咳嗽，没有继续治疗。1周前，因活动出汗后受凉，症状加重，不分白天夜晚咳嗽、吐痰，服用抗生素后，效不明显，故来邵老处寻求针灸治疗。

刻诊：咳嗽，吐白色黏痰，纳差，腹胀，睡眠不佳，舌淡苔腻，脉细稍滑。

诊断：咳嗽（风寒束肺证）。

病机：外感风寒，肺失宣降，气逆于上。

治法：疏散风寒，化痰止咳。

处方：肺俞、大椎、风门、尺泽、太渊、足三里。

治疗：患者取侧卧位，在所选穴区常规消毒。肺俞、风门、太渊选用1寸毫针，肺俞、风门直刺0.5寸，太渊直刺0.3寸；大椎、尺泽、足三里选用1.5寸毫针，直刺1.2寸；尺泽采用泻法，余穴均用平补平泻法。留针30 min，中间行针2次。针后于大椎、肺俞之间加拔一大号火罐，留罐10 min。每日1次。

复诊（1991年4月20日）：患者咳嗽大减，夜寐明显好转，按上方继续针罐治疗。

复诊（1991年4月22日）：患者白天咳嗽消失，仅仅在夜晚偶有咳嗽，饮食较前增加，腹胀消失，入睡香甜。效果显著，继用上方针罐治疗。

复诊（1991年4月25日）：经针罐治疗5次，患者诸症消失，为巩固疗效，按上方继续治疗。前后共治10次，病未见反复。

随访半年，疗效巩固。

思路：风为六淫之首，张景岳曰："六气皆令人咳，风寒为主。"其指出风邪挟寒者居多，患者因天气突变，感受风寒，出现鼻塞、流涕、喷嚏、咳嗽、吐痰等症状，服药后，症状虽有缓解，但并未获愈而停止治疗，使余邪未尽。复因活动出汗再次感受风寒，新旧之邪相合，损及体内阳气，影响脾胃运化之功，水湿停聚，聚生痰浊，一则痰壅遏肺，使肺之宣肃功能失调，故病情反复，咳嗽、吐痰加重；再则痰湿中阻，即出现纳差、腹胀等症状。金代刘河间在《素问·病机气宜保命集》云："盖因伤于肺气，动于脾湿，咳而为嗽也。"其指出咳嗽与肺、脾有关。可见，治疗咳嗽调理脾胃也是具有非常重要的意义。邵老取肺俞调理肺气，止咳实腠；大椎以通阳祛邪，化痰止咳；风门散风祛邪，理肺止咳；尺泽、太渊子母二穴同用，调节肺脏之虚实，以培土祛邪，降逆止咳；患者睡眠不佳既可因咳嗽影响睡眠，又可因脾胃失运，气血化源不足，影响心、脑之血供，加之痰湿阻滞经脉、脑窍所致。足三里是土经之土穴，针之健运脾胃，既可化生气血，又能祛湿除痰，可谓祛邪而不伤正，扶正亦不恋邪，这正是邵老取穴之特色，是多年临床之经验总结，也是为何不用丰隆的主要原因。邵老通过精妙配穴，标本兼治，使患者在短时间内得到了治愈。

（三）感冒

病案 王某，男，18岁。

初诊（1990年5月9日）：患者以发热，咽喉痛，头身疼痛2日为主诉。患者2日前自感周身不适，咽喉稍有疼痛，至夜晚微觉怕冷，发热，周身疼痛。昨日晨起头身疼痛，无力，发热，进食咽痛难咽，即到某医院就诊，体温39.4℃，给予西药（药名不详），白天热退，头身疼痛减轻，咽痛稍减，但夜晚病情反复。今日即来邵老处求治。

刻诊：患者精神疲惫，面色红，头痛，全身骨节痛，鼻塞，稍有咳嗽，口渴，纳差，大便正常，小便黄，体温39℃，咽部充血红肿，舌红、苔薄黄，脉浮数。

诊断：感冒（风热犯表证）。

病机：风热外袭，卫表不和，邪犯于肺，肺失宣肃。

治法：宣肺解表，疏风清热。

处方：大椎、风池、合谷、太阳、商阳、少商。

治疗：患者取坐位，在所选穴区常规消毒。先刺大椎，选用1.5寸毫针，刺入1.2寸；风池选用1寸毫针向鼻尖方向斜刺0.8寸，使酸胀感传至头部；合谷、太阳选用1寸毫针，直刺0.5寸；大椎、合谷行针采用中强刺激，令其发汗。留针30 min，每隔10 min行针1次，出针后于大椎处拔一大号火罐，留罐10 min。商阳、少商二穴用小号三棱针点刺，挤出少量血液。治疗结束，患者即感头痛、咽痛明显减轻，鼻塞消失，体温降至37.2 ℃。嘱其注意休息，多喝水，若有不适复诊。

次日，其母特到门诊告知，患者诸症消失而告愈。

思路：感冒是临床常见病、多发病，多是由于感受风邪或时行毒邪，引起卫表不和的外感疾病，临床常以鼻塞、流涕、喷嚏、头痛、恶寒发热、全身不适、脉浮为主要症状。本病一年四季均可发病，尤以春冬两季多见。邵老认为感冒发生与否和人体卫气强弱有关，当人体卫外功能减弱，正不胜邪时，外邪即可从口鼻、皮毛入侵，肺卫首当其冲，卫表失和，从而发病。正如《灵枢·百病始生》曰："风雨寒热不得虚，邪不能独伤人。"

邵老指出感冒最为常见，但由于四时六气之不同及体质的差异，临证当首辨虚实。一般发热、恶寒、无汗、身痛、脉浮紧者属表实；发热、恶风、汗出、脉浮缓者属表虚。其次应辨别风寒、风热。风寒者常表现为恶寒重、发热轻、口不渴、咽不痛、小便清等症状；风热者则常表现为发热重、恶寒轻、口渴、咽痛、小便黄等症状。

本例患者发热、微恶风寒、头痛、身痛、鼻塞，为风邪袭于肌表，卫外失职，邪正交争所致，咽部红肿疼痛，口渴，小便黄，舌红、苔薄黄，脉浮数，乃为风热之象，其中咽部充血红肿、脉象浮数常为风热感冒辨证的主要依据。邵老根据患者病情，选取大椎、风池、合谷、太阳、商阳、少商治之。大椎属督脉，位于第七颈椎棘突下凹陷中，为"诸阳之会"，具有宣通一身之阳气，清泄邪热，疏风解表的作用，风寒、风热感冒皆可用之。治疗感冒，大椎除了用中强刺激手法使患者出汗以达到祛邪解表的功效外，还可根据病情点刺放血，以起清泄热毒的作用。邵老在治疗热性病证时，对大椎的针刺手法及深度均有相应的要求，强调只有采用正确的手法，才能获得最佳的退热效果。对于感冒发热患者，大椎采用提插、捻转泻法或透天凉手法，退热效果要明显优于常规针刺手法。此外，在针刺深度上，浅刺和深刺的退热作用也明显不同。若大椎深刺（针尖达到深筋膜），无论在降温时间、幅度及持续时间上退热效果均明显优于浅刺。说明治病的效果与针刺手法具有密切关系。风池属于足少阳胆经，是祛风之要穴，对外风、内风均有显著效果。大椎、风池相配，共奏疏风解表，通络止痛之功。合谷为手阳明大肠经的原穴，具有疏风解表、行气活血、通络止痛等作用，其性轻升，具有升而能散的特性，是解表的常用穴，不论何种感冒均可用之；太阳为经外奇穴，为治疗头痛、头晕之要穴，针之可清头明目，通络止痛；商阳是手阳明大肠经井穴，少商为手太阴肺经之井穴，两井穴同取，一阴一阳，一表一里，点刺放血表里双解，以达清热退热、散邪解表、消肿利咽之效。诸穴合用，远近配合，治疗本例感冒效如桴鼓。

邵老针灸治疗感冒常以大椎、风池、合谷为主穴，结合病情辨证配穴，如热甚配外关、曲池；头痛配太阳；前额痛配上星、印堂；咳嗽配尺泽、太渊；鼻塞配迎香；咽喉干痛配鱼际；咽喉肿痛配少商；体虚配足三里等。若辨证准确，手法恰当，诊治及时，常常治疗一两次即可痊愈。

感冒发病后，一般病变是局限在肺卫，预后良好，经1周左右即可痊愈。若患者能及时就诊，医者辨证准确，选用恰当的腧穴，使用适宜的针刺手法，往往针灸一两次即可痊愈，极大地缩短了病程，尤其是退热速度快，不反弹，较退热药具有明显的优势。但对于一些体质虚弱或经发汗药表邪仍不解者，则不能急于求成，还需针刺足三里，以提高机体正气，增强患者抗病能力。对感冒迁延、失治或误治，并发肺炎、支气管炎者要及时针药并用，以防病情进一步加重。对重症患者必须加以重视，注意有无特殊情况，防止发生传变，或同时夹杂其他疾病。患者应注意休息，在避免受风的情况下，保持居室空气流通。若有发热或高热时要多喝开水，饮食宜清淡，忌食油腻辛辣燥热之品，严禁饮酒。

（四）眩晕

病案　马某，女，33岁。

初诊（1991年7月10日）：患者以头晕伴头痛、恶心呕吐1天为主诉。患者平素性情急躁，昨日下午因与他人发生口角后，突然出现头晕目眩，视物旋转翻覆，头痛欲裂，恶心呕吐，当即躺于床上，一夜未眠。今日病情如旧，精神极度疲乏，晚9时，特邀邵老到家中诊治。

刻诊：患者形体肥胖，面朝里侧卧于床，双目紧闭，痛苦面容，稍动即头晕、头痛及呕吐加重，昨日至今未能进食，吐出物为黄色苦水，前额痛甚，二便可，舌暗红，脉弦滑。

诊断：眩晕（肝阳上扰证）。

病机：肝气郁结，郁而化火生风，肝风挟痰浊上犯脑窍。

治法：平肝潜阳，和胃降逆。

处方：风池、率谷、印堂、太阳、内关（双）、中脘、足三里（双）。

治疗：因患者右侧而卧不能移动，故针取风池、率谷（左）、太阳（左）及印堂、内关（双）。在所选穴区常规消毒后针刺，针刺手法采用泻法。风池、率谷均选用1.5寸毫针，风池向鼻尖方向刺入1寸，并结合努针运气手法；率谷沿皮向后平刺1.2寸；印堂、太阳、内关选用1寸毫针，印堂沿皮向下平刺0.8寸。太阳、内关直刺0.8寸。针入约2 min后，患者眩晕、头痛、恶心明显减轻，留针10 min，患者可移动身体。令患者取坐位后又针右侧率谷、太阳，约10 min后眩晕、头痛消失，唯有胃部不适，有恶心欲呕之感。随后令患者仰卧位，选中脘、足三里（双），选用1.5寸毫针，中脘直刺1寸，足三里（双）直刺1.2寸，均用提插、捻转泻法，留针30 min，每10 min行针1次。出针后，患者恶心欲呕之感消失，有饥饿感，随后患者进食面汤，未见呕吐之现象。

次日随访，患者昨晚睡眠甚佳，今晨起，诸症消失，告愈。

思路：眩晕为临床常见病，轻者发作短暂，平卧闭目片刻即止；重者旋转翻覆，昏眩欲仆，若失治或误治，常变证丛生，危及生命。临床常分虚实两类，实证多由阳盛之体，七情所伤，肝失疏泄，郁而化火，气血随肝火循经上攻头目，或肝火引动体内痰湿，痰火互结，上蒙脑窍，而引起眩晕；虚证以肝肾阴虚为本，与五脏皆有关联。如《素问·六元正纪大论》云"木郁之发……甚则耳鸣眩转"。《类证治裁·眩晕》曰"良由肝胆乃风木之脏，相火内寄，其性主动主升；或由身心过动，或由情志郁勃，或由地气上腾，或由冬藏不密，或由高年肾液已衰，水不涵木，以致目昏耳鸣，震眩不定"。《黄帝内经》中提到的"髓海不足""血亏精伤"，张仲景提出的"虚劳失精"所致眩晕。邵老认为本病病位在脑，涉及肝、脾、肾三脏，病性属本虚标实，上盛下虚。眩晕发作时实证表现为多，乃风、火、痰、瘀为患；平素以虚证表现居多，可因肝肾精血不足、气血亏虚等。基于以上认识，邵老提出治疗眩晕要以虚实为纲，风火痰瘀虚为目，实证宜平肝息风、除痰祛瘀为主，虚证宜滋补肝肾、调益气血为要。选穴常以大椎、风池、百会、太阳、合谷为主，并根据不同病情而辨证加减，灵活应用。

本例患者平素性情急躁，其发病乃因与他人发生口角后而头晕如旋转，头痛欲裂，此为眩晕重证，乃肝阳上扰所致。其发病1日余，急需定眩、镇痛治其肝；又因患者形体肥胖，古人云"肥人多痰多湿"，正如《张聿青医案》所说："形体丰者多湿多痰。"《丹溪心法》亦云"无痰则不作眩"。痰的生成与脾关系最为密切，脾失健运，聚湿生痰，痰因风动，因火升，肝阳挟痰浊上扰清空则眩晕、头痛，阻遏中焦则恶心、呕吐。针对本例患者之病情，应标本兼顾，以平肝潜阳，和胃降逆为其治法。取位于头部之风池、率谷、印堂、太阳四穴。风池居于头项部，形象如池，是风邪易于留恋的部位，故善祛外风；又因风池属足少阳胆经，肝胆互为表里，肝胆内寄相火，为"风木"之脏，极易化火生风，故风池又有平息内风之作用。《通玄指要赋》云："头晕目眩，要觅于风池。"针刺风池可平息肝风，止眩明目，通经活络；率谷是足少阳胆经穴，肝胆互为表里，具有清热息风，通经活络的作用；患者前额痛甚，故取位于前额部，两眉中间之印堂，其属督脉，督脉"入属于脑"（《难经·二十八难》），有镇静安神，活络除风的作用；太阳位于头颞部，为经外奇穴，可疏调气机，止痛定眩。四穴同取，其平肝潜阳、息风止眩、通络镇痛之功相得益彰。内关为手厥阴心包经络穴，别走手少阳三焦经，又为八脉交会穴之一，通于阴维脉。阴维脉联系足太阴脾经、足少阴肾经、足厥阴肝经，并会于任脉，且与阳明经相合，以上经脉均循行于胸脘胁腹，故内关有宽胸理气、疏利三焦、和胃降逆的作用，是止呕的要穴；中脘为胃之募穴、八会之腑会穴，可健脾和胃、祛湿除痰、降逆止呕；足三里为足阳明胃经的合穴、胃腑的下合穴，《难经·六十八难》中说"合主逆气而泄"，《灵枢·邪气脏腑病形》曰"合治内府"，取足三里可统治一切脾胃病，具有健脾和胃、化湿祛痰、理气降逆等作用。由于邵老辨证准确，取穴合理，针刺得法，标本同治，故收桴鼓之效，晕、痛、吐诸症片刻消失而获痊愈。

眩晕致病因素众多，病因病机复杂，邵老常说："清空之地受扰则易引发眩晕。"眩晕多为虚实夹杂，本虚标实之证，治疗时除选用主穴，应根据患者的不同病情而灵活配穴，眩晕如伴有潮热盗汗、颧红、五心烦热、失眠、烦躁，或舌红而干等阴虚阳亢证者，配肝俞、肾俞可起到补益肝肾、滋阴潜阳的作用；伴有乏力、头痛、胸闷、腹胀、食少纳呆等脾虚痰湿证者，配中脘、足三里可起到健脾和胃、除痰降逆的作用；伴有面色苍白、疲倦乏力、耳鸣等气血不足证者，配关元、三阴交具有补益气血、培元固本的作用；呕吐甚者配内关、中脘可宽胸理气、降逆止呕；头痛甚配太阳、率谷、印堂，可调理气机、通络止痛。对于眩晕轻症，其他兼证不太明显者，邵老指出针刺风池、肝俞、肾俞，疗效也较显著。但因眩晕可见于多种疾病之中，所以邵老强调临证当详察病情，明确诊断，治疗"不可墨守成规，拘泥于单一治法，应广开治路，扬长避短"，当针则针，当药则药，当针药结合则针药结合，这样才可获得满意疗效。

邵老对于眩晕患者的日常调护也非常重视。他常说此类患者饮食应以富有营养和新鲜清淡为原则，可多食蛋类、瘦肉、青菜及水果，忌食肥甘辛辣之物，如肥肉、油炸食品、酒类、辣椒等。由于抑郁恼怒等精神刺激可致肝阳上亢或肝风内动，而诱发眩晕，因此，胸怀宽广，保持精神乐观，使心情舒畅，情绪稳定，这对预防眩晕的发作和减轻发作次数十分重要。眩晕患者保证充足的睡眠甚为重要，睡眠充足，有利于本病的治疗，可使其病情减轻或消失。另外，眩晕患者应尽量避免头颈前后左右较大幅度的转动，以免加重眩晕病情。

（五）头痛

病案 丁某，女，32岁。

初诊（1990年5月17日）：患者以左侧头痛反复发作5年，加重1周为主诉。患者5年前因工作繁忙加之生气突发头目胀痛，左侧为甚，入夜难寐，服用西药（具体用药不详）后头痛得到控制，但每因工作紧张、情绪不佳而诱发，且症状逐渐加重。1周前因生气诱发头痛，服止痛药片后疼痛未能缓解，头昏欲睡难寐，在某医院行脑电图检查未见异常，故到邵老处针灸治疗。

刻诊：痛苦面容，左侧头部呈持续性疼痛，阵发性加重，以左侧颞部、太阳穴疼痛为甚，为胀痛、跳痛，伴左眼发胀，心烦易怒，夜卧难眠，食欲差，二便尚可，舌质红、苔薄黄，脉弦细。

诊断：头痛（肝阳上亢证）。

病机：性情急躁，肝失疏泄条达，郁而化火，上扰清空。

治法：平肝潜阳，通络止痛。

处方：大椎、风池、百会、太阳、率谷、合谷、太冲、侠溪。

治疗：患者取右侧卧位，大椎选用1.5寸毫针，余穴位选用1寸毫针。在所选穴区常规消毒，大椎直刺1.2寸，行提插、捻转手法，以局部有酸胀感为度；针刺风池，向鼻尖方向刺入0.8寸，行小幅度捻转，同时运用运气手法，使局部产生酸胀感并向头部放散；针刺百会，针尖向后沿皮平刺0.5寸，行小幅度捻转手法，使局部产生酸胀感；针刺合谷（患侧），稍向上斜刺，刺入0.8寸，行提插、捻转运气手法，使酸胀感向上传导；针刺率谷（患侧），沿皮向后平刺0.8寸，行小幅度捻转手法，使局部产生沉胀感并向周围扩散；太冲、侠溪均取患侧，直刺0.5寸，行提插、捻转手法，以局部有酸胀感为度。针用泻法，留针30 min，中间行针2次。每日治疗1次。

复诊（1990年5月18日）：患者昨日在治疗留针期间头痛即有减轻，左眼胀感消失，昨夜睡眠尚好。今晨心情舒畅，头痛明显减轻。守原方继续针治。

复诊（1990年5月23日）：患者经5次针刺治疗后，头痛偶有发作，且疼痛部位局限于太阳穴附近，程度较轻可以忍受，持续时间短暂，夜寐正常，心情愉悦，饮食增加。继续治疗。

复诊（1990年5月28日）：患者头痛未发作，余症皆已消失。嘱患者今日治疗后休息。且应注意保持心情舒畅，起居规律。

复诊（1990年6月2日）：患者休息期间头痛未再出现，为巩固疗效，改为隔日治疗1次。

患者共针治15次，诸症皆消。随访半年，未见发作而告痊愈。

思路：头痛是临床常见病、多发病，临床引起头痛的原因较为复杂，六淫时邪、痰浊、瘀血、外伤、情志内伤、脏腑失调等均可引发。古今医家对头痛有不同的认识，治疗方法颇多。邵老通读历代医书，最为认同《景岳全书·头痛》中对于头痛的病因分析和辨证思路："凡诊头痛者，当先审久暂，次辨表里。盖暂痛者，必因邪气，久病者，必兼元气……凡外感头痛，当查三阳厥阴……太阳在后，阳明在前，少阳在侧，此又各有所主，亦外感之所当辨也。至若内伤头痛，则不得以三阳为拘矣。"邵老认为，头为"清阳之府""诸阳之会"，为"髓海"所在，故五脏六腑之气血皆上会于头，纵头痛病因之多种，发病部位之不同，终会导致脑络不通或髓海失荣，因此将通络益髓作为治疗头痛之大法，并将经络辨证与病因病机辨证相结合，主穴与配穴相伍用，方能标本同治，表里兼顾。邵老在具体用穴时以大椎、风池、百会、太阳、合谷为主穴。

本例患者本次头痛发作因生气所致，且疼痛部位以左侧颞部、太阳穴疼痛为甚，每因情绪不佳诱发，伴左眼发胀，心烦易怒，皆为肝火上扰，故治疗取穴在主穴处方基础上伍用率谷、太冲、侠溪。大椎属督脉，为手足三阳经与督脉之会，又督脉通脊入脑，故大椎能统领诸阳，有振奋阳气、通督醒神、健脑益髓、调理气血之功。风池为手足少阳经与阳维脉之交会穴，且位于枕下，是风邪汇聚入脑之要冲，邵老指出："头痛病因多种，病机复杂，因风而致头痛者，或因风邪外侵，或因虚风内动，故治头痛，不可不除风。伤于表者，当疏风通络；逆于里者，当息风益髓。"故针刺风池可祛风通络、调和气血、充养脑髓、醒脑益志。百会又名"三阳五会"，是督脉、足太阳膀胱经、足少阳胆经、手少阳三焦经和足厥阴肝经之交会穴，具有升阳益气、安神益智、醒脑通窍、息风止痉之功效。太阳为经外奇穴，善治头面之疾，具有疏利气机、祛邪散滞、活络止痛之效。《针灸集成》载"太阳二穴治头风及偏头痛针出血"，邵老临床常将太阳作为治疗偏头痛之首选穴位。《四总穴歌》云："面口合谷收。"合谷为手阳明经之原穴，阳明经多气多血，合谷既能疏风解表、开窍醒神，又可调和气血、活络止痛。实践证实，大椎、风池、百会、太阳、合谷五穴合用，既能疏散外感之风，亦能平息内生之风；既能健脑益髓、醒神开窍，又能调理气血、通络止痛，是治疗头痛之经验有效组穴。另外，临床治疗头痛时，还应根据不同病情选用其他配穴，如前额痛配印堂、攒竹；侧头痛配率谷、侠溪；枕后痛配天柱、昆仑；头顶痛配四神聪、太冲。同时结合病因病机，选取不同配穴，肝阳头痛配太冲；痰浊头痛配丰隆；瘀血头痛配三阴交；血虚头痛配足三里、三阴交；肾虚头痛配肾俞、太溪。

除选穴精当外，邵老亦十分注重针刺手法的运用，譬如针刺风池，行小幅度捻转手法，同时不断运气，使针下酸胀感向头部放射，患者即感头痛减轻，甚至1针即可止痛。

针灸治疗头痛有较好的止痛效果，尤其是对某些功能性头痛能达到治愈的目的。但临床引起头痛的原因众多，邵老强调若头痛针治多次无效反而疼痛加重，应考虑是否有颅内器质性病变。须查明原因，及时治疗原发病，以免贻误病情。治疗期间患者应避风寒，慎起居，调情志，忌食肥甘、辛辣刺激性食物。若患者血压高，针刺时慎用强刺激。

（六）面瘫

病案 庞某，女，35岁。

初诊（1992年2月17日）：患者以左侧口眼㖞斜10余日为主诉。患者10日前因劳累受寒出现左侧耳根处酸痛不适，未予重视，次日晨起洗漱发现左侧面颊肌肉活动不灵，刷牙漱口时左侧口角漏水，进餐时食物塞滞左侧齿颊间，遂于当日到某医院就诊，诊断为"周围性面瘫"。给予患侧面颊部注射维生素B_1、维生素B_{12}等，并外敷膏药（具体用药不详）治疗，经10日治疗后效果欠佳，故来请邵老诊治。

刻诊：口角向右侧歪斜，左侧眉毛低于右侧，左侧额纹消失，眼裂变大，眼睑闭合不全，眼球活动不利伴结膜充血，露睛流泪，左侧面颊板滞，鼻唇沟平坦，左侧嗅觉减退，口角流涎，漱口左侧口角漏水，鼓腮漏气，不能做抬眉、露齿等动作。舌质淡红、苔薄白，脉弦细。

诊断：面瘫（风寒证）。

病机：劳累体倦，脉络空虚，卫外不固，风寒乘虚而入，致面部经络气血痹阻，经筋失养，肌肉纵缓不收。

治法：祛风通络，濡养筋脉。

处方：阳白、攒竹、丝竹空、四白、下关、地仓、颊车、合谷。

治疗：患者取仰卧位，合谷两侧交替，余穴均取患侧。在所选穴区常规消毒，阳白、攒竹、丝竹空均选用1寸毫针，沿皮透刺至鱼腰；四白选用1.5寸毫针，针尖向下沿皮透刺至地仓；地仓、颊车二穴，选用1.5寸毫针沿皮相互透刺；下关选用1寸毫针直刺0.5寸；合谷选用1寸毫针，针尖稍向上斜刺，刺入0.8寸，采用提插、捻转运气手法（即术者发气于针柄），使针感向上传导。留针30 min，中间运针2次，使患侧面颊部逐渐产生温热感。每日治疗1次，10次为1个疗程。

复诊（1992年2月18日）：患者经昨日针治后仅感面部板滞情况稍有好转，其他症状同前。继续按上方针刺治疗。

复诊（1992年2月22日）：患者经5次针刺治疗，左侧眉毛已能活动，已有细小额纹，能做轻微抬眉动作，眼睑闭合力弱，左侧鼻唇沟加深，口眼㖞斜好转，流涎减少，余症同前。按上法继续针治。

复诊（1992年2月28日）：经1个疗程治疗后，左侧额纹加深，抬眉幅度增大，眼睑闭合自由，患侧鼻唇沟略浅于健侧，闭嘴时双侧口角对称，示齿时仍歪向右侧，偶有流涎，嗅觉恢复，用力鼓腮左侧口角仍有漏气，漱口漏水。令其休息3日后，继续针治。

复诊（1992年3月3日）：患者面瘫症状改善显著，面部表情基本正常，抬眉、闭眼自如，双侧额纹、鼻唇沟基本对称，用力示齿双侧力量基本一致，鼓腮稍有漏气，漱口口角已不漏水，微笑时左侧可显露牙齿。按上法继续针刺治疗，隔日1次。

复诊（1992年3月12日）：患者双侧面颊感觉一致，令其做抬眉、闭眼、鼓腮、露齿等动作，灵活且协调。

前后共针治15次，诸症消失告愈。

思路：面瘫为针灸临床常见病、多发病，西医称之为面神经麻痹。《金匮要略·中风历节病脉证并治第五》曰："贼邪不泻，或左或右，邪气反缓，正气即急，正气引邪，㖞僻不遂，邪在于络，肌肉不仁。"指出面瘫因风邪入中经络，阻碍气血运行而致局部不仁不用。《诸病源候论·偏风口㖞候》云："偏风口㖞，是体虚受风，风入于夹口之筋也。足阳明之筋，上夹于口，其筋偏虚，而风因乘之，使其经筋急而不调，故令口㖞僻也。"邵老认为面瘫是由内、外因综合作用的结果，内因系正气亏虚，气血不足，肌肉筋脉失于濡养；外因为风寒或风热之邪乘虚入侵面部少阳、阳明经脉。贼风不泻，留于经络之间，阻碍气血运行，经筋失养，筋肉纵缓不收，局部不仁不用而发为面瘫，其中，风邪入中是关键。证候特点为本虚标实，虚实夹杂，治疗应标本兼顾，扶正祛邪共施。

本例患者因过劳而正气亏乏，脉络空虚，风寒之邪乘虚侵袭面部少阳、阳明经脉，导致局部经脉气血痹阻、经筋失养，纵缓不收而发病。邵老治疗面瘫多取患侧阳白、攒竹、丝竹空、四白、下关、地仓、颊车，并伍用合谷。足太阳经筋为"目上冈"，足阳明经筋为"目下冈"，且足太阳之攒竹、足阳明之四白位于眼周，可疏调眼周经筋、活血通络；足少阳经之阳白、手少阳经之丝竹空位于眉周，能疏调眉周经络、清利头目；口颊部为手、足阳明和手太阳经筋所主，又阳明经多气多血，"主润宗筋"，故取足阳明之下关、地仓、颊车，以通调气血、柔筋活络；合谷为远端取穴，其性轻清升散，善治表证、头面之疾，《四总穴歌》云"面口合谷收"，取合谷能祛风解表、宣通气血，治疗面瘫不可缺少。诸穴合用，共奏祛风通络、濡养筋脉之功。

面瘫患者的临床表现不尽相同，治疗时除选取主穴外，邵老提出应根据症状合理配穴，如鼻唇沟变浅配鼻通透迎香；人中沟歪斜配水沟透禾髎；颏唇沟歪斜配承浆透夹承浆；耳后乳突部疼痛配翳风或完骨；枕骨后疼痛配风池；面颊板滞配颧髎；耳郭热痛配耳尖放血；听觉过敏配听宫、翳风；头晕、耳鸣配中渚、太冲；头痛、流泪配太阳；疱疹者局部点刺放血；初病者多用泻法，轻刺激，每日治疗1次；病久体虚，迁延未愈者多针灸并用，补泻兼施，隔日治疗1次。另外，邵老治疗面瘫手法独特，除采用沿皮透刺外，行针采用提插、捻转运气法，气运于针柄，借助针身传至病所，使之产生温热感。具体操作时，进针深度、留针时间、运针刺激量及治疗疗程常因人、因病之差异而不同。

在该患者治疗期间，邵老常令患者将手掌搓热，放于面部患侧进行自我按摩，使局部有温热感为度，以改善面部血液循环，加强治疗效果。并嘱避风保暖，勿用冷水刷牙洗脸，外出时需戴口罩；注意眼睛卫生；饮食宜清淡，忌食寒凉、辛辣食物；避免劳累，保持心情舒畅。

（七）面痛

病案 刘某，女，58岁。

初诊（1991年12月13日）：患者以右侧颧面部触电样疼痛5年，加重1月余为主诉。患者5年前，因劳累后受凉，右侧颧面部突然出现电击样剧痛，经治疗病情有所缓解，但时有发作。1个月前突受风寒，右侧颧面部疼痛发作，疼痛由右颧部波及上、下颌部，常因说话、吃饭、洗脸、漱口、受风等轻微刺激而诱发剧痛，每日发作数十次。在某医院就诊，诊断为"三叉神经痛"，给予局部穴位封闭，口服西药（具体用药不详）治疗，疗效不明显，故前来邵老门诊针灸治疗。

刻诊：患者精神萎靡，表情痛苦，右侧颧面部，上、下颌部有电击样剧痛，遇劳累或受凉疼痛发作或加重，每当说话、吃饭、洗脸、漱口等即诱发，致使其不敢洗漱，饥饿不敢食，右侧面部污秽。每天发作数十次。"扳机点"明显，稍有触及则疼痛即发。舌淡苔薄，脉弦稍紧。

诊断：面痛（风寒袭络证）。

病机：风寒侵袭，凝滞脉络，气血痹阻。

治法：疏风散寒，活络止痛。

处方：风池、下关、合谷、四白透巨髎、颊车透地仓。

治疗：患者取仰卧位，在所选穴区常规消毒。下关选用2寸毫针刺入1.5寸，使针感放射至面颊、舌、上颌、下颌等处；风池选用1寸毫针，针尖刺向鼻尖方向，进针0.8寸；合谷选用1寸毫针，进针0.8寸；四白选用1.5寸毫针透向巨髎；颊车与地仓用1.5寸毫针对刺。每穴得气后，采用"静而久留"针法，留针时间为60 min，中间行针1次。

复诊（1991年12月14日）：患者经针刺治疗后，疼痛虽仍有发作，但时间缩短，程度减轻。继用上法治疗，每日1次，10次为1个疗程。

复诊（1991年12月24日）：患者经9次针刺治疗，疗效非常显著，疼痛基本消失，仅在受凉后偶尔出现轻微而短暂疼痛。令患者今日治疗后休息5日。

复诊（1991年12月30日）：患者在休息期间，仍有轻微而短暂疼痛。按上方继续治疗，每日1次。

复诊（1992年1月6日）：患者连续针刺治疗5次，疼痛完全消失。为巩固疗效，继续治疗。

患者前后共治20次获愈，随访1年，未见复发。

思路：面痛中医学亦称"面风痛""面颊痛"，相当于西医学的三叉神经痛，是局限在额、眼、上颌和下颌等面部的疼痛，多发于中老年人，女性多于男性。其疼痛呈阵发性、短暂性的电击样、刀割样、烧灼样或撕裂样剧痛，常突然发生，突然停止，疼痛持续时间约数秒至数分钟，发作间隔时间长短不定。疼痛多见于一侧，以上颌支、下颌支发病者为多见，痛初多为单支发病，久者可多支受累。

对于本病发生的原因，中医认为：外感六淫，内伤七情，饮食失调，都是造成本病的常见原因。诸邪上犯，阻遏清阳，最终导致面部经脉气血阻滞不通，不通则痛。邵老治疗面痛以"祛邪通络，调理气血"为原则，采用"辨经透穴""静而久留"针法，局部和远端取穴相结合，根据病情对症和对因双重治疗，灵活配穴。邵老临证以风池、太阳、下关（或太阳透下关）、合谷为主穴，他认为：风池为足少阳胆经穴，又为手少阳、足少阳与阳维脉之交会穴，其位居脑后，为风邪汇集入脑之要冲，是治疗风病之要穴，兼治内风与外风，具有疏风祛邪、清泻肝胆、息风止痛之功；太阳为经外奇穴，但与手少阳、足少阳经密切联系，临床善治头面诸疾，具有祛邪散滞、疏调气机、活络止痛作用；下关属足阳明胃经穴，为足阳明、足少阳之会，其解剖位置正处于三叉神经总干分支处，针之能直捣病所，有疏通经脉、调理气血、通络止痛之功，故而收效颇佳；合谷系手阳明经原穴，其性轻清升散，善治表证及头面之疾，《四总穴歌》有"面口合谷收"之说，针之能疏通阳明经气血、通经活络、解痉止痛，是治疗面痛不可缺少之主穴；四白、巨髎、颊车、地仓，同属足阳明经穴，丝竹空、阳白分别为手少阳、足少阳经穴，根据"腧穴所在，主治所在"原则，局部近取诸穴，以疏通面部经络，调理局部气血。眼支痛配阳白透鱼腰，丝竹空透鱼腰；上颌支痛配四白透巨髎；下颌支痛配颊车透地仓。

本例患者初病因受凉所得，且每遇受凉疼痛发作或加重，故诊为风寒袭络证。其痛在右侧颧面部，上、下颌部，故与足阳明胃经、手少阳三焦经、手阳明大肠经关系密切。《灵枢·经脉》中载："大肠手阳明之脉……其支者，从缺盆上颈，贯颊，入下齿中，还出挟口，交人中，左之右，右之左，上挟鼻孔……胃足阳明之脉，起于鼻，交頞中，旁约太阳之脉，循鼻外，入上齿中，还出挟口，环唇，下交承浆，却循颐后下廉，出大迎，循颊车，上耳前，过客主人，循发际，至额颅……三焦手少阳之脉……上项，系耳后，直上出耳上角，以屈下颊至䪼。其支者，从耳后入耳中，出走耳前，过客主人，前交颊，至目锐眦。"本例患者治疗取穴除主穴外，伍用四白透巨髎、颊车透地仓，远近相配，以疏通患部经脉，调和气血，改善局部失养状况，促进病愈。

"太阳透下关"是邵老独创的透刺针法之经典，在常规针刺后，若患者疼痛剧烈不止时运用。操作时选用3寸毫针从太阳进针穿过颧弓向下关方向透刺，进针2.5寸，施以捻转手法，使局部产生强烈的酸胀、麻木感，并扩散至半侧颜面部。本法一针透两穴，一针连三经（手少阳、足少阳和足阳明），针数少，刺激强，可以改善脑部和面部的血液循环，尤其改善三叉神经分布区域的微循环，修复受损的三叉神经纤维，以提高疗效。但行针时切忌捻转角度太大而形成滞针。

对于面痛的治疗，诸穴针刺得气后，邵老常采取"久留针"之法，留针时间不能少于60 min。且根据患者所处的不同发病阶段，采用不同的刺激量。如正当疼痛发作之时行强刺激手法，采用"动留针"；若疼痛未发作，处于疼痛间歇期行轻刺激手法，给予"静留针"。

邵老强调在治疗过程中，日常的生活调护很重要。应注意生活规律，避免面部过寒或过热等不良刺激；调畅情志，保持心情舒畅；戒烟酒，忌辛辣、温燥等食物；劳逸结合，适当参加体育锻炼，增强体质。

（八）面肌痉挛

病案 郭某，女，47岁。

初诊（1982年6月17日）：患者以右侧面部肌肉抽动6年余，加重3个月为主诉。患者6年前无明显原因出现右侧下眼睑不自主抽动，抽势轻微，偶有发作，未引起重视，没有治疗，之后渐渐加重，右侧口角出现抽动，到某医院就诊给予西药（具体用药不详）治疗后病情有所缓解。近3个月因工作繁忙，过于劳累，上述症状再发，右侧面部肌肉抽搐频繁，发无定时，可自行缓解，每当劳累、精神紧张时抽搐加重，再用西药治疗无效，改服中药治疗，服药初症状可减轻，但服用1周后，病情同前，患者极其痛苦，经人介绍来找邵老针灸治疗。

刻诊：患者精神不振，右眼及右侧面部肌肉不自主抽动，口角随肌肉抽动向右侧歪斜，右眼明显小于左眼，自觉右眼干涩，迎风流泪，上眼睑有发紧沉重感，睁眼无力，心烦，失眠多梦，健忘，舌红苔薄，脉细弦。

诊断：面肌痉挛（肝血不足证）。

病机：劳倦太过，肝血不足，面部筋脉失荣，虚风内动。

治法：补血养肝，息风止痉。

处方：风池、四白、地仓、合谷。

治疗：因患者精神紧张故采取左侧卧位，四穴均取右侧，在所选穴区常规消毒。风池选用1寸毫针，向鼻尖方向斜刺，进针0.8寸，行提插、捻转手法，使局部产生酸胀感，并向头部、前额、眼周扩散，治疗过程中切忌针尖向上，以免发生意外；四白选用1.5寸毫针，沿皮向下平刺1.2寸；地仓选用1.5寸毫针，沿皮向颊车透刺1.2寸；合谷常规针刺手法，针入得气后行提插、捻转手法。留针1 h，期间不行针，亦可根据病情需要延长留针时间，或酌情用平补平泻手法行针1次。每日治疗1次，10次为1个疗程。嘱患者调畅情志，保证充足的睡眠。

复诊（1982年6月18日）：患者昨日针刺治疗后右眼干涩感较前有所缓解，右侧面部肌肉抽动频率稍有减少，面部肌肉酸困不适，余症同前，上方加刺颧髎、下关，继续针刺治疗。

复诊（1982年6月29日）：经1个疗程的针刺治疗后，患者右侧面部肌肉抽动基本缓解，偶有发生，右眼干涩消失，双眼基本等大，心情愉悦，精神状态佳，睡眠基本正常，嘱患者休息3～5日，复诊。

复诊（1982年7月5日）：休针前几日，患者面部肌肉未出现抽动，昨日因出汗受风，病又反复，但抽搐较前轻微，其他诸症未再出现。治疗方案不变，继续治疗，每日1次。

复诊（1982年7月10日）：患者按上法连续治疗5次，症状完全消失，为巩固疗效，改为隔日治疗1次。

患者前后共针治20次，停止针刺治疗。随访1年，病未复发。

思路：面肌痉挛是阵发性不规则的一侧面部肌肉不自主抽搐为特点的疾病。本病多发生于中老年人，尤以女性较为多见。《素问》在不同篇章记载有"风胜则动""诸风掉眩，皆属于肝""肝者……其充在筋""食气入胃，散精于肝，淫气于筋"。《灵枢·经筋》又有："颊筋有寒，则急引颊移口。"面肌痉挛属于中医"面风""筋惕肉瞤"等范畴，本病大多为一侧发病，累及两侧者极少。初病较轻，常由眼部筋肉开始，逐渐波及同侧口角部筋肉，最终使一侧面部肌肉痉挛，严重者可累及同侧的颈项肌群。其抽搐的程度轻重不一，少数患者在阵发性痉挛发作时，伴有面部轻微疼痛，到了晚期可出现面部肌无力、肌萎缩、肌瘫痪。邵老认为：但凡疾病必有其因，究其根本无外"内""外"二字，"内"者责之脏腑功能失调、经络气血紊乱、阴阳失衡；"外"者责之六淫等邪气之侵袭、亢盛。面肌痉挛亦是如此，痉挛发作无常，乍作乍止，符合风邪的特征，痉挛系筋脉失养、虚风内动所致，而筋脉赖于肝血之濡润，故面肌痉挛多从风、从肝论治。治外宜祛风止痉、活血通络；治内宜滋补肝肾、补益气血。

本例患者因劳累过度，正气不足，日久肝血亏虚，筋脉失养，虚风内动而发病，故治疗宜补血养肝，息风止痉。选穴时邵老主张"少而精"，以风池、四白、地仓、合谷为主穴。风池是足少阳胆经穴，临床善治内外之风，具有平肝除风、通经活络、调和气血等作用，为治疗面肌痉挛之要穴；四白、地仓同为足阳明胃经穴，阳明经多气多血，"主润宗筋"，局部近取能疏通面部经脉，调理面部之气血；《四总穴歌》有讲"面口合谷收"，合谷为手阳明经原穴，善治表证及头面五官诸疾，能解表散邪、祛风解痉、通经活络、调和气血。四穴同用，功效相得益彰。复诊（1992年6月18日）时邵老根据病情加刺局部颧髎、下关，旨在疏通面部经络，加强祛风止痉之疗效。邵老指出：少针刺可避免由于多针刺刺激强而诱发或加重面部肌肉痉挛。

邵老强调：治疗面肌痉挛应根据本病引发之病因，病位之所在，辨证配穴，合理组方。除主穴的应用之外，如风寒外袭配灸法；肝郁风动配肝俞、太冲；阴虚风动配肝俞、肾俞；气血不足配脾俞、足三里。面肌痉挛重、酸困不适或疼痛者，配颧髎、下关。同时，根据面肌痉挛发作特点，邵老提出治疗宜采用"静而久留"针法，强调"以静制动"，即操作时手法宜轻，留针时间宜长，留针期间不行针，或根据病情需要少行针，这样既可以起到持久的治疗作用，又可以避免因手法过重导致面部神经、肌肉兴奋诱发痉挛。

治疗期间嘱患者生活规律，劳逸结合，避免过度劳累；勿用冷水洗脸，遇天气变化时，注意头面部保暖；饮食宜清淡，多食新鲜的水果、蔬菜，忌辛辣刺激性食品，忌烟酒；保持心情舒畅，避免精神紧张、焦虑、烦躁等不良情绪；合理作息，避免过度劳累。

（九）胃痛

病案1 唐某，女，38岁。

初诊（1996年4月21日）：患者以胃脘部间断性隐痛近6年，加重1周为主诉。6年前患者因工作较忙，生活不规律，出现上腹部无规律的阵发性疼痛，程度较轻，未引起重视。但病情渐渐加重，常因饮食失宜或劳累而诱发，冬季发作较频，且伴纳差、便溏。半年前在某医院进行胃镜检查，诊断为"慢性浅表性胃炎"。先后服用吗丁啉、胃复安、香砂养胃丸、三九胃泰等药，病情虽有所改善，但始终不能控制。1周前因工作较忙，加之进食寒凉，胃脘部疼痛再次发作，且疼痛较甚，服用上药而不能缓解，即求治于邵老针灸治疗。

刻诊：患者面色苍白，痛苦面容，四肢欠温，上腹部疼痛，伴轻度压痛，喜暖怕凉，纳差，便溏，舌淡胖、边见齿痕，脉沉细。

诊断：胃痛（脾胃虚寒证）。

病机：胃痛日久，脾胃受损，中阳不振，寒自内生，胃失温煦，胃络拘急。

治法：温中散寒，健脾益胃。

处方：内关、足三里、中脘、脾俞、胃俞。

治疗：中脘、足三里选用1.5寸毫针，其他穴位选用1寸毫针，在所选穴区常规消毒。中脘直刺约1寸，行努针运气热感针法，根据患者的耐受力，采用相应的刺激量，以患者上腹部有温热感为度；足三里采用直刺，进针1.3寸左右，行提插、捻转结合运气，使患者产生向下放射的热感为度；脾俞直刺0.5寸，采用捻转补法，内关、胃俞直刺0.5寸，采用平补平泻法。留针30 min，中间行针2次。配合艾条温和灸脾俞、胃俞。

复诊（1996年4月22日）：患者经昨日针灸治疗后，即感胃脘部舒适，疼痛有所改善，有食欲。按上法继续治疗，每日1次。

复诊（1996年4月26日）：患者经针灸5次后，胃痛明显减轻，偶有隐痛，无明显畏寒，胃脘局部、手足均有温热感，饮食增加，大便成形。继续针灸治疗。

复诊（1996年5月2日）：患者按上法治疗10次，诸症消失。令患者休息1周。

复诊（1996年5月10日）：患者休息期间，胃痛未再出现，无其他不适。为巩固疗效，防止复发，继续针灸治疗，隔日1次。

患者共针灸治疗20次，1年后随访，病情未反复。

思路：胃痛又称"胃脘痛"，是以上腹胃脘部反复发作性疼痛为主要临床表现的病症，常见于西医的急性胃炎、慢性胃炎、消化性溃疡、胃痉挛、胃扭转、胃下垂、胃黏膜脱垂症、胃神经官能症。古代文献中又有"心痛""心下痛""心腹满痛""胃心痛"等称谓。邵老认为，胃痛的病因多由饮食不节、感受病邪、情志失调、体质亏虚等所引起。其病位虽在胃，但与肝、脾关系密切，故有实证多因于肝，虚证多涉及脾之说。肝属木，喜条达而主疏泄；胃属土，胃主受纳腐熟水谷；肝与胃是木土乘克的关系，中焦气机的升降有赖于肝之疏泄条达。若情志不舒，肝气郁结，则肝失疏泄条达之功，致气机不畅，即影响中焦气机的升降功能；肝气过盛，疏泄太过，木旺克土，肝气易于横犯脾胃，土虚木乘，气机郁阻，日久又可导致血瘀，这些均可引发胃痛。脾与胃同居中焦，共为后天之本，气血生化之源。胃主受纳、腐熟水谷，脾主运化、消化食物、转输精微，两者密切合作，维持了饮食物的消化及精微、津液的吸收转输；脾气主升而胃气主降，二者为脏腑气机上下升降的枢纽；脾为阴脏，性喜燥而恶湿；胃为阳腑，性喜润而恶燥，《临证指南医案·卷二》曰："太阴湿土，得阳始运，阳明燥土，得阴自安。以脾喜刚燥，胃喜柔润故也。"可见脾与胃互为表里，胃病多涉于脾，脾病亦可及于胃。所以临床无论脾胃虚弱，或脾阳不足，或脾湿太过，均可影响到胃而发胃痛。此外，其他脏腑功能失常或发生病变，均可影响到胃腑，使胃络不通或胃失濡养而发病。

邵老常说：临床引起胃痛的原因很多，其表现多种多样，辨证时当紧抓证眼，化繁为简，如饮食所伤者胃脘胀痛拒按，嗳腐酸臭，舌苔厚腻，脉滑；寒客胃腑者胃凉暴痛，呕吐清水，得热痛减，舌淡、苔白，脉弦紧；肝气犯胃者胃脘胀痛，痛窜胁背，嗳气痛轻，善太息，舌红、苔白，脉弦；脾胃虚寒者胃凉隐痛，喜按喜暖，便溏，神疲乏力，舌淡、苔薄，脉沉细；胃阴不足者胃脘灼痛，口燥咽干，五心烦热，便秘，舌红、少津，脉细数。对于胃痛的治疗，邵老注重调脾胃，善用特定穴，经过数十年的临床用穴筛选，确立了治疗胃痛的"三大主穴"，即内关、中脘、足三里。内关为手厥阴心包经之络穴，又为八脉交会穴，通于阴维脉，擅治胃、心、胸之病，取之可畅达三焦气机，宽胸理气，和胃降逆，通络止痛；中脘是胃之募穴、腑之会穴，具有调理中焦，和胃化滞等功；足三里是足阳明胃经之合穴、胃腑之下合穴，配五行乃土中之土穴，具有健脾和胃、益气生血、行气消胀、通络止痛等功效，早在《灵枢·邪气脏腑病形》即有："胃病者，腹䐜胀，胃脘当心而痛，上支两胁，膈咽不通，食饮不下，取之三里也。"凡胃脘疼痛，无论寒热虚实，皆可用之。三穴相配，其健脾和胃、调理腑气、通络止痛之功益彰。

本例患者属于脾胃虚寒型胃痛，每在冬季天气寒冷，或劳累后病情发作或加重。针对具体病情，邵老治疗时配用了脾俞、胃俞，二穴是脾、胃精气输注于背部的腧穴，为治疗脾胃病之要穴，同时配用艾灸可温补脾胃，补益气血等。邵老在针刺操作时运用自创手法"努针运气热感针法"，将针刺与运气结合而"发气于指"，使热感产生于针刺局部，并循经感传，热及全身，因而获得了满意效果。

邵老指出：胃痛病情复杂，临证当审证求因，辨证配穴，如肝气犯胃配太冲、阳陵泉；饮食所伤配梁门、内庭、公孙；寒客胃腑配神阙之重灸；脾胃虚弱配脾俞、胃俞，虚寒者加灸；阴虚者只针不灸。他认为，背俞穴对内脏病或溃疡出血，具有调理止血作用。但对溃疡出血、胃穿孔等重症患者，应密切观察，及时采取综合治疗措施或转外科治疗。

病案2 黄某，女，45岁。

初诊（1970年9月10日）：患者以上腹部疼痛1 h为主诉。患者述1 h前进食生冷后，左上腹部突然疼痛，胃脘部如绳紧系，绞痛难忍，由家人陪同前来邵老处就诊。

刻诊：患者形体消瘦，面色苍白，痛苦面容，额部汗出，左上腹近心窝处疼痛，弯腰捧腹，舌淡、苔薄白，脉弦紧。

诊断：胃痛（寒客胃腑证）。

病机：寒邪客胃，气血凝滞，胃络不通。

治法：温中和胃，理气止痛。

处方：至阳、灵台。

治疗：患者呈俯伏坐位，医者立于其背后，在所选穴区常规消毒。医者双手拇指分别按于第6、第7胸椎棘突下之至阳、灵台，拇指指腹用力向正前方胸部点揉，聚精会神，运气于指，力度由轻到重。点揉1 min后，患者述胃中紧束感松解，点揉3 min后，患者疼痛逐渐消失，视其面色转红。为巩固效果，继续点揉至阳、灵台2 min。治疗结束后，嘱患者忌食生冷之物。

复诊（1970年9月11日）：患者昨日治疗结束时，上腹部温热舒适，疼痛消失，但晚饭后胃痛再次发作，呈阵发性疼痛势，可以忍受，现仍有隐隐作痛。嘱患者仰卧位，取内关、中脘、足三里，在所选穴区常规消毒。内关、中脘用1寸毫针，直刺0.5寸，稍加捻转，使局部有酸胀感；足三里选用1.5寸毫针，先直刺进针，后针尖稍向上，刺入1.2寸，行努针运气手法，使温热感上传至胃脘，胃痛立刻消失。留针30 min，中间行针2次。起针后胃痛未再发作，告愈。

思路：胃痛是临床常见病、多发病，《诸病源候论》曰："腹痛者，由脏腑虚，寒冷之气，客于肠胃、募原之间，结聚不散，正气与邪气交争相击，故痛。是阳气不足，阴气有余者也。"《医学正传》言："致病之由，多由纵恣口腹……复餐寒凉生冷……朝伤暮损，日积月深，故胃脘痛。"本例患者因进食生冷后出现胃脘部疼痛，邵老认为其疼痛源于胃腑受寒，气机凝滞，胃络阻闭不通而成，治疗宜温中和胃，理气止痛。其病程短，胃痛剧烈，额部汗出，面色苍白，患者弯腰捧腹，因其病势较急，邵老在四诊后立刻采用指针之法点揉至阳、灵台。至阳位于督脉上，《针灸大成》曰"至阳主胃中寒气"，《针灸穴名解》云："人身以背为阳，而横膈以下为阳中之阴，横膈以上为阳中之阳。阳中之阳，即阳之至也，故名至阳。"邵老认为至阳具有通督温阳、理中散寒之功，能"扶正气之阳，却病邪之阴"。灵台位于督脉上。"灵"即神灵，"台"即亭台，《庄子·庚桑楚》篇注文："灵台者，心也。"本穴又在神道和心俞两穴下，因喻为心的神灵之亭台而得名。邵老常说：心主神明，是人的精神意识思维活动的中枢；心主血脉，可推动血液在经脉中运行。神依靠血液的濡养，血液的正常运行有赖神的调摄。心神安定，则血脉流畅；心神不定，则血脉运行不畅继而发生疼痛。灵台可调神行血，通络止痛。邵老临证注重治神，针对该患者急性胃痛，选用主一身之阳、善治神志病的督脉经穴——至阳、灵台，运用点揉之法使上腹产生温热感，以加强温阳调神、通经活络、解痉止痛之力，胃痛即刻缓解。

邵老针对本例患者不同的发病阶段"因时制宜"，在复诊时根据病情针刺内关、中脘、足三里。内关、中脘、足三里是邵老治疗胃痛的常用主穴。内关为心包经的络穴，别走手少阳三焦经，可疏利三焦之气机，且又为八脉交会穴之一，通阴维脉，循行于胃心胸，偏于主治中、上二焦病症，具有宽胸理气、和胃降逆、通络止痛之功；中脘为胃之募穴，擅治胃腑病，可理中焦，调升降，化湿滞，消胀满，止疼痛；足三里是胃经的合穴，胃腑之下合穴，配五行属土，乃土经之土穴，《难经·六十四难》云"合主逆气而泄"，《灵枢·邪气脏腑病形》篇曰"合治内腑"，故足三里可治胃腑病、经病、气化病，以及和胃有关的脏腑组织器官病变。中脘居于胃腑之上，为病所取穴，足三里为本经远道取穴，二穴一上一下，一近一远，相互为用，其健脾和胃、理气止痛之功相得益彰。针对该患者之病因及其病情，邵老在足三里运用其创立的努针运气法，使气至病所，效如桴鼓。

邵老提倡中西结合，重视辨证辨病相结合。由于胃痛易与肝胆疾患、胰腺炎、心肌梗死等相混淆，所以强调：临床遇到上腹的急性疼痛，痛势剧烈者，须详查病情，注意鉴别，以免延误病情。

邵老认为，针灸治疗胃痛效果显著，急性者常针灸治疗1~2次获愈，慢性者应根据病情按疗程施治。并指出日常的生活调护不可忽略，应嘱患者饮食以清淡易消化的食物为宜，定时定量，少食多餐，切忌暴饮暴食及生冷、油腻、辛辣刺激之品，力戒烟酒，忌食生冷之物；要保持乐观情绪，忌恼怒忧虑、紧张恐惧；劳逸结合，合理休息，避免劳累过度，以免诱发或加重本病。

（十）胃下垂

病案 张某，男，40岁。

初诊（1977年5月24日）：患者以上腹部阵发性疼痛8月余为主诉。患者8个月前因上腹部突然剧痛，伴恶心、呕吐，急诊住入某院，诊断为急性胆囊炎，经输液、口服药物（用药不详）治疗，病情好转。但患者每当进食时感觉食管上段不适，进行拉网检查，未见异常脱落细胞，X线检查示"胃下垂"，经住院治疗后效果不佳。出院之后，患者上腹部阵痛常常发作，服药无效，患者饮食日渐减少，体重逐渐减轻，影响正常工作。1977年5月18日，复经某医院X线检查示"胃下极在两侧髂嵴连线下方11 cm处"，后经人介绍，前来邵老处针灸治疗。

刻诊：患者形体瘦弱，神志清楚，语言流利，纳差，乏力，上腹阵痛，平卧上腹呈舟状，舌淡红、苔白薄润，脉沉缓无力。

诊断：胃下垂（脾胃亏虚证）。

病机：体质素弱，脏腑功能失调，中气不足，气虚下陷。

治法：补中益气，升阳举陷。

处方：中脘、足三里、胃上、内关、脾俞、胃俞。

治疗：令患者先取侧卧位，在取穴区域常规消毒。针刺脾俞、胃俞选取1寸毫针，直刺0.5寸，留针30 min，每隔10 min行针1次。起针后，患者采取仰卧位，皮肤常规消毒，中脘、内关、足三里常规针刺；胃上（脐上2寸，旁开4寸）选用3寸毫针，针尖向神阙方向沿皮刺入脂肪下肌层，进针2.5寸，施行中强刺激手法，使患者局部有酸胀上提的收缩感，留针30 min，每隔10 min行针1次。每日治疗1次。

复诊（1977年5月30日）：患者连续针刺治疗5次，上腹部疼痛消失，饮食增加。按上方继续针治，隔日1次。

复诊（1977年6月13日）：患者经1个疗程后，自觉体力较前增强，饮食增加，休息期间，胃痛未再出现。现舌淡红、苔薄，脉缓但较前有力。按上法继续治疗，隔日1次。10次为1个疗程。

复诊（1977年7月11日）：患者前后共针治2个疗程，诸症消失，复经X线检查，提示胃已回升到正常位置。其体质增强，体力恢复，已正常工作。

经回访10余年，未见复发。

思路：胃下垂是指人在站立时，胃的下缘降至盆腔，胃小弯切迹（弧线最低点）低于髂嵴水平连线以下的一种慢性疾病，属于中医的"胃痛""胃缓""胃下"等范畴。其病情轻者可无症状；中度以上者临床可有腹胀，上腹疼痛不适，多在食后、久立和劳累后加重，平卧减轻，常伴有易饱胀、厌食、嗳气、恶心、腹泻或便秘等症状；严重时可出现头昏、眩晕、失眠、乏力、心悸、直立性低血压等表现。本病病位在胃，但与脾、肝、胆、肾关系密切。其发病多因素体虚弱，或长期饮食失节、劳倦过度、情志抑郁等损伤脾胃，使脾虚气陷，肌肉不坚，无力托举胃体所致。邵老指出：临床引起本病原因较多，虽常兼有气滞、水湿、痰饮、瘀血等病邪，但以中焦脾胃虚弱为本。根据其发病的位置、结构和功能异常，可概括为"下、薄、缓、约不利"。邵老宗《临证指南医案》所云："脾胃之病，虚实寒热，宜燥宜润，固当详辨，其于升降二字，尤为紧用。"治疗时强调须从"气"字入手，重在调中焦升降之气，善用调补脾胃、升阳举陷之法。邵老临证时常用中脘、足三里、胃上为主穴治疗胃下垂。究其本例患者发病之因，初病为急性胆囊炎，经治疗病情好转，然病情日久情志抑郁，致肝失疏泄条达，古人云："见肝之病，知肝传脾。"肝脾不和，运化失职，气血化源不足，一则筋脉失其濡养，再则气虚下陷，无力维系胃体而下垂。患者出院后虽有治疗，但因工作繁忙，情绪紧张，使病情进一步发展，正如《圣济总录·虚劳门》曰："劳伤之甚，身体疲极。"故而出现上述一系列表现。《景岳全书》指出："脾气受伤，不能运化而虚痞者，当专扶脾气。"李用粹《证治汇补》亦云："大抵心下痞闷，必是脾胃受亏……久之固中气。"故邵老根据该患者病情，治疗以补中益气、升阳举陷为法，选用中脘、足三里、胃上、内关、脾俞、胃俞治之。中脘属任脉穴，是胃之募穴，有调升降，和胃气，理中焦，化痰湿之功；足三里是足阳明胃经合穴、胃腑下合穴，能调理肠胃、健脾和胃、除湿祛痰，二穴是治疗胃肠疾患之要穴。中脘居胃腑之上，为病所取穴，足三里为循经远取，二穴一上一下，一近一远，相互为用，其健脾和胃、消胀除满、理气举陷之功益彰。研究证明，针刺能促进肠胃蠕动，增强胃平滑肌张力，二穴是治疗胃下垂不可缺少的腧穴；胃上是治疗胃下垂的经验效穴，虽为经外奇穴，其位居足太阴脾经循行线上，从解剖位置看正位于腹白线上，分布着来自第9、第10胸椎的肋间神经前皮支，与胃部处于相同或相近的神经节段支配区内，针刺之具有健脾和胃、益气升陷之效；脾俞是脾脏精气输注之处，具有健脾和胃、促运生血之功效；胃俞乃胃气转输的处所，是治胃病之要穴，具有调中和胃、消胀除满之功；内关是手厥阴心包经络穴，别走三焦，又是八脉交会穴之一，通于阴维脉，针刺之可疏利三焦、宽胸理气、和胃降逆。主配结合，远近相配，功效相得益彰。

邵老治疗胃下垂除取主穴外，若患者纳差、恶心、泛酸配内关；腹胀配脾俞、胃俞；腹部下坠或伴有腹泻配百会；失眠配神门、三阴交；嗳气、善叹息配太冲、期门；阳虚者加灸法。

邵老认为针灸治疗Ⅰ°、Ⅱ°胃下垂且病程短者，疗效好；Ⅲ°胃下垂且体质弱、病程长者，疗效较缓，所以对本病应早发现、早治疗。在具体操作时，胃上须用3～4寸毫针，向脐部斜入2.5～3寸，其刺入深浅要把握好，既不能深入腹腔，也不可沿皮而刺，一定要刺入腹肌，施行中强刺激手法，使患者胃脘部有酸胀上提的收缩感，才可获得好的疗效。同时嘱患者应养成良好的生活习惯，如每餐定时定量，少食多餐，细嚼慢咽，忌暴饮暴食，忌食生冷、肥甘、刺激性食物；餐后宜平卧休息，不宜久站和剧烈运动。也可以采取仰卧起坐的简便方法加强腹肌锻炼，增加腹肌张力，可以提高临床疗效。注意调畅情志，加强体育锻炼，增强体质。也可根据病情需要，配合服用补中益气类中药治疗。

（十一）呃逆

病案1 郑某，女，33岁。

初诊（1977年8月17日）：患者以呃逆4个月为主诉。4个月前，患者无明显原因出现呃逆，时作时止，伴有胸腹脘闷，口苦，喜冷饮等症状，经过中、西药治疗效果不明显，仍反复发作。近日呃逆症状进一步加重，日夜不休，严重影响饮食与睡眠，故前来邵老处寻求针灸治疗。

刻诊：患者呃逆发作，呃声洪亮，冲逆而出，持续时间较长，稍停片刻，呃声又起。面色红润，口中有臭味，烦躁不安，呈痛苦面容，小便黄，大便干，舌苔黄，脉滑数。

诊断：呃逆（胃热上逆证）。

病机：胃热内盛，胃气上逆。

治法：清泻胃热，降逆利膈。

处方：足三里（双）。

治疗：患者取仰卧位，在双侧足三里穴处消毒后，选用1.5寸毫针直刺，针入1.2寸，施以强刺激手法，当针感传至足部时呃逆立即停止，留针20 min后出针。

复诊（1977年8月18日）：患者昨晚呃逆再次发作，持续至后半夜才逐渐缓解。邵老根据病情取膻中、气海、内关、足三里、内庭。膻中、气海、足三里选用1.5寸毫针，膻中针尖向下逆经而刺入1.2寸，气海、足三里均直刺1.2寸；内关、内庭用1寸毫针，内关直刺0.5寸，内庭直刺0.3寸。留针30 min，中间行针2次。膻中、足三里、内关、内庭采用针刺泻法；气海采用平补平泻法。

复诊（1977年8月19日）：患者昨日针刺后呃逆发作次数明显减少，发作持续时间缩短，发作间隔时间延长，大便通畅。依上法每日针刺1次，连针6次而告愈。

思路：呃逆，古称"哕"，又称"哕逆"。是因气逆动膈，致喉间呃呃有声，声短而频，不能自控的病症。本病相当于西医学的膈肌痉挛，西医认为主要是由于膈神经或迷走神经受到刺激而引起，除单纯性膈肌痉挛外，胃肠神经官能症、胃炎、胃扩张、胃癌、肝硬化晚期、脑血管病、尿毒症、胃或食道术后等均可引起本病。临床上，呃逆多由饮食不当、情志不舒和突然吸入冷空气而引发。《灵枢·口问》云："谷入于胃，胃气上注于肺。今有故寒气与新谷气，俱还入于胃，新故相乱，真邪相攻，气并相逆，复出于胃，故为哕。"邵老认为，凡上、中、下三焦诸脏腑气机不利或气逆上冲均可动膈而致呃逆。如上焦肺气不足或壅塞，失其正常宣降；中焦脾胃不和，胃气失于和降，或腑气不通，浊气上逆；肝气不舒，失其疏泄条达，气机郁滞而气上；下焦肾虚失其摄纳，冲气上逆等均可动膈而发病。呃逆多为急性发病，也可缓慢形成。既可单独发病，也可在多种急慢性疾病中作为兼症而出现。临床辨证或虚或实，或寒或热。实证多为情志因素，或饮食不当，或感邪而发，其病程短，呃声响亮，气冲有力，连续发作；虚证多见久病体弱，或他疾引发，其病程长，呃声低沉，气出无力，时断时续。寒呃者呃声沉缓有力，得热则减，遇寒则甚；热呃者呃声洪亮，声高短促，口臭烦渴，喜冷饮。其病位在膈，与胃、肺、肝、脾、肾关系密切。基本病机为胃热内盛，胃气上逆动膈。

邵老重视四诊合参，强调辨证施治，指出辨证诊断准确是取得满意疗效的前提。患者郑某"呃声洪亮，冲逆而出，持续时间较长"，邵老指出辨证当为实证；其"面色红润，口中有臭味，烦躁不安，呈痛苦面容，小便黄，大便干，舌苔黄，脉滑数"等表现，此乃胃热内盛之证。邵老抓住病机，提出治疗宜清泻胃热，降逆利膈；依据《灵枢·邪气脏腑病形》中"胃合于三里""合治内腑""胃病者，腹膜胀，胃脘当心而痛，上支两胁，膈咽不通，食饮不下，取之三里也"。独取足三里而治之，正体现了他取穴少而精的学术思想。足三里是胃经的合穴，胃腑之下合穴，与五行相配，是土经之土穴，擅治脾胃病，尤其是胃之腑病、经病、气化病和与胃有关的脏腑器官病变，对改善胃腑功能，清除胃功能失常所产生的证候，具有一定的功效。对呃逆的治疗，既可和胃降逆，又能调气理中。依据辨证，重用泻法，并强调针感传至足部，使胃和、气降、呃止。然因患者病程较长，虽针刺之后呃逆得以缓解，但夜间再次发作，邵老指出该患者病程较久，必然有损正气，故在复诊时选用膻中、内关、足三里、内庭治疗的同时伍用气海。膻中属任脉，当胸正中，为八会穴之气会，功擅调理气机，具有宽胸利膈，降逆止呃等作用，是临床治疗呃逆之常用腧穴；内关是手厥阴心包经络穴，别走手少阳三焦，又为八脉交会穴之一，与阴维脉相通，具有调理三焦气机，宽胸利膈，和胃降逆等作用，呃逆患者无论属虚属实均可用之，以收理气平呃之效；内庭系足阳明胃经荥穴，"荥主身热"，针而泻之，可清泻阳明腑热，和胃降逆，理气行滞，以达治本的目的。初诊针刺症状缓解，夜晚病情再次发作，说明阴气过盛，元阳不足，伍用具有大补元气、总调气机作用的气海，既能培补元气，又可行气散滞，调理胃肠，通降腑气，祛邪外出。故而，诸穴合用，标本兼治，效如桴鼓。

病案2　张某，男，52岁。

初诊（1999年6月17日）：患者以呃逆昼夜不停5日为主诉。5日前因与家人生气后而发生呃逆，初病时作时止，1日后则症状加重，呃呃连声无休止，严重影响正常生活，夜间不能入眠。在当地医院诊治，经B超、X线、纤维胃镜检查，均未发现器质性病变，给以安定、氯丙嗪、胃复安等药口服，并配合针灸治疗，症状改善不明显，即慕名前来邵老处求治。

刻诊：患者呃声连连，声音响亮，形体健壮，二便正常，舌苔、薄白，脉弦细。

诊断：呃逆（肝气犯胃证）。

病机：肝郁气滞，横犯脾胃，气逆动膈而发病。

治法：疏肝和胃，降逆利膈。

处方：中脘、足三里、内关、膈俞、太冲。

治疗：患者先取仰卧位，在所选穴区常规消毒后，足三里选用1.5寸毫针，其他穴位选用1寸毫针进行针刺。足三里直刺约1.2寸，施以提插、捻转之泻法，强刺激，令针感传至足部；中脘、内关、太冲采用直刺法，深度0.5寸，行捻转泻法，以局部有酸胀感为度。针刺得气，呃声即减少，留针60 min，中间行针3次。起针后，令患者取坐位，再针刺膈俞，进针0.5寸，行针得气后，施以努针运气法，使局部产生酸胀感为度，不留针。治疗结束后，呃逆随即消失，病情得以控制。

复诊（1999年6月18日）：患者述，呃逆症状在针刺之后未再出现。为巩固疗效，按上法针刺治疗1次，留针30 min，告愈。

1年后随访，病未复发。

思路：邵老认为呃逆病因繁杂，但其病机关键在于胃失和降，胃气上逆动膈，正如《景岳全书·呃逆》有"致呃之由，总由气逆"之论。本例患者因与家人生气而突发呃逆，昼夜不停，呃声连连，声音响亮，形体健壮，二便正常，舌苔薄白，脉弦细。四诊合参，此乃情志不舒，肝失疏泄条达，气机郁滞，横犯脾胃，使气逆动膈而发病，故治疗当以疏肝和胃，降逆利膈为大法。患者病程较短，体质强壮，辨为实证，根据"实则泻之"的原则，针刺以泻之。中脘是胃之募穴，可调理中焦，和胃行滞；足三里是胃经合穴、胃腑之下合穴，具有健脾和胃，理肠消积，调气降逆等作用；内关以疏利三焦，宁心安神，理气畅中；膈俞是足太阳膀胱经穴，位于第7胸椎棘突下旁开1.5寸，其内应横膈膜，善治膈肌病，属于近部取穴，针之可直达病所，具有宽胸利膈，理气止呃的作用。中脘、足三里、内关、膈俞是邵老治疗呃逆的主穴处方。本例患者病因生气所致，故邵老在主穴的基础上配用肝之原穴太冲，《灵枢·九针十二原》曰"五脏有疾，当取之十二原"，太冲善调肝气，能引上逆之气下行，起到了疏肝行滞，理气和胃之功，从本治之。

邵老治疗呃逆多以中脘、足三里、内关、膈俞为主穴，但因引起呃逆的原因较多，为获得好的疗效，邵老常依据病情辨证配穴，如因寒所致加灸；胃热配内庭；肝郁配太冲；体虚配气海；脾胃虚弱配脾俞、胃俞。胸膈满闷配膻中；咽喉不利配天突。

邵老常说，针灸治疗呃逆疗效满意，尤其对一般疾病引起者或由精神因素引起者，有针到病除之效，但对久病体弱或危重患者突然出现呃逆不止，即所谓"久病见呃"，属"土败胃绝"，元气将脱，是预后不良征兆，所以临床必须密切注意观察，是否予以针刺治疗，应慎重行之。对于顽固性呃逆，针灸治疗可延长留针时间，并应明确诊断，积极治疗原发病。平时饮食宜清淡，不要过食辛辣、寒凉、肥甘之物，避免饥饱失度。要保持心情舒畅，避免过喜、过悲、暴怒等精神刺激。注意防寒，避免感受外邪。

（十二）呕吐

病案 李某，女，22岁。

初诊（1997年6月9日）：患者以反复呕吐半年余，加重2周为主诉。患者半年前因与家人发生争执，心情郁闷不畅，次日早餐后随即出现恶心、呕吐，呕吐物为胃内容物，在某医院门诊肌内注射异丙嗪、胃复安后症状消失。之后饮食、情志稍有改变即发生恶心、呕吐，但用药后即会缓解。2周前因生气导致呕吐再发，伴恶心、双侧胁肋部胀满不适，再次到某医院门诊治疗，呕吐不能控制，即求诊于某省人民医院，行胃镜及全身相关检查，未发现异常，诊断为神经性呕吐，给予西药（用药不详）治疗，效果欠佳，改为中药汤剂治疗，服用2剂后胁肋部胀满症状有所缓解，呕吐停止，但仍有恶心、咽喉部痞塞感。继服中药无效，病又反复，呕吐频作，恶心，咽部不适，胁肋部胀满，夜卧不安，患者非常痛苦，经人介绍前来求治于邵老。

刻诊：患者精神差，形体消瘦，面色无华，恶心呕吐，呕吐为胃内容物，胁肋胀满，心烦易怒，口苦咽干，自觉咽喉部有物堵塞，不思饮食，睡眠差，二便尚可。舌红、苔薄黄，脉弦稍滑。

诊断：呕吐（肝气犯胃证）。

病机：情志不舒，肝气郁结，横逆犯胃，胃失和降，气逆于上。

治法：疏肝理气，和胃止呕。

处方：中脘、内关、足三里、肝俞、脾俞、胃俞、太冲。

治疗：中脘、内关、肝俞、脾俞、胃俞、太冲，均选用1寸毫针直刺0.5寸，足三里选用1.5寸毫针直刺1.2寸。先令患者采取俯卧位，针刺肝俞、脾俞、胃俞，留针30 min。再令其仰卧位，针刺中脘、内关、足三里、太冲，留针30 min。诸穴均行均匀的提插、捻转手法，前后各行针2次。每日治疗1次。嘱患者清淡饮食，调畅情志。

复诊（1997年6月12日）：患者经针刺治疗3次后呕吐明显减轻，有食欲，但进食后仍觉恶心，胁肋胀满，心烦，口苦咽干减轻，咽喉部堵塞感消失。按上法，继续针治。

复诊（1997年6月19日）：患者经10次治疗后，呕吐、恶心、胁肋胀满、口苦消失，睡眠改善，心情愉悦，食欲增强，但进食量少，食量稍有增加即觉胃脘部痞满。令其休息3日，进食宜逐渐增加，注意保持心情舒畅。

复诊（1997年6月23日）：休息期间，呕吐未再反复，诸症皆消。为巩固疗效，按上法，隔日治疗1次。

前后共针15次而愈，随访半年无复发。

思路：呕吐是指胃失和降，气逆于上，胃内容物从口中吐出的一种病证。《圣济总录·呕吐》云："呕吐者，胃气上而不下也。"《景岳全书·呕吐》载："呕吐一证，最当详辨虚实，实者有邪，去其邪乃愈，虚者无邪，则全由胃气之虚也。"邵老认为，引发呕吐原因多种，辨证当先分虚、实。实证者多因外邪、食积、痰浊、火逆而引发，其发病急，呕吐物多且易向愈；虚证者多由脾胃虚弱、胃阴不足、中焦虚寒而导致，其起病缓，呕吐物少甚或干呕无物，时作时休，迁延难愈。然病机皆为胃失和降，气逆于上，故治疗应以和胃降逆止呕为大法，取穴以中脘、内关、足三里为主穴处方。

本例患者，呕吐源于情志不舒，肝失疏泄，气机郁滞，日久化火，木旺乘土，横逆犯胃，胃失和降，气逆于上而发不思饮食，进食即吐等症，治宜疏肝理气，和胃止呕。中脘是胃之募穴，具有健脾和胃，调理中焦，降逆止呕之功；内关属手厥阴心包经络穴，别走手少阳三焦经，又为八脉交会穴，通于阴维脉，能疏利三焦，宽胸理气，和胃降逆；足三里既为胃经之合穴，又是胃腑之下合穴，《灵枢·邪气脏腑病形》云"合治内腑"，足三里是治疗胃肠腑病之要穴，可健脾和胃，理气行滞，通调腑气，培元固本。三穴合用，共奏和胃降逆，理气止呕之效。该患者之呕吐乃因情志所伤，且病程有半年之久，故邵老在主穴基础上配用了肝俞、太冲、脾俞、胃俞。肝俞是肝脏之气输注于背部的腧穴，太冲是肝经之输穴、原穴，配五行属土，正应脾胃，原穴是脏腑原气输注、经过、留止的部位，肝之俞穴、原穴伍用既具有疏肝解郁，调理气机的作用，又可抑木扶土，对肝郁乘脾犯胃者最为适宜；选取脾俞、胃俞治疗对脾胃之慢性病、久病效果较佳，针刺之可健脾益胃，扶中补虚，升降协调，纳运正常。主配结合，恰中病情，立见效机。

邵老强调，中医治疗着眼于"证"，证不同，病机不同，处方取穴亦大相径庭，临证时要明辨虚实，分清急缓，病证结合。急性呕吐配金津、玉液（点刺出血）；慢性呕吐配脾俞、胃俞；发热配合谷、曲池；因寒者针灸并用；肝郁配肝俞、太冲；若因颅脑、神经疾患引起的呕吐，配哑门。临床应灵活辨证，依证立法，据证选穴，方能取得满意的治疗效果。

针灸治疗呕吐疗效确切，但由于引起呕吐的原因较多，在运用针灸的同时，应查明原因，针对原发病治疗。此患者平时的生活调摄尤为重要，忌暴饮暴食，少食肥甘厚味、辛辣刺激之品；调畅情志，保持心情舒畅，豁达乐观，避免精神刺激；注意起居，避风寒；劳逸结合，注意锻炼，提高身体素质。

（十三）泄泻

病案 刘某，女，36岁。

初诊（1989年6月16日）：患者以腹痛，大便次数增多，伴恶心、欲吐2日为主诉。患者2日前因过食寒凉，下午即出现腹部绞痛，大便如水样，肠鸣，胃脘痞闷，恶心、欲吐，自服止泻药效不明显，次日即到某医院就诊，诊断为急性肠炎，给予输液（用药不详）治疗后，症状有所缓解，但仍大便质稀如水，腹痛，恶心，不欲饮食，经人介绍到邵老处针灸治疗。

刻诊：患者神志清楚，精神不振，痛苦面容，言语无力，大便泻下如水，昨日大便七八次，腹胀，腹痛，肠鸣音亢进，恶心欲吐，不欲饮食，舌质淡、苔白腻，脉濡缓。

诊断：泄泻（寒湿内盛证）。

病机：过食寒凉，寒伤中阳，脾运失职，升降失调，清浊不分，混杂而下。

治法：健脾利湿，理肠止泻。

处方：天枢、气海、足三里、内关、神阙。

治疗：令患者采取仰卧位，天枢、气海、足三里选用1.5寸毫针，均直刺1.2寸；内关选用1寸毫针，直刺0.5寸。行提插、捻转相结合手法，得气后留针30 min，每隔10 min行针1次，起针后，于神阙加拔一大号火罐，留罐10 min。

复诊（1989年6月17日）：患者精神大有好转，大便基本成形，针治后仅大便两次，腹痛、恶心消失，已有食欲。按上法继续针、罐治疗，并嘱逐渐增加饮食，忌食寒凉、油腻、刺激性食物。

患者经针、罐治疗2次，大便正常，诸症消失，告愈。

思路：泄泻古时又称"飧泻""濡泄""洞泄""注下""脾泄""肾泄"等，它是指大便次数增多，便质清稀或完谷不化，甚至如水样的一种病证。明代孙文胤在《丹台玉案》指出："泄者，如水之泄也，势犹舒缓，泻者，势似直下，微有不同，而其病则一，故总名之曰泄泻。"本病一年四季均可发病，但以夏秋季节最为常见。其病位在肠，与脾、胃、肝、肾等脏腑关系密切。常因感受外邪、饮食失节、情志所伤，或脏腑虚弱等致脾失健运，肠腑传导失司，清浊不分，混杂而下发生泄泻。

邵老认为，泄泻病因虽多却可归纳为内外之因，病机虽较复杂，但湿邪是导致泄泻的最基本原因，正如古人云"湿胜则濡泻"。其病机关键主要是脾胃功能障碍，脾虚湿盛，《景岳全书·泄泻》即有："泄泻之本，无不由于脾胃。"邵老指出临证首当区别急、慢性泄泻，辨清寒热虚实。急性泄泻属实，慢性泄泻属虚或虚实夹杂。如急性泄泻失治、误治，病情迁延或反复发作，病机由实转虚，形成慢性泄泻；慢性泄泻又可因饮食、感邪、情志等因素而使泄泻病情加重，出现虚实夹杂。治疗泄泻邵老以天枢、气海、足三里为主穴。天枢位于脐旁2寸，恰为人身之中点，居于天地二气之间，通于中焦，斡旋上下，是天地二气升降之枢纽，故名天枢；是足阳明胃经穴，与肠腑具有内外相应的关系，尤其天枢是大肠之募穴，是肠腑之气汇集募结于腹部的腧穴。《难经·六十七难》曰："阳病行阴，故令募在阴。"《素问·阴阳应象大论》亦云"阳病治阴"，说明治六腑病症多取相应募穴，因此天枢是治疗肠腑疾病的要穴之一，能疏调胃肠气机，治疗泄泻能起到健脾和胃，通调肠腑，消食导滞，理气止痛等作用。气海是任脉穴，居于脐下，为诸气之海，总调下焦之气机，治疗泄泻既可祛邪散滞，又可补益元气。足三里是足阳明胃经合穴、胃腑下合穴，治疗胃肠腑病具有调理胃肠，理气消胀，化积导滞等功。三穴合用治疗泄泻，功效相得益彰。本例患者病因过食寒凉，使寒邪损伤中阳，致使脾胃运化功能失职，气机紊乱，升降失调，清浊不分，饮食不化，传导失常，水走肠间而发生泄泻。正如《素问·太阴阳明论》所云：饮食不节，起居不时，则阴受之，阴受之则入五脏，下为飧泄。且恶心，欲呕吐，不思饮食，此乃胃失和降，胃气上逆所致。治疗时邵老不仅选用了三主穴，还伍用了内关，并在针刺后于神阙加拔一大号火罐。内关是手厥阴心包经络穴，别走三焦，尤其是八脉交会穴之一，通于阴维脉，循行于胃心胸，针刺之可疏利三焦，宽胸理气，和胃降逆。神阙在脐，是中、下焦之分界，脐为先天之根蒂，后天之气舍，其内应肠腑。在神阙处拔罐可以直接刺激局部，改善腹部血液循环，加强对胃、肠的调节和管理功能，促进胃肠蠕动，迅速解除胃肠痉挛，加强新陈代谢，改变其营养状态，增强胃肠耐受性及机体抵抗力，起到疏通经络，调节气血，祛邪外出等作用，从而达到止痛、止泻的目的。

泄泻既是临床常见病、多发病，又是针灸治疗的优势病种。治疗时除主穴的应用之外，要根据患者泄泻的具体病情，进行个体化治疗。如急性配曲泽、委中点刺出血；小便不利配阴陵泉、中极；恶寒发热配合谷、曲池；呕吐配中脘、内关；失水虚脱配灸神阙、关元。慢性配脾俞、胃俞、章门；肾泻配命门、关元，针后加灸。

针灸治疗本病效果显著，急性泄泻一般1～2次即可获愈，慢性者按疗程治疗，效果满意。治疗过程中嘱患者要保持乐观情绪，消除顾虑，注意减少精神压力，生活要规律，饮食宜清淡、富有营养且易消化，忌食辛辣、油腻、奶制品，戒酒。

（十四）不寐

病案 闫某，女，49岁。

初诊（1990年2月12日）：患者以入睡困难，甚则彻夜不眠20年为主诉。患者自诉20年前曾患黄疸型肝炎昏迷住院，经抢救苏醒，黄疸型肝炎得到有效控制，但出院后经常不自主地出现精神紧张、恐惧，噩梦纷纭，甚至彻夜不眠。日久逐渐出现健忘，头痛，头昏，心烦，性情暴躁，常常无故呵斥家人，喜独居，经常独自哭泣，双目难以睁开。在当地医院诊为神经衰弱、神经官能症。曾用中西药治疗（具体药物不详），效果不佳。现间断服用安定2～4片，可维持睡眠3 h左右，有时仅能入睡10 min。

刻诊：患者精神萎靡，两目无神，面色晦暗，头昏，头痛，心烦，健忘，口苦，咽干，饮食减少，二便正常，舌尖红、苔薄白，脉弦细。

诊断：不寐（肝胆火盛，心血不足证）。

病机：肝胆火盛，灼伤阴液，心神失养，神不守舍。

治法：疏肝泻火，养心安神。

处方：大椎、风池、神门、内关、三阴交。

治疗：患者取侧卧位，大椎、三阴交选用1.5寸毫针，其他穴位选用1寸毫针，所选穴区进行常规消毒。大椎直刺约1.2寸，行提插、捻转手法，以局部有酸胀感为度；风池向鼻尖方向斜刺，进针0.8寸，提插、捻转数次，使针下得气，留针期间患者即述头脑清爽，眼睛明亮。余穴均可按常规手法操作，针刺得气后，留针

30 min，中间行针2次。

复诊（1990年2月13日）：患者昨晚睡眠时间较前延长，晨起头昏、头痛减轻，精神好转。继续按上方针刺治疗。

复诊（1990年2月14日）：患者昨晚已经停服安定，睡眠时间可达5~6 h，梦少，醒后头脑清爽，双目明亮。情绪较前好转，可与家人短时间聊天。继续针刺治疗。

复诊（1990年2月15日）：患者头痛、头昏已消失，精神状态较前好转，睡眠时间虽延长，但睡眠质量欠佳，易惊，易醒，时常感觉乏力，此乃心血不足，心失所养，神不安舍所致。加刺足三里，以健脾和胃，培补正气。

复诊（1990年2月21日）：患者经过1个疗程治疗，停用药物后睡眠时间可达5~6 h，睡眠质量较好，精神状态佳，情绪稳定平和，已能正常工作生活，诸症消失而告愈。

思路：睡眠是人体正常生理现象，不寐又称失眠，是指经常不能获得正常睡眠的一种病证。临床或入睡困难，或睡而易醒，醒后不能再睡，甚或彻夜难眠，并常伴有头昏、头痛、多梦、健忘、心烦、心悸等症。张介宾《景岳全书·不寐》中记载："不寐证虽病有不一，然惟知邪正二字则尽之矣。盖寐本乎阴，神其主也。神安则寐，神不安则不寐；其所以不安者，一由邪气之扰，一由营气之不足耳……"邵老常说，不寐引发原因众多，但总归脏腑功能失调，阴阳失衡，阳盛阴虚，心神不宁而成。本例患者之不寐即源于少阳肝胆有热，邪热上扰心神，使神魂不安，神不宁，则卧不安。邵老指出该患者病程较长，脉象弦细，实中夹虚，治宜疏肝泻火，养心安神为主，故取大椎、风池、神门、内关、三阴交为主穴。督脉之大椎，其为手、足三阳经与督脉之交会穴，可通督宁志，清心安神。足少阳胆经之风池，为手足少阳、阳维之交会穴，具有疏泄肝胆，清头明目，醒脑开窍之功。《素问·灵兰秘典论》："心者，君主之官，神明出焉。"心藏神，乃神明之府，为人精神意识思维活动的中枢，神门为手少阴心经之原穴，既是心气出入之门户，又可主治神志病，具有调理气机，养心安神，益脑定志之功。内关为手厥阴心包经之络穴，别走手少阳三焦经，又是八脉交会穴之一，通于阴维脉，具有清泄心包，疏泄三焦，理气宽胸，镇静安神之效。选取三阴交，可调理足三阴经经气，健脾益气，养血宁神，是治疗失眠的经验效穴。五穴合用共奏调阴阳，益心神，定神志，治失眠之效。1990年2月15日复诊时加刺足三里，乃因本病源于少阳枢机不利，气机郁滞，肝木克伐脾土，一则应遵循"见肝之病，知肝传脾，当先实脾"的理论兼以补脾；再则患者病程长，常感乏力，其脉细，可知其正气不足，又有亏虚一面，故于第4次治疗时加入足三里，可健脾和胃、补益气血、扶正祛邪，以养心安神。正如《灵枢·邪客》所云："补其不足，泻其有余，调其虚实，以通其道……阴阳以通，其卧立至。"

大椎、风池为邵老治疗神志病之要穴。而大椎、风池与神门、内关、三阴交伍用为治疗失眠之主穴。邵老强调临证时应明辨虚实，虚证宜补养心血，宁心安神，针用补法；实证宜泻热除烦，宁心定志，针用泻法或平补平泻。若头痛头晕甚者，配百会、太阳、印堂；性情急躁易怒者，配肝俞、太冲；善惊易恐者，配心俞、胆俞；体虚，腹胀，纳差者配足三里；头晕耳鸣，腰酸，遗精者配肾俞、太溪。针对不同病情，处方用穴，宜及时调整，使穴症相应，主配结合，才可获得明显疗效。

疗效的获得不可忽略针刺手法。如大椎位于第7颈椎与第1胸椎椎间隙之间，其深处为脊髓，通常针刺深度为0.5～1寸，而邵老在治疗神志病时往往超出常规，深刺1～1.5寸，常有神奇的效果。针刺风池时，邵老常用努针运气法，使患者头脑出现清爽之感。但在具体应用时，应根据患者不同体质，采用不同的刺激量，其留针时间可稍长，治疗时间最好选择下午或晚间，有助于提高疗效。邵老常说，针灸治疗失眠疗效虽然满意，但日常调护亦不可忽略，应嘱患者调情志，节饮食，劳逸结合，临睡不进兴奋之剂等。

（十五）狂病

病案　严某，女，33岁。

初诊（1969年10月6日）：代诉，患者情绪狂躁，打骂不避亲疏1周。平素性情急躁，家庭不甚和睦。1周前因琐事，患者与家人争吵，突然暴跳如雷，毁物打人，不避亲疏，即到当地诊所就诊，给予口服药物（药名不详），疗效不佳，特邀邵老为其诊治。

刻诊：患者精神亢奋，两目怒视，狂躁不宁，打人毁物，不避亲疏，夜卧不安，便秘，尿黄，舌红、苔薄黄，脉弦数。

诊断：狂病（肝火上扰证）。

病机：素体阳盛，暴怒伤肝，肝火亢盛，扰乱心神，上冲脑府，神明失用。

治法：平肝泻火，宁心定志。

处方：大椎、风池、神门、内关。

治疗：因患者躁动不了配合，在他人协助下将其头部固定针刺之。针刺大椎时，令患者头向前倾，针与皮肤垂直，迅速刺入皮下，缓缓进针至1.5寸，感觉针有阻力时，将针退出1/2，改变针刺方向，针尖向上沿椎间隙刺入1.8寸左右，患者即会出现触电感，全身抽动，即刻将针退出（切忌提插、捻转）。视其面色㿠白，精神模糊，进入睡眠。查其心音、呼吸、脉搏均正常。令其家属看护观察，睡至2 h以后苏醒。其精神明显好转，情绪稳定，语言基本正常，为巩固疗效加刺风池、神门、内关，三穴均选用1寸毫针，针刺风池向鼻尖方向，进针0.8寸，使局部产生沉胀感；内关、神门直刺进针0.5寸，得气为度，均采用捻转提插泻法，留针30 min，中间行针2次。

复诊（1969年10月7日）：患者经针刺后情绪平静，夜卧较为安宁，病情明显改善，按上方继续针刺治疗。大椎改用1.5寸毫针，进针1.2寸，平补平泻法操作，余穴同上。每日1次。

按上方连针5次，患者神清气爽，行动如常，诸症消失，病愈。

思路：狂病临床以精神亢奋，躁扰喧狂不宁，毁物打骂，动而多怒，狂乱奔走，不避水火，不辨亲疏为特征。《灵枢·癫狂》对狂病进行描述："狂始发，少卧，不饥，自高贤也，自辩智也，自尊贵也，善骂詈，日夜不休。"本病多见于西医学之精神分裂症。临床可因情志内伤、饮食失节、禀赋不足、素体阳盛，致脏腑功能失调，阴阳失衡，痰火扰神，或脑络瘀滞等，使神乱无主而发狂。早在《素问·至真要大论》即云："诸躁狂越，皆属于火。"《素问·脉要精微论》亦云："衣被不敛，言语善恶，不避亲疏者，此神明之乱也。"其病位在心、脑，涉及肝、胆、脾、胃、肾。狂病多属热证、阳证、实证。病久不愈邪实伤正，可致虚实夹杂。邵老治疗狂病常以清心平肝，安神定志为总则，主穴取大椎（哑门）、水沟、涌泉。本例患者平素性情急躁，乃阳盛之体，遇事勃然大怒，暴怒伤肝，使肝火亢盛，扰乱心神，上冲脑府，神乱无主而发狂。邵老针对其病情以平肝泻火，宁心定志为原则，急取大椎强刺激。大椎属督脉，督脉为"阳脉之海"，向内深入脊髓，上行到达清阳之府"入属于脑"，下行可至元气之根，总督一身之阳气，大椎又是手、足三阳经与督脉之交会穴，为"诸阳之会""阳中之阳"，故大椎是治疗神志病的要穴，有宣通阳气，通督调神，健脑益髓，祛邪通络，平衡阴阳、调理气血等作用，强刺激此穴，可祛邪散滞，通督调神，清脑定志。风池为足少阳胆经穴，是足少阳经与阳维脉之交会穴，既能祛风清热，疏调肝胆气机，通经活络，调理气血，又可充养脑髓，醒脑开窍；《素问·灵兰秘典论》："心者，君主之官，神明出焉。"心藏神，乃神明之府，为人精神意识思维活动的中枢。神门为手少阴心经之原穴，是心气出入之门户，可主治各种神志病，具有清心开窍，安神定志之功。内关为手厥阴心包经之络穴，别走手少阳三焦经，又是八脉交会穴之一，通于阴维脉，具有疏利三焦，宽胸理气，行滞散结，安神定志之功。诸穴伍用，共奏通督醒脑，清心开窍，祛邪散滞，调神定志之效。可使邪去神安，癫狂自止。

对于狂病的治疗邵老常根据患者病情辨证加减，如痰火扰神配劳宫、丰隆；火盛伤阴配太冲、太溪；痰热瘀结配合谷、太冲、三阴交；失眠配神门、内关、三阴交。

大椎、哑门为邵老治疗狂病的经验有效穴，二穴在应用时可单用，也可交替使用。邵老强调操作时一定要把握好针刺角度、方向和深度，若没掌握技术要领，切忌操作，避免发生意外。在整个治疗过程中一定要密切看护患者，既要防止患者异常行为（伤人毁物、自杀）的出现，又要防止出现弯针、断针情况的发生，确保治疗的顺利进行。若经过治疗，患者的神志、行为恢复正常，仍需坚持调治。

邵老指出狂病患者的日常调护极为重要，要注意调畅情志，避免不良因素刺激，一旦遇到情绪变化，必须及时给予心理疏导，并在工作、生活、学习上给予关心、照顾；饮食宜清淡，避免辛辣厚味，戒烟、戒酒；合理作息，患者居室须安静、舒适，保持空气新鲜，对长期服用抗精神病药物的患者避免强光刺激；切不可盲目停药，以防疾病复发或加重。

（十六）痫病

病案　刘某，女，60岁。

初诊（1985年6月14日）：其女儿代诉，患者发作性意识丧失伴肢体抽搐20年，加重3年。20年前，患者在田间劳作时无明显诱因突然昏倒，不省人事，项背强直，四肢抽搐，口吐白沫，小便失禁，历时约5 min苏醒。此后每月发作1次，曾间断治疗，未见明显效果。近3年来发作次数增加，半个月或1周即发作1次，每次发作持续时间延长，有时可持续十余分钟。到当地某医院就诊，脑电图检查异常，诊断为癫痫，给予中西药（具体用药不详）治疗，未能控制其发作，遂来邵老处求治。

刻诊：患者形体消瘦，呈慢性病容，精神萎靡，表情呆滞，反应迟钝，理解力、计算力下降，记忆力差，纳差，舌质淡、苔薄白，脉沉弱。

诊断：痫病（心脾两虚证）。

病机：久病不愈，脏腑受损，痰浊内伏，气机逆乱，阳升风动，触动伏痰，痹阻窍络，扰乱神明，元神失控。

治法：通督益髓，息风定痫。

处方：大椎、风池、百会、筋缩、腰奇。

治疗：患者取侧卧屈膝位，大椎选用1.5寸毫针，直刺约1.2寸，行提插、捻转手法，以局部有酸胀感为度；风池、百会、筋缩均选用1寸毫针，风池向鼻尖方向针刺，进针0.8寸，针刺时应严格掌握进针的方向、深度，以免刺伤延髓，行提插、捻转手法，使局部酸胀，头脑清醒；百会沿头皮向前平刺0.8寸，行捻转手法使局部酸胀；筋缩针尖微微向上斜刺0.8寸，行提插、捻转手法，以局部有酸胀感为度；腰奇（尾骨端直上2寸，骶角之间凹陷中）选用3寸毫针，向上沿皮刺入2.5寸，行提插、捻转手法，使针感向上传导。留针30 min，中间行针2次。每日治疗1次，10次为1个疗程。嘱咐患者清淡饮食，保证充足的睡眠，告诫其家属加强防护意识，以防发作咬伤舌唇或跌仆损伤等。

复诊（1985年6月20日）：患者女儿代诉，针刺治疗5次后，患者病情较为稳定，精神状况同前，不善与他人交流。针刺治疗在上方基础上配用神门、内关、足三里，以加强醒脑开窍，健脾益气之力。

复诊（1985年6月26日）：经10次针刺（1个疗程）治疗后，患者精神明显改善，食欲增强，能够主动与他人进行简单的交流，理解力有所提高，记忆力改善不明显。嘱咐患者休息5日，继续进行下一个疗程治疗。

复诊（1985年7月2日）：患者在休针期间癫痫发作1次，发作时长约为5 min，其他症状未见明显改善，加刺肝俞、肾俞，以补益肝肾，益智健脑，息风止痉。每日治疗1次，10次为1个疗程。

复诊（1985年7月18日）：患者在第2个疗程期间癫痫未发作，其神志清楚，精神状态佳，纳食增加，体重较治疗前增加3 kg，理解力明显提高，能与他人进行较为复杂的语言交流，记忆力有所提高，为巩固疗效，嘱休针5日后继续治疗。

患者针治5个疗程后面色红润，神志清，精神状态佳，语言交流能力、理解力、记忆力提高非常显著，癫痫未发，停止治疗。随访5年，身体安康，病无复发而告愈。

思路： 痫病俗称"羊痫风"，临床以发作时突然昏倒，不省人事，口吐涎沫，两目上视或口中做猪羊叫声，移时苏醒，醒后如常人为其主要特征。《素问·至真要大论》云："诸风掉眩，皆属于肝；诸暴强直，皆属于风。"陈无择在《三因极一病证方论》中指出："夫癫痫者皆因惊动，使脏气不平，郁而生涎，闭塞诸经，厥而乃成。"张景岳在《景岳全书》中明示："癫病多痰气。"邵老根据古今医家之论述，结合自己临床经验，认为：痫之为病，总以痰邪为其要。病因繁多，常与禀赋不足、情志失调、饮食不节、脑部外伤、劳累过度等因素密切相关；其病机复杂，总属本虚标实之证。本虚者，无外心血不足，脾气虚弱，肾精亏乏，肝阴不足；标实者，或因风火触动，或因痰瘀内阻。二者终致脏腑阴阳之气失衡，神明失用，元神失控。故此病治疗应在重视脏腑原气调理的同时，注重息风、清热、涤痰、化瘀、补虚等，标本兼顾，方能取得满意的治疗效果。邵老强调脏气失衡，神机失用是痫病的关键所在，故将"调神""补虚"作为治疗痫病之根本。

在处方选穴时，邵老重用督脉经穴，因督脉"起于下极之输，并于脊里，上至风府，入属于脑"，《素问·骨空论》云："督脉为病，脊强反折。"督脉之大椎，为诸阳之会，能振奋阳气，通督止痉；百会为足太阳经、手足少阳经、足阳明经与督脉之交会穴，具有醒脑开窍、益智宁神、通络息风之功，与大椎伍用，相互促进，醒脑开窍，通督定痫之功益彰；风池为手足少阳经、阳维脉之交会穴，且位于枕下，为风邪汇聚入脑之要冲，能祛风通络，疏肝利胆，醒脑开窍；《医经理解》云"筋缩在九椎节下间，是背筋伸缩处也"，筋缩旁临肝俞，与肝俞脉气相通，故有舒筋活络，柔筋止痉之效；腰奇为经外奇穴，是治疗癫痫之要穴，又因其位属督脉循行线，邵老将腰奇与督脉百会、大椎、筋缩组合，上下呼应，伍用风池，其通督醒神，健脑益髓，息风止痉之功相得益彰。本例患者病程较长，正气不足，脏腑亏虚，脑神失养，故邵老在治疗过程中配用了神门、内关、足三里、肝俞、肾俞，以期加强调理脏腑，健脑益智，顾护元神，扶正祛邪之功。

邵老常说，痫病临床有发作期与缓解期之分，病情有轻重之别，治疗时当分清轻重急缓。发作期取百会、水沟、合谷为主；间歇期取大椎、风池、百会、筋缩、腰奇为主；抽搐不止配涌泉；白天发作配申脉，夜间发作配照海，痰多配丰隆；久病发作频繁者配肝俞、肾俞；小发作配印堂、神门、内关；局限性发作配合谷、太冲、阳陵泉；心烦、失眠配神门；胸闷配内关；多梦、记忆力减退配四神聪、神门、间使；纳差配中脘、足三里。

此外，痫病患者的日常护理也较为重要，饮食上应避免暴饮暴食，凡油腻和寒凉不易消化之食物均要禁忌；生活规律，保证充足睡眠，避免过度劳累；保持心情舒畅，避免精神刺激；避免独居，尤其对发作期或频繁发作者，一定要加强护理，防止意外。

（十七）郁证

病案 郑某，女，42岁。

初诊（1970年3月5日）：患者以双下肢软弱无力不能行走约7年为主诉。患者素性急躁。7年前突患失眠，虽经治疗（用药不详），效果不甚明显，病情时轻时重，严重时彻夜不眠。其情绪低落，时常悲伤欲哭，6年前突觉双下肢软弱无力，渐渐不能行走。当心情愉快时，欲下地行走，但总是感觉心悸，头晕欲倒。每因生气后病情加重，两腿发硬，完全不能活动。曾经中西医多方治疗，病情始终未能得到改善，时轻时重，故寻邵老针灸治疗。

刻诊：患者面色尚可，情绪低落，饮食基本正常，睡眠差，大、小便正常，两腿瘫软，不能站立、行走，令其抬腿、屈伸活动尚可，双下肢无明显的肌张力增高和肌肉萎缩现象，舌淡红、苔薄白、脉弦。

诊断：郁证（肝郁气滞证：癔症性瘫痪）。

病机：性情急躁，肝失疏泄，气机逆乱，横犯于脾，健运失司，气血化源不足，不能运达四末，经筋失养而不用。

治法：疏肝理气，调神解郁。

处方：大椎（哑门）、环跳、阳陵泉、足三里。

治疗：大椎、哑门（二穴交替选用），令患者取正坐位，固定头部，行局部消毒后，选用2寸毫针，均以进针快、送针慢的方法，使针刺达一定深度，当患者出现针感反应，立即出针，不做提插、捻转；去针后嘱患者俯卧位，环跳选3寸长之毫针，直刺2.5寸，阳陵泉、足三里选1.5寸毫针直刺1.3寸，三穴均令针感向足趾传导，并使下肢抖动弹起。根据病情，留针20 min，中间行针1次，每日针刺1次。

复诊（1970年3月11日）：患者经5次针刺治疗，精神情志均有明显好转，患者双下肢较前有力，在家人搀扶下可短时行走，夜晚睡眠仍差。对初诊治疗方案进行调整，处方选穴为大椎、风池、神门、内关、足三里、三阴交。在所选穴区常规消毒，大椎、足三里、三阴交选用1.5寸毫针，直刺约1.3寸；风池、神门、内关选用1寸毫针，风池向鼻尖方向针刺，进针0.8寸，神门直刺0.3寸，内关直刺0.5寸。诸穴针刺得气后，均行平补平泻手法，留针30 min，中间行针2次。每日1次。

复诊（1970年3月17日）：患者按上方治疗5次，病情进一步好转，已可自行行走，但肌力稍弱，睡眠较前好转。休息3日，继续治疗。

患者按上法连续治疗，前后共针刺30余次，精神佳，心情舒畅，双下肢肌力恢复正常，行走自如，睡眠正常。随访半年，病无反复，已正常劳动和生活。

思路：郁证是以性情抑郁、胸胁胀闷，或易怒欲哭，多愁善虑，心疑恐惧，或咽中如有异物梗塞，失眠等表现为特征的一类疾病。西医学的神经官能症、癔症、抑郁症、焦虑症、围绝经期综合征、反应性精神病等，均可根据具体表现参照郁证辨证施治。郁证与肝、脾、心关系最为密切，常因情志所伤，气机郁滞而成，如抑郁、恼怒、思虑、忧愁等皆可导致肝失疏泄，脾失运化，心神失养，脏腑阴阳气血失调引发郁证。

邵老指出，本例患者性情急躁，肝气郁滞，失其疏泄条达，气机逆乱，升降失常，横逆犯脾，脾失健运，气血生化无源，不能运达四末，则双下肢软弱无力，日久则不能站立行走，当诊断为癔症性瘫痪。邵老认为本病其标在体，其本在神，治疗时强调形神同治，以疏肝理气，调神解郁为治疗原则，针刺选取大椎（哑门）、环跳、阳陵泉、足三里为主穴，配以心理疏导。大椎为诸阳之会，属督脉，《难经·二十八难》云"督脉者……上至风府，入属于脑"，脑为"元神之府"，大椎是邵老临床治疗神志病之要穴，针刺之可平衡阴阳，调理气血，醒脑调神，通阳泻热；哑门同属督脉，穴居项部，是回阳九针穴之一，具有醒脑开窍，疏通经络，治疗神志病和督脉病之功效；环跳为足少阳胆经与足太阳膀胱经交会穴，具有疏理气机，通阳活络，强健腰腿之效；阳陵泉为足少阳胆经的合穴、胆腑下合穴，又为八会穴之筋会，有疏肝利胆，调和气血，舒筋活络等功效；足三里是足阳明胃经合穴、胃腑下合穴，有健脾和胃，补益气血，通经活络，强健机体等作用。诸穴合用，以疏肝解郁，理气调神，舒筋活络，使气机调畅，神志安定，病情明显改善。5次治疗后，邵老针对患者主次症状，调换用穴为大椎、风池、神门、内关、足三里、三阴交。风池为足少阳胆经穴位，位居髓海之下，亦是邵老治疗神志病之要穴，针之可醒脑开窍，益髓宁志，祛邪通络等；内关为手厥阴心包经络穴，神门是手少阴心经之输、原穴，二穴合用可宽胸理气，安神定志；三阴交是足太阴脾经穴，为肝脾肾三经之交会穴，具有健脾和胃，调理肝肾，协调阴阳，安神定志等作用。诸穴相配，标本兼治，如此导气通经，使神气相接，则病获愈。

针灸治疗郁证具有良好的疗效，尤其治疗癔症性瘫痪疗效显著。但因郁证与情志因素关系密切，所以邵老强调形神同治，采用针刺治疗和心理治疗相结合的方法，针刺取穴常根据不同病情选取相应腧穴，采用不同针法；同时配合疏导、移情、暗示等心理治疗，才可获得良好效果。即便患者获愈，精神情志的调护亦非常重要，正如《临证指南医案·郁证》云"郁证全在病者能移情易性"，否则郁结不解，徒持药石。此病患者应避免辛辣刺激性饮食，戒烟酒，劳逸结合，加强锻炼，增强体质。

（十八）痹证

病案 高某，女，25岁。

初诊（1992年9月15日）：患者以腕、踝、膝关节肿痛半年余，加重1周为主诉。患者半年前劳作汗出受风即出现踝、腕及膝关节酸楚疼痛，病初疼痛较轻未引起重视，后痛甚到当地诊所就医，给予口服止痛药物（具体药物不详）和贴敷止痛膏后疼痛有所缓解，但此后每遇寒冷或天气变化而疼痛发作，呈游走性疼痛。1周前因天气突变上述症状再次发作并加重，左腕、左踝、双膝关节肿痛，活动严重受限，不能自行走动，服用止痛药及贴膏药无效，遂由其丈夫背之来邵老处就诊。

刻诊：患者精神差，痛苦面容，左腕肿痛不能持物，左踝、双膝关节肿大，疼痛剧烈，不能屈伸、步履，饮食尚可，睡眠差，伴恶风、微热，舌淡苔白，脉浮而缓。

诊断：痹证（行痹）。

病机：风寒湿邪侵袭，客于关节，闭阻脉络，气血凝滞。

治则：祛风通络，消肿止痛。

处方：上肢——曲池（左）、外关（左）、合谷（左）、阳池（左）、阳溪（左）、阳谷（左）；下肢——梁丘（双）、血海（双）、内膝眼（双）、外膝眼（双）、足三里（双）、阳陵泉（双）、昆仑（左）、太溪（左）、解溪（左）、丘墟（左）。

操作：患者取仰卧位，膝关节下方垫一小枕头，使膝关节略屈，自然放松，在所选穴区常规消毒。腕、踝关节处穴位选用1寸毫针，刺入0.5~0.8寸不等；肘、膝关节处穴位选用1.5寸毫针，刺入1.2寸左右，其中曲池、足三里行温通法，余穴常规针刺操作，留针30 min，中间行针2次。起针后在膝关节内、外膝眼各加拔一大号火罐，留罐10 min。针罐治疗后，双膝部皮肤即见皱褶。

复诊（1992年9月16日）：患者拄拐自行前来就诊，述经昨日针罐治疗后，肿痛即明显减轻，能够扶床走动，并做半蹲动作，腕、踝关节疼痛减轻，可做轻微活动。守原方继续针刺，每日1次。

复诊（1992年9月21日）：患者步行前来就诊，心情愉悦，述在连续针罐治疗过程中，病情每日均有好转，左腕、左踝、双膝关节偶感疼痛，程度较轻能够忍受，视其肿胀已基本消除，余症消失，睡眠正常，生活已能自理，继续针罐治疗，改隔日治疗1次。

复诊（1992年9月26日）：患者前后针罐治疗共10次，腕、踝、膝关节肿痛消除，停止治疗。

随访2个月，病无复发而告愈。

思路：《素问·痹论》云："风、寒、湿三气杂至，合而为痹也，其风气胜者为行痹；寒气胜者为痛痹；湿气胜者为着痹也。"明确指出了痹证的发病是由于风寒湿三邪侵袭人体，闭阻经络，使气血运行不畅而致筋骨、肌肉、关节等处的酸楚疼痛，重着麻木，关节屈伸不利，甚或关节肿大、灼热等为主要临床表现，又根据感邪之偏胜不同分为行痹、痛痹、着痹。邵老常说痹证多因正气不足，腠理空虚，卫外不固，感受外邪而发病。正如《济生方·痹》记载："皆因体虚，腠理空疏，受风寒湿气而成痹也。"其初病多实，久病虚实夹杂，以虚为主。即本病属本虚标实，正气不足，气血亏少为本；邪气壅盛，滞留经络、肌肉、筋骨、关节，痹阻气血为标。临证应根据标本缓急而治之。邵老将"温通"作为治疗痹证之大法，"温"则助阳气，化寒湿，祛痰浊；"通"则祛邪气、通经络、散凝滞、止痹痛。所谓"温通"，邵老根据感邪之轻重，痹阻之深浅，在针法应用上采用不同的操作方法，初感邪而痹痛轻，病位浅，邪留腠理肌肉者，多采用毫针浅刺并配合拔罐以疏通局部经络，祛邪外出；病久而痹痛重、病位深至筋膜骨髓者，多采用火针或"烧山火"针法振奋阳气，激发经气，通调气血以除痹。

邵老根据本例患者病情诊其为行痹，治疗以祛风通络，消肿止痛为原则，遵"腧穴所在，主治所及"之理，在邪气痹阻之不同关节部位，选用不同的穴位。邵老告诫弟子：痹证取穴多在关节处，应熟练掌握病处关节解剖结构，明白血管、神经、肌腱及韧带走向，凡关节腔内进针者，应严密消毒，严格把握深浅及方向，以防误伤或引发他疾。治疗前体位选择恰当与否，亦影响针效，如本例患者治疗时，邵老在膝关节下方垫一小枕头，使之呈屈膝状，既充分暴露内外膝眼，方便进针，又能令患者保持舒适的体位，完全放松，以防在治疗过程中，因体位不适变换体位，导致滞针或针体嵌顿于关节腔中发生意外。

《针方六集》云："阳邪宜针，阴邪宜灸，善行数变，施以针治，其功为易。寒湿阴邪，陷脉凝涩，必施艾火，其功乃全。"邵老治疗痹证，除选穴精当，手法讲究外，不泥于针刺，而是依据感邪之不同采用不同治疗手段，风邪盛者，针后配合拔罐以搜风；寒湿盛者，重用灸法以温通；邪气居于腠理皮肉者，浅刺轻拔以疏散；沉疴盘于筋骨之间者，深刺重灸以除痹。若病久关节紧硬变形，不能屈伸，则多用火针以祛除筋骨间壅滞之邪。

邵老认为"痛易除而痹难消"，痹证患者的日常防护尤为重要，无论何种痹证，皆会因风寒而诱发，故避风保暖尤为重要；另外进行科学的锻炼，更有助于关节肌肉功能的恢复。

（十九）瘿病

病案 庞某，女，22岁。

初诊（1978年6月2日）：患者以颈部肿大伴心悸3月余，加重1个月为主诉。患者3个月前无明显诱因渐感周身乏力，心慌胸闷，多食易饥，颈部双侧肿大，遂到某医院就诊，体格检查示：颈软，双侧甲状腺Ⅲ°肿大，右侧有血管杂音，心率140次/min，律整，手颤（＋）。行碘–131吸碘率检查提示：吸碘率明显增高，吸碘率高，高峰前移即为甲状腺功能亢进，范围为：2 h 67.9%，4 h 69.0%，24 h

64.8%。甲状腺扫描显示：甲状腺右叶结节。诊断为甲状腺功能亢进，并给予他巴唑治疗。服药1周后，心悸症状有所减轻，但疗效持续时间短，症状反复发作。1个月前因劳累上述症状再发并加重，颈肿又有增大，右侧尤甚，眼球较前明显突出，烦躁易怒，体热汗出，失眠多梦，自发病来体重下降5 kg，继服他巴唑未见明显好转，为求中医治疗，故前来邵老处针治。

刻诊：患者颈部肿大，右侧为甚，双侧眼突，心悸、胸闷，手颤明显，性情急躁，易怒，失眠，消谷善饥，怕热易汗出，二便尚可，舌边红、苔薄黄，脉弦数。

诊断：瘿病（肝火炽盛证）。

病机：情志抑郁，肝失条达，气郁化火，灼津为痰，气火痰结，壅于喉前。

治法：理气化痰，消瘿散结。

处方：阿是穴、天突、合谷、内关、足三里、太冲。

治疗：令患者去枕仰卧，在所选穴区常规消毒。天突、足三里选用1.5寸毫针，阿是穴、合谷、内关、太冲选用1寸毫针。针刺天突时，针尖直刺0.2寸后，改变针刺方向，向下沿胸骨柄后缘、气管前缘刺入1.2寸，勿伤气管，采用捻转运气法，得气即出针；阿是穴（约在人迎上下各0.5寸，左右共4穴）进针时注意避开气管和大的血管，采用捻转法；合谷、内关、足三里常规手法操作。针刺得气后留针30 min，中间行针2次。每日治疗1次。嘱咐患者调畅情志，保证充足的睡眠。

复诊（1978年6月7日）：连续针治5日，患者自觉颈部较前舒适，心慌减轻，视其颈部肿大比治疗前明显缩小，出汗减少，夜间睡眠时间延长，其他症状同上。守上方，继续针治，改为隔日治疗1次。

复诊（1978年6月15日）：患者左侧颈部肿大基本消失，右侧稍显肿大，时有心慌，胸闷，手颤减轻，眼突缩小，出汗减少，饮食睡眠尚可。令患者休息5日复诊。

复诊（1978年6月21日）：患者休息期间病情稳定，未有反复，按上方继续针刺治疗，隔日1次，10次为1个疗程。

复诊（1978年7月11日）：患者经过第2个疗程的治疗，颈部肿大已恢复正常，精神紧张或劳累后仍觉心慌、胸闷，烦躁不安，偶有手颤，眼突基本消失，已无汗出。令其休息1周后，继续针刺治疗，隔日1次。

复诊（1978年8月8日）：患者前后经过3个疗程的针刺治疗，精神状态佳，心情愉悦，诸症皆消，停止治疗。

复诊（1978年10月25日）：患者于24日到某医院复查，甲状腺行碘-131吸碘率已在正常范围（2 h 23.3%，4 h 29.1%，24 h 42.3%）。未进行治疗，开具了能胜任工作的证明："甲状腺功能亢进已控制，可以胜任一般工作。"

随访该患者8年，未有复发。

思路：瘿病多因郁怒忧思过度，气郁痰凝血瘀结于颈前，临床以颈前喉结两旁结块肿大为主要特征的一类疾病。瘿病临床常分为气瘿、肉瘿、血瘿、筋瘿、石瘿五种，以气瘿、肉瘿为多见，其次为石瘿。邵老常说，瘿病之发生与水土失宜有关，正如《诸病源候论》云："诸山水黑土中，出泉流者，不可久居，常食令人作瘿病。"地方水土差异，使脾胃运化失常，痰湿内生，气血瘀滞，致痰气郁结于喉前而发；其病位虽在喉结两侧，但与肝关系密切，肝为风木之脏，内寄相火，以血为体，以气为用，主疏泄条达，若长期情志不畅，肝失条达，气郁化火，灼津为痰，痰气胶滞，阻碍血之运行而成瘀，痰、气、瘀搏结于颈部而成瘿肿，正如《济生方·瘿瘤论治》所说："夫瘿瘤者，多由喜怒不节，忧思过度，而成斯疾焉。大抵人之气血，循环一身，常欲无滞留之患，调摄失宜，气凝血滞，为瘿为瘤。"瘿病之病机关键为气滞、痰凝、血瘀交结壅于颈部，这也是瘿病患者多见女性之因。女性之经、带、孕、产、乳与肝经、气血息息相关，调摄稍有疏忽，即引起肝郁、气滞、痰凝、血瘀等。

本例患者因情志抑郁，肝失条达，气郁化火，灼津为痰，气火痰结，壅于喉前乃发瘿病。肝火旺盛则手颤明显，性情急躁，易怒等；肝火扰心则心悸，胸闷，失眠；肝病犯胃，脾胃失调，受纳腐熟功能亢进则消谷善饥；热迫津液外泄则汗出；肝火上炎，风阳内盛则眼球突出，手指颤动；舌红、苔黄，脉弦数均为肝火亢盛之象。邵老指出本例患者为肝火炽盛证之气瘿，针对其病情治疗以理气化痰，消瘿散结为大法，治疗取阿是穴、天突、合谷、内关、足三里、太冲。阿是穴以宣通局部经气，疏导壅滞，消肿散结；天突位于颈部胸骨上窝正中，善治咽喉、气管、食管等疾，针之能疏通局部经气，理气化痰，散结行滞，利咽开音；合谷为手阳明大肠经原穴，阳明经为多气多血之经，颈部又为阳明经之分野，循经远取合谷穴，以达疏通阳明经络，调理阳明气血，消散阳明瘿结之目的；内关是手厥阴心包经之络穴，又为八脉交会穴之一，通于阴维脉，具有疏利三焦，清泄包络，宽胸理气，宁心定悸等功；足三里是足阳明胃经的合穴、胃腑之下合穴，有健脾和胃，调理气血，通经活络，调节整体功能的作用；太冲是足厥阴肝经原穴，有疏肝理气，清潜肝阳，平肝息风的作用。诸穴合用，远近相配，可达理气化痰，消瘿散结之功。

邵老将阿是穴、天突、合谷三穴作为治疗瘿病之主穴，并常常根据具体病情而灵活配穴，如心悸、手颤配内关、足三里；呼吸不利配膻中；声音嘶哑配照海；性情急躁配太冲；痰盛配足三里、丰隆等。瘿病治疗中，运用局部取穴较多，而颈部分布血管丰富，且有大的血脉，气管、食管亦皆会行于此，故邵老强调针刺阿是穴、天突时应谨慎操作，如取阿是穴，一定要采用指切进针法，避开血管进针。天突的操作上面已介绍，这里不再赘述。局部穴行针时用小幅度捻转即可，不可大幅度提插、捻转，以防伤及血管等组织。起针时必须按压针孔，以防出血形成血肿。

瘿病与情绪、饮食有着密切关系，故在治疗期间，患者应保持心情舒畅，饮食中应增加热量的供应，保证蛋白供给，忌食辛辣刺激之品，对含碘多的食物应根据具体病情酌情食用。若瘿肿明显，且近期增大迅速，针刺、药物不能速效者应考虑手术治疗；若患者出现高热、呕吐、谵妄、面红、脉促者，属瘿肿之危象，应转科迅速进行抢救治疗，以防变生他症，危及生命。

二、妇儿科病证

（一）痛经

病案 王某，女，20岁。

初诊（1981年10月16日）：患者以经期小腹疼痛8年，加重3年为主诉。患者12岁月经初潮时即有小腹作痛，未引起重视。3年前因学习紧张，压力较大，经期腹痛加重，且经量减少，色黯红，有血块，在某医院就诊，诊断为痛经，虽给予口服止痛片，痛势可暂时缓解，但下次月经来潮仍疼痛不已。曾用中药（具体用药不清）治疗，初服有效，然服用数月后病情如故，故到邵老处诊治。

刻诊：患者正值经期第1日，痛苦面容，弯腰捧腹，面色苍白，小腹剧痛难忍，痛及胸胁乳房，恶心欲呕，两手冰凉，饮食、睡眠、二便正常，舌质暗红、苔薄，脉弦数。

诊断：痛经（肝郁气滞证）。

病机：肝气不舒，气机郁滞，瘀阻胞络。

治法：理气活络，调益冲任。

处方：关元、三阴交、太冲、内关。

治疗：患者取仰卧位，常规消毒后，关元、三阴交选用1.5寸毫针，直刺1.2寸，针刺关元，使针感向下传至阴部；针刺三阴交，使针感向下传至足跟底部；内关、太冲选用1寸毫针，直刺0.5寸，以针下有酸胀感为度。留针10 min后患者疼痛缓解，留针30 min，行针2次，起针。

复诊（1981年10月17日）：患者昨日针刺治疗回家后仍有腹痛，但痛势轻微，恶心欲呕消失。上方去内关，继续针刺治疗，留针30 min，中间行针2次。嘱患者若仍有腹痛则继续针治，若腹痛消失，即停止针刺，待下次月经来潮前3~5日继续针刺治疗。

复诊（1981年10月19日）：患者腹痛消失，精神好，停止针刺。

复诊（1981年11月11日）：患者按医嘱于月经来潮前5日就诊。述经前乳房胀痛较以往明显减轻，小腹胀感减轻，其他无明显不适。按上方针刺治疗，每日1次。

复诊（1981年11月16日）：患者连针5日，月经如期来潮，小腹疼痛较前减轻，可以耐受，胸胁乳房胀痛基本消失，经血色正常，少量血块，排出通畅。继续针刺治疗。

复诊（1981年11月17日）：患者小腹痛、胸胁乳房胀痛消失，继续治疗1次。

患者前后连续治疗4个月经周期，病愈。随访4年，病未反复。

思路：痛经是指女子在月经期前后或正值行经期间，小腹剧烈疼痛，并伴随月经周期而发作的一种病证。西医将痛经分为原发性痛经和继发性痛经。原发性痛经又称功能性痛经，是指生殖器官无明显器质性病变的月经疼痛，常发生在月经初潮或初潮后不久，多见于未婚或未孕女性，往往在生育后痛经缓解或消失。继发性痛经是指生殖器官有器质性病变，如子宫内膜异位症、盆腔炎、子宫黏膜下肌瘤、子宫腺肌瘤或宫颈狭窄等，多见于已婚的中年妇女。中医对痛经的认识早在隋代巢元方的《诸病源候论·妇人杂病诸候·月水来腹痛候》中就有"妇人月水来腹痛者，由劳伤血气，以致体虚，受风冷之气，客于胞络，损冲、任之脉……其经血虚，受风冷，故月水将下之际，血气动于风冷，风冷与血气相击，故令痛也"的记载。邵老指出，引起痛经的原因较多，常因禀赋虚弱、饮食生冷、情志失调、起居不慎等致使胞脉闭阻或胞脉失养而发病。正如《景岳全书·妇人规·经期腹痛》所云："经行腹痛，证有虚实。实者或因寒凝，或因血滞，或因气滞；虚者有因血虚，有因气虚。"

邵老强调临证治疗痛经首当辨别虚实。若行经前或经期中，小腹剧痛，经色紫黯，有血块，血块排出后痛缓，属实证。寒凝胞脉者小腹冷痛喜暖，舌苔白，脉沉紧；气滞血瘀者小腹胀痛，伴有胸胁、乳房胀痛，舌暗，脉多弦或涩。经期或经后小腹绵绵作痛，喜按，月经量少，色淡，属虚证。气血亏虚者小腹坠痛，经量少，色淡质稀，头晕乏力，心悸，舌淡，脉细；肾气亏虚者月经量少、质稀，腰膝酸软，头晕耳鸣，舌淡，脉沉细。痛经病位在胞宫，与肝、脾、肾及冲任二脉有关。其治疗总则为理气活络、调益冲任。

关元、三阴交、太冲是邵老治疗痛经的常用效穴。关元属任脉经穴，又为任脉和足三阴经交会穴，《素问·举痛论》云："冲脉起于关元。"《灵枢·五音五味》亦云："冲脉、任脉皆起于胞中。"从经脉角度讲关元，具有调理冲、任二脉和肝、脾、肾三经及三脏功能；从部位上说关元内应胞宫，正当丹田处，为人身元阴元阳关藏之地，是生养子嗣，合和阴阳之门户，属于局部取穴，可补益肾元，调理冲任，温阳散寒，活血化瘀、理气调经等，是针刺治疗妇科病的常用穴，尤其治疗痛经必取。三阴交属足太阴脾经穴，是足三阴经之交会穴，可调理肝、脾、肾三脏功能，具有疏肝理气，调补脾肾，通络止痛之力；同时足三阴经上行腹部在关元处与任脉相交会，故针刺三阴交可调理足三阴经和冲、任二脉经气，疏通胞脉，畅通气血，使痛经症状得以缓解。现代研究显示，针刺三阴交可激活皮质、皮质下边缘系统和小脑与疼痛相关脑区而提高痛阈；并能通过抑制前列腺素分泌和对抗前列腺素作用而减轻疼痛。南宋严用和在《严氏济生方·妇人门》中云："喜、怒、忧、思、悲、恐、惊者，七气也……气之为病，男子妇人皆有之，唯妇人血气为患尤甚……气一壅滞，则血与气并，或月事不调，心腹作痛；或月事将行，预先作痛；或月事已行，淋漓不断，心胀作痛；或连腰胁，或引背膂，上下攻刺。"明确指出了"七情"是引发痛经的病因。有研究显示，抑郁、紧张、焦虑等不良的精神因素可直接影响人对疼痛的感觉，使其痛阈值降低。痛经临床亦常因抑郁、紧张、焦虑等而引发，痛经又往往会引发或加重这些不良情绪的变化。针对痛经发病与情志间的关系，邵老治疗痛经常在选取关元、三阴交的同时伍用太冲。太冲为足厥阴肝经的原穴，具有疏肝理气，活血化瘀，调经止痛之功。三穴配伍调补兼施，相互为用，治疗痛经可获相得益彰之效。

本例患者月经初潮即出现疼痛，后因学习压力较大，精神紧张，致使气机郁滞，瘀阻胞络而病情加重。患者初诊正值经期，小腹剧痛难忍，且痛及胸胁乳房，恶心欲吐，邵老针对病情，取主穴的同时配用了内关以宽胸理气，和胃止呕。初诊后，痛势明显减轻，恶心欲呕消失，邵老减去处方中之内关，继续针刺治疗。患者按照医嘱，连治4个月经周期，获得非常满意疗效。

由于引发痛经的原因较多，临床表现各异，临证治疗时邵老强调因人而异，辨证施治，即在选取主穴的基础上灵活加减，如寒湿凝滞配地机；肝气郁滞配太冲、次髎；气血虚弱配血海、足三里；肝肾亏虚配肝俞、肾俞。腹痛拒按配中极、次髎、地机；痛及胸胁两乳配内关、阳陵泉、气海；腹痛绵绵、腰酸困痛配肾俞、足三里。治疗当虚补实泻，或针灸并施。

邵老告诫我们，针灸治疗痛经疗效较好，但需排除器质性病变。强调一定要按周期治疗，每在月经来潮前3～5日开始治疗，若经来不痛则停止治疗，如仍疼痛须坚持治疗。一般连续治疗3～5个月经周期，即可获得满意效果。

嘱患者平时应养成良好的生活习惯，注意经期卫生，避免各种引发因素。经期应防寒保暖，不宜进食生冷、辛辣食品，避免剧烈运动、冒雨涉水、精神刺激及重体力劳动。

（二）崩漏

病案 李某，女，29岁。

初诊（1981年3月6日）：患者以月经过多1年余，加重4个月为主诉。患者于1980年2月做人工流产后出现月经量明显增多，经期延长，经期7～10日甚或月经1个月两至。经某医院妇科医生检查，诊断为子宫内膜炎，予以静脉滴注和口服药物（具体药物不详）治疗后有所好转。4个月前无明显诱因突然出现病情加重，月经量多，淋漓不断，经药物治疗经量减少，但经血始终不能停止。经人介绍，前来邵老处要求针灸治疗。

刻诊：患者形体清瘦，精神疲倦，面色㿠白，头晕，心慌，气短，乏力，纳差，偶有小腹轻微疼痛，大便溏，小便正常，舌质淡红、苔薄白，脉缓无力。

诊断：崩漏（脾虚失固证）。

病机：平素体弱，脾胃亏虚，固摄无力，加之人流，使肾气受损，冲任不固，经血非时而下。

治法：健脾补肾，调理冲任。

处方：关元、三阴交、隐白、次髎。

治疗：患者采取卧位，所选穴区常规消毒后针刺。关元、三阴交、次髎均用2寸毫针，刺入1.5寸。针刺关元，使针感向下放散至会阴部；针刺三阴交，使针感向下放散至足跟；针刺次髎，使针感放射至盆腔及前阴。针下得气后，关元、三阴交行提插、捻转补法，次髎行平补平泻法。隐白选用1寸毫针，直刺0.2寸，行捻转行针，留针期间配合艾灸。留针30 min，每10 min行针1次。

复诊（1981年3月7日）：患者初次治疗后漏血即停止，按上述治疗方案继续针治，隔日1次。

复诊（1981年3月9日）：患者昨日下午在劳作后又有少量漏血。自觉头晕，心慌，气短，乏力等症状明显减轻。继续针刺治疗，隔日1次。

复诊（1981年3月11日）：患者漏血未再出现，头晕，心慌，气短，乏力等症状基本消失。视其精神佳，面色红润，舌质淡红、苔薄，其脉缓和，停止治疗。

停止治疗后3个月随访，患者月经来潮3次，未见漏血现象，月经完全恢复正常。

思路：崩漏是妇科常见病，是指妇女不在行经期间，阴道突然大量出血或淋漓下血不断，前者谓之"崩中"，后者谓之"漏下"。崩漏多见于无排卵型功能失调性子宫出血病、生殖器炎症和某些生殖器肿瘤引起的不规则阴道出血。正如《济生方》所云："崩漏之病，本乎一证，轻者谓之漏下，甚者谓之崩中。"崩中、漏下二者病因病机基本相同，临床可交替出现，可相互转化，正如古人所云"崩为漏之甚，漏为崩之渐"，故常合称崩漏。明代徐春甫《古今医统大全》曰："妇女崩漏，最为大病。"邵老常说，崩漏发病原因众多，非单一因素所致，病机复杂，往往是气血同病，累及多个脏腑。其病位在胞宫，与脾、肾、肝三脏及冲、任二脉关系密切。肾为先天之本，为天癸之源。女子从月经初潮到绝经整个生理阶段均依靠肾之功能，《傅青主女科》云："经水出诸肾。"若肾阳不足，命门火衰，胞宫失其温煦，或阳虚不能敛阴，封藏失司，致阴血妄行；若肾阴虚，精血亏少，失于濡养，阴虚不能制阳，虚火动血，冲任不固，遂致崩漏。脾为后天之本，气血生化之源，古人云："五脏六腑之血，全赖脾气统摄。"若忧思过度，饮食劳倦，损伤于脾，失其统摄，冲任不固，则成崩漏。正如《薛氏医案·血崩治法》："崩之为患……因脾胃虚损，不能摄血归源……"肝主藏血，调节血量；主疏泄条达，可调理气机。若情志所伤，肝郁气滞而血瘀，阻于冲任，血不循经，旧血不去，新血不安而为崩漏。若肝郁化火，内扰下焦，血海不能固摄，则易致崩漏。冲、任二脉均起于胞中，同出会阴，任脉为"阴脉之海""任主胞胎"；冲脉通行十二经之气血，有"十二经脉之海""冲为血海"之称。冲任二脉与女性月经、胎孕关系密切，清代徐灵胎在《医学源流论·妇科论》云："凡治妇人，必先明冲任之脉……此皆血之所从生，而胎之所由系。明于冲任之故，则本原洞悉，而后其所生之病，千条万绪，以可知其所从起。"

邵老强调治疗崩漏应以调益肝脾肾，固护冲任为原则，当以"塞流、澄源、复旧"为其治疗大法，"急则治标，缓则治本"。针对本例患者病情，选取关元、三阴交、隐白、次髎治之。关元为任脉经穴，是足三阴经与任脉的交会穴，内寓元阴与元阳，为男子藏精，女子蓄血之处，是人生之关要。如《采艾编》云："关元，小肠募，三阴任脉之会。言元气之关会也，为女子蓄血之处。"关元具有温补肾阳，益精摄血，调理冲任等作用。三阴交是足三阴经（肝、脾、肾）的交会穴，可调理肝、脾、肾三脏之功能，是治疗妇女经、带、胎、产诸疾之要穴，具有健脾和胃，理肝补肾，调益冲任的作用。邵老临证常将关元、三阴交相配治疗男女生殖系统疾病，屡获良效。隐白是足太阴脾经井穴，是脾经脉气始发之处，邵老指出隐白是治疗崩漏特效穴，其历史悠久，早在《针灸大成》就有："隐白穴，能治妇人月事过时不止。"《神应经》也说："月事不止，刺之立愈。"《医学纲目》亦云"……妇人下血不止，取隐白五分灸之。"对脾虚不能统摄血液循其常道，非时而下之崩漏，针灸隐白具有健脾益气，统血摄血之功，使脾健气旺，统血职能得以恢复，从而达到固崩止血的效果。临床在应用隐白治疗崩漏时，邵老常说："'尺有所短，寸有所长'，每种疗法都有自己的优势与不足，临证时要做到取长补短，方可取得很好疗效。"根据崩漏患者具体病情恰当地选用针刺或艾灸隐白治疗，均可获得很好疗效。如对脾虚不能统血而崩漏者，可采用针灸并施或只灸不针之法，但对于体内有热，迫血妄行之崩漏，则宜采用只针不灸之法。邵老认为，本例患者乃流产后出现月经过多，渐成崩漏。其病史已有年余，当为虚中有瘀，于隐白处针灸并施，可达健脾摄血，祛瘀止血的效果，清代吴亦鼎早在《神灸经纶》指出："取艾之辛香作炷，能通十二经，入三阴，理气血，以治百病，效如反掌。"次髎是足太阳膀胱经骶部之穴，其位近胞宫，是治疗妇科经、带疾患之要穴，虚者补之，实者泻之。针刺之可调冲任之经气，畅胞宫之气血，从而起到益肾壮阳，行气活血，调理经血之效。四穴同用，共奏健脾补肾，调理冲任，统摄经血，固崩止漏之功，因而获得满意效果。

邵老提出，临证治疗崩漏当以审证求因，常根据患者病情之不同，伍以不同腧穴，如血热配太冲、血海，清热凉血止血；血瘀配血海、合谷，活血化瘀止血；血虚配脾俞、足三里、气海，以资气血生化之源。

对崩漏、月经过多等病证的针灸治疗，邵老亦常单取隐白，或针或灸或针灸并用，体现了他"取穴少而精"的学术思想。但邵老还特别强调，由于引发本病的原因众多，病机复杂多变，治疗时也要灵活应变，不可固守一方，延误治疗时机。对大出血，病情紧急的患者，应采用中西医结合治疗，待病情稳定后，方可针灸治疗。

在崩漏治疗的同时，嘱患者应保持心情舒畅，切勿怒躁；饮食宜富有营养，禁食辛辣动血之品；应劳逸结合，加强体育锻炼，增强体质，但经期不宜参加剧烈运动及体力劳动；注意个人卫生，保持外阴清洁。

（三）闭经

病案 梁某，女，25岁。

初诊（1989年12月13日）：患者以月经未至6个多月为主诉。患者14岁初潮，经量尚可，周期一直正常。半年前患者正值经期，因家庭琐事争吵，彻夜未眠，经量突然减少，随后月经一直未来，曾到某医院就诊，令服药物（用药不详）治疗，没有明显效果，为求针灸治疗特到邵老处就诊。

刻诊：患者精神欠佳，性情急躁，乳房胀痛，小腹憋胀不适，睡眠差，饮食尚可，二便正常，舌紫暗、有瘀点，苔白，脉沉弦。

诊断：闭经（气滞血瘀证）。

病机：正值经期，肝郁气滞，血行受阻，瘀滞冲任，经不得行。

治法：理气活血，调益冲任。

处方：关元、三阴交、血海、合谷、太冲。

治疗：针刺前嘱患者排空小便，取仰卧位，在所选穴区常规消毒。关元、三阴交、血海选用1.5寸毫针，关元直刺1.3寸，使针感传至阴部，采用平补平泻法；三阴交直刺1.2寸，使针感向下传至足跟底部，针用泻法；血海直刺1.2寸，使局部产生沉胀感为度，针用泻法；合谷、太冲选用1寸针，直刺0.5寸，针用泻法。留针30 min，中间行针2次，每日治疗1次。并嘱患者调整情绪。

复诊（1989年12月19日）：患者经上法治疗5次后，患者情绪、睡眠均较前明显好转，乳房胀痛明显减轻，小腹仍憋胀不适，按上方继续治疗，每日1次。

复诊（1989年12月22日）：患者心情愉悦，述"月经来潮"，乳房胀痛消失，小腹胀痛，经色黯，有血块，排出不畅。嘱患者坚持针刺治疗1个疗程，休息1周，保持良好心情。

复诊（1990年1月3日）：经针刺治疗，患者心情舒畅，1989年12月26日月经干净。述本次经量较少，经色黯、有血块，继针2次后排出顺畅，余症消失。为巩固疗效，嘱其坚持治疗，处方选穴关元、三阴交、血海，方法同上。隔日1次。

复诊（1990年1月26日）：因患者近期工作较忙，在第2个疗程的治疗中仅坚持治疗5次，月经如期来潮，经色、经量、经期均已正常，余无不适。

随访3个月，病无反复。

思路：闭经是指女子年逾16周岁，月经尚未来潮，或月经周期已建立而后又中断6个月以上的一类病证。闭经又称"不月""月事不来""月水不通""经水不通"等。"妇女以血为本"，月经的产生是气血调达的表现，与脏腑经络功能的协调有密切关系。明代张景岳《景岳全书》云："妇女以血为本，气血生化于脾，总统于心，藏受于肝，宣布于肺，施泄于肾。"诸脏相辅相成，分司着气血的生化、贮藏、统摄、调节等功能；任主胞胎，具有调节月经，妊育胎儿作用；冲脉为血海，为十二经之海，"冲脉隶属于阳明"。脏腑经脉功能正常，气血调和，女子经血按时而下，若功能失常，气血失调，则女子经血逆乱，甚或闭经。本病病位在胞宫，与肝、脾、肾和冲、任二脉关系密切。究其发病之因，先天禀赋不足，后天化源匮乏，久病失养，脾肾虚损，精血亏虚，均可导致冲任不充，血海、胞宫空虚而经闭；或情志不畅、肝气郁结、气郁血滞，或感受外邪、寒凝胞脉，致冲任阻滞而闭经。

邵老指出闭经的基本病机或是邪阻气血，瘀滞冲任，经血不通；或为精血不足，冲任亏虚，源断其流。治疗当以调理冲任为总法则，取穴以关元、三阴交、血海为主。关元为任脉之穴，又为任脉与足三阴经之交会穴，《类经图翼》曰：

"此穴乃男子藏精，女子蓄血之处。"具有培肾固本，补益元气，调理冲任等作用，是治疗男女生殖系统之要穴，《针灸甲乙经·妇人杂病》云："女子绝子，衃血在内不下，关元主之。"三阴交为肝、肾、脾三经的交会穴，可调理肝、肾、脾三脏及相应经脉功能，有疏肝益肾，健脾和胃，调补气血，调理月经之功效，此乃治疗妇科疾病之要穴。《医学入门》云："主……妇人月水不调，久不成孕。"血海是足太阴脾经穴，乃脾经脉气所发，具有调血气，理血室，使血气归流，具有导血归海的功效，临床善治血病。三穴伍用，使肾气旺，脾气充，化源足，冲任通，月事自可来潮。

本例患者半年前正值行经期间因暴怒而经量突然减少，随后闭经。邵老指出肝主藏血，主疏泄，性喜条达而恶抑郁，肝气条达则血脉通畅，经候如常。若暴怒则伤肝，肝失条达，疏泄不及，致肝气郁结，气血运行不畅，冲任阻滞，导致闭经。正如《妇科秘书八种·妇科秘书》认为："忧怒损肝经，肝火郁闭经始停。"邵老常说"气为血之帅，血为气之母""气行则血行，气滞则血瘀"。根据该患者病情因"气滞血瘀而经闭"，故治疗时邵老在选用三主穴的基础上伍用了合谷、太冲。合谷是手阳明大肠经的原穴，其五行属性为金，阳明腑以通为顺，以降为和；太冲是足厥阴肝经的输穴、原穴，其五行属性为木，以升为顺，以展为舒。从经脉循行走向看，阳经下行，阴经上行。合谷在阳经，其气禀天气自然下降；太冲在阴经，其气禀地气自然上升。从气血角度讲，合谷主气，太冲主血，二穴分别位于手足，是气血通行之关要，合谷善调气中之血，太冲善理血中之气。二穴配伍，一上一下，一气一血，一阳一阴，一升一降，相互为用，共奏疏肝理气，行滞破瘀，调和气血，交通阴阳之功。邵老指出五穴主配结合，使气血调和，瘀滞消除，冲任畅通，经血得行。该患者经1个疗程的针刺治疗心情舒畅，月经来潮。为巩固疗效，邵老减去配穴，继针关元、三阴交、血海三穴5次而获愈。

由于引起闭经的原因众多，邵老告诫我们临证当辨别虚实，用穴灵活加减，如寒湿凝滞可配中极、归来，并配合重灸；痰湿阻滞配中脘、足三里；气血亏虚可配肾俞、脾俞、足三里；气滞血瘀可配合谷、中极、次髎；肝肾不足配肝俞、肾俞。

闭经是临床常见病，有原发性闭经和继发性闭经之不同，闭经由于引发原因较多，且有功能性疾病或器质性疾病引起之不同，故针灸治疗效果差异较大。因此临证时应详查病情，明确诊断，采取相应的治疗方法，必要时采取中西医结合治疗，以提高疗效。

临证治疗闭经要重视患者的心理疏导，调整情志；饮食有节，忌食寒凉、辛辣、油腻之品；劳逸结合，规律作息，对闭经的治疗具有积极的辅助作用。

（四）带下病

病案 高某，女，42岁。

初诊（1991年11月18日）：患者以白带量多3年，加重3个月为主诉。患者自诉3年前出现月经周期紊乱，时而提前，时而错后，白带量多，清稀如水，并伴有腰膝酸软。在某医院门诊服用中、西药调理（具体药物不详），月经基本正常，白带明显减少。近3个月因工作较忙，过度劳累致使白带量再次增多，淋漓不尽，稀薄如清水，腰酸腹冷，畏寒，再经药物调治效果欠佳，后辗转多家医院，经多方治疗，未见明显改善，故求治于邵老。

刻诊：患者精神欠佳，形体消瘦，面㿠无华，白带量多，稀薄如水，绵绵不绝，气味不甚明显，月经周期正常，量少色黯，有血块，腰酸痛如折，腰骶、小腹发凉、喜温喜按，四肢不温，食欲不振，倦怠乏力，大便稀薄而每日1~2次，小便清长、夜间频数，受凉或劳累后上述症状加重，睡眠尚可，舌淡苔白，脉沉细无力。

诊断：带下病（脾肾阳虚证）。

病机：劳倦太过，脾肾阳虚，运化失司，水湿下注，带脉失约，任脉不固。

治法：温肾健脾，利湿止带。

处方：关元、三阴交、带脉、肾俞、次髎、足三里。

治疗：患者先取俯卧位，针肾俞、次髎，留针30 min，起针后改为仰卧位，针关元、带脉、足三里、三阴交，留针30 min。关元、带脉、足三里、三阴交选用1.5寸毫针，肾俞选用1寸毫针，次髎选用2寸毫针，在所选穴区常规消毒。针关元前嘱患者排空小便，直刺1.2寸，使针感向会阴部放射；次髎直刺1.5寸，使针感传至小腹部为宜。足三里、三阴交直刺1.2寸，带脉直刺1寸，肾俞直刺0.8寸，诸穴针刺得气后，行提插、捻转补法操作，留针期间均行针2次。每日治疗1次，10次为1个疗程。

复诊（1991年11月22日）：患者经4次针刺治疗，白带量较治疗前有所减少，大便基本成形，每日1次，夜间小便次数减少，腰酸痛减轻，但腰骶、小腹发凉，四肢不温，倦怠乏力，食欲不振，改善不甚明显，守原方针刺并配合艾灸治疗，即在俯卧针刺留针期间，于腰骶部放一灸箱，灸至40 min，以加强温补脾肾之阳的作用。

复诊（1991年11月29日）：经过近1个疗程的治疗，患者精神状态佳，心情舒畅，述白带已明显减少，色白较黏如絮状，自觉手脚有温热感，小腹及腰骶部发凉减轻，食欲增强，头脑清晰，二便正常，针刺治疗期间体重增加2 kg。嘱患者今日针灸治疗结束后，休息1周，观察针效。

复诊（1991年12月9日）：患者述，休息期间白带量稍多、色白、质尚可。适值月经来潮，经量增加，经色发红，未见血块。嘱其待月经结束后继续治疗。

复诊（1991年12月12日）：患者经期已过，症状同上。根据患者当前病情，继续针关元、三阴交、带脉，手法同前，每日治疗1次。

复诊（1991年12月28日）：经第2个疗程治疗，患者带下基本正常，余症消失。取穴、手法同上，隔日治疗1次，以巩固疗效。

复诊（1992年1月18日）：患者经过3个疗程治疗，白带恢复如常，余症均已消除，面色红润，体重增加。

随访1年，无复发。

思路：带下病乃妇科常见疾病，是指女性阴道内白带明显增多，或伴有色、质、气味异常的一种病证，又有"带证""下白物"等称。古人有"十女九带"之说，《傅青主女科》指出："夫带下俱是湿症，而以带名者，因带脉不能约束而有此病，故以名之。"后世医家治带多从湿入手，或温化寒湿，或清化湿热，重视脾虚之因，处方治疗以健脾除湿为主。邵老认为，虽带下皆为湿浊，健脾固然重要，然肾为封蛰之脏，任带之根，又脾之运化赖于肾之温煦，肾气盛则脾气健运，任带强固；肾气虚则脾失健运，任带失约，故治带之本于脾、于肾缺一不可。临证应视带下之色而辨虚实寒热，凡带下者或黄白相间，或赤白兼见，或黄绿如脓，或清稀如涕，病机多虚实错杂。虚者多因脾虚运化失司，湿浊内生；或肾虚气化失职，封蛰无力。实者常因湿浊化热，蕴结于下；抑或湿热成毒，损伤胞络。故治疗或固补，或清利，或补清并用，应随症施治，且不可以偏概全。

本例患者带下病即因脾肾损伤，气化失常，津液不能运化反变为湿淫，下渗于任带，带脉受损，约束无力而发为带下。患者腰酸痛如折，腰骶、小腹发凉，喜温喜按，四肢不温，食欲不振，倦怠乏力，二便失常，舌淡、苔白，脉沉细无力，皆为脾肾阳虚之征象，治宜温肾健脾、利湿止带。故邵老在治疗时取任脉之关元，关元乃任脉与足三阴经之交会穴，为男子藏精，女子蓄血之处，有培补肾元，调理任带，祛湿止带等作用；足太阴脾经之三阴交，为足三阴经交会穴，能健脾利湿，调补肝肾，固摄止带；带脉为足少阳胆经与带脉之交会穴，具有健脾利湿，调经止带之功效，是治疗带下病之特效穴。三穴合用，是邵老治疗带下病的主穴，共奏健脾益气，调理肝肾，除湿止带之效。对本例患者，邵老伍用肾俞、次髎、足三里。肾俞是肾脏之精气输注之处，具有补肾培元，强健腰膝，温阳化气，利水渗湿，固约任带等功能；次髎是足太阳膀胱经穴，具有调理下焦，通经散滞，温散寒湿等功能；足三里是足阳明胃经合穴，为土经之土穴，针之健脾和胃，利湿祛浊。1991年11月22日复诊时，根据患者病情配用艾灸之法以加强温补脾肾之阳的作用。患者经过1个疗程的针灸治疗，白带明显减少，手脚有温热感，小腹及腰骶部发凉减轻，食欲增强，头脑清晰，二便正常。邵老继续针主穴关元、三阴交、带脉，手法同前。前后共治3个疗程，病愈。

邵老治疗本病除选穴精准外，十分重视手法的应用，认为得气与否，与治疗效果密切相关，譬如针刺次髎，若针感只现于骶椎局部，不能透入小腹，则疗效欠佳，故邵老在针刺时，全神贯注，运气于针，使针感向病所传导，即可获得显著疗效。

邵老指出针灸治疗带下病虽有很好的疗效，但若治疗不及时或不彻底，延误病程，日久则迁延难愈，衍生他病，严重者导致不孕或诱发癌变。正如《证治准绳》所说："妇人有白带者乃是第一等病，令人不能产育，宜急治之。"年过40岁，或反复发作者，应定期检查，尤其是绝经期妇女杂色带下应注意恶性病变。此类患者平时应注意经期、孕期、产褥期卫生，注意保持外阴清洁、干燥，勤洗勤换；经期避免冒雨涉水及居于阴湿之地，防止湿邪侵袭；注意饮食调养，清心寡欲，减少房事，劳逸结合，加强锻炼，提高体质。

（五）阴痒

病案 秦某，女，40岁。

初诊（1985年7月12日）：患者以阴部瘙痒1年余，加重2个月为主诉。患者1年前白带较多，色淡黄，未予重视，后逐渐加重并引起阴部瘙痒，经某医院治疗，给予中、西药口服和药物局部熏洗（具体用药均不详），病情有所控制，但阴痒时有发生。近2个月因工作劳累加之心情不畅，阴痒再次复发。症状较前为重，局部热胀、痒痛难忍，坐卧不安，夜卧难眠，严重影响工作和生活，再次到医院治疗，服药和熏洗疗效欠佳，故来邵老处诊治。

刻诊：患者性情急躁，述阴部痒痛难忍，痒痛感波及肛门周围，外阴皮肤粗糙，口苦黏腻，心烦易怒，胸胁胀满，坐卧不安，食欲不振，夜卧不宁，白带量多、色黄气臭，小便频数、短赤，大便稍干，舌边尖红、苔黄稍腻，脉弦数。

诊断：阴痒（肝经湿热证）。

病机：性情急躁，伤于肝脾，脾虚生湿，肝郁化热，湿热下注，侵蚀阴部。

治法：疏肝清热，利湿止痒。

处方：关元、三阴交、中极、曲泉。

治疗：嘱患者针前排空小便，取仰卧位，在所选穴区常规消毒。选用1.5寸毫针，关元、中极直刺1.2寸，行提插、捻转手法，以局部有酸胀感并向阴部放射；三阴交、曲泉直刺1.2寸，行提插、捻转中强度刺激手法，使局部产生麻电感或酸胀感。留针30 min，中间行针2次。每日治疗1次，10次为1个疗程。嘱患者清淡饮食，调整情绪，保证充足睡眠，注意个人卫生，保持外阴清洁干燥，注意节制房事。

复诊（1985年7月15日）：患者经2次针刺治疗后阴部痒痛感减轻，肛门周围瘙痒基本消失，夜间亦能入睡，心烦、胸胁胀满有所减轻，余症如前。守原方继续针刺治疗。

复诊（1985年7月24日）：患者心情愉悦，经10次针刺治疗，阴部现仅有轻微瘙痒感，胸胁胀满基本消失，睡眠质量大大提高，食欲已恢复正常，白带量明显减少，色稍黄，二便正常。令其休息5日后，继续治疗。

复诊（1985年7月29日）：患者休针期间病情稳定，阴痒基本消失，其余均已正常。为巩固疗效，按上法隔日治疗1次。

该患者前后共针治15次，随访半年无复发。

思路：阴痒是指女子外阴部或阴道内瘙痒，甚则痒痛难忍，坐卧不宁的一种病证，又称"阴门瘙痒"。邵老常说，肝主藏血，肝脉绕阴器而行；脾主运化水湿；肾主藏精、主生殖，开窍于二阴；任脉过前阴。阴痒病位虽在阴器，但关乎肝、脾、肾三脏，病经为任脉、肝经。若感染湿热虫毒，或肝经湿热，下注二阴，日久生虫，侵蚀外阴；或情志失调，伤于肝脾，脾虚生湿，肝郁化热，湿热下注，蕴结阴器，则阴部瘙痒难忍；或久病体弱，肝肾阴虚，精血亏损，外阴失养，则二阴瘙痒。其辨证当属本虚标实，本虚为肝肾不足，窍道失养，脾虚化湿无力，标实则为湿热内生，虫毒侵蚀。邵老强调临床治疗阴痒当标本同治，内外兼顾。除止痒之外，应注重健脾、调肝、补肾。在具体选穴时以关元、三阴交、中极、曲泉为主穴治之。本例患者之阴痒即源于肝郁气滞，化火乘脾，湿热内生，下注损任、伤带，致带下量多，浸渍阴部而发为阴痒。邵老根据病情将疏肝清热，利湿止痒作为治疗原则。取任脉之关元、中极，二穴同居少腹，内应胞宫，均是任脉与足三阴之交会穴，任脉起于胞中，出于会阴，针之具有疏理下焦，清热利湿，调经止带等作用；三阴交为肝、脾、肾三阴经之交会穴，能疏肝健脾，培元补肾，调理血室，通利水湿等，临床常用于治疗妇科及生殖系统疾病；曲泉为足厥阴肝经之合穴，配五行属水，又肝经过阴器，故曲泉擅疏肝解郁，清热利湿，为治疗阴痒之效穴。四穴同用，标本兼治，攻补兼施，共奏疏肝清热，利湿止痒之效。

邵老指出临床治疗阴痒，若患者带下量多，外阴潮湿配阴陵泉、蠡沟以健脾利湿，泄肝止痒；带下色黄配阴陵泉、太冲以清热利湿；外阴营养不良配照海可补血；心烦配大陵以宁心安神；肝肾阴虚配肝俞、肾俞、太溪以调补肝肾。

在针刺治疗的同时，邵老亦会根据病情伍用中药（蛇床子30 g、花椒30 g、枯矾20 g、苦参30 g、百部30 g、艾叶20 g）熏洗阴部（先熏后洗），疗效更好。

嘱咐患者平时应注意保持会阴部卫生，及时更换内衣裤；患者阴部应避免肥皂水烫洗，切勿搔抓局部，以免造成局部损伤。应忌食辛辣刺激性食物，调畅情志，保持乐观情绪。邵老强调，临床应注意阴痒、股癣、湿疹的鉴别。若有其他妇科疾患则应积极治疗，以防诱发阴痒。

（六）滞产

病案 王某，女，28岁。

初诊（1970年8月10日）：患者为初产妇，孕足月，以腹痛2日为主诉。2日前患者在家中出现腹痛，即到所在大队卫生室就诊，经产科检查：胎心、胎位均正常，腹痛虽有规律，但疼痛轻微，间歇时间较长，无其他不适，嘱卧床，一旦痛剧，次数频繁立即就诊。2日内进食、进水量较少时有阵发性腹痛。至8月10日上午8时腹痛较前频繁，疼痛加重，即复诊。经产科检查：胎心正常，胎头已降入骨盆，宫缩无力，宫口仅开2 cm。之后宫口开大缓慢，产程停滞，胎儿心音良好。家人提出配合针灸治疗。此时产妇神疲困惫，精神紧张，呼吸气促，呻吟不止，面色苍白，舌淡、苔薄，脉沉稍数。

诊断：滞产（气血虚弱证）。

病机：素体虚弱，气力不续，无力促胎外出。

治法：益气活血催产。

处方：合谷、三阴交。

治疗：患者半靠卧位，在所选穴区常规消毒。合谷选用1寸毫针刺入0.8寸，施提插、捻转补法操作，三阴交选用1.5寸毫针刺入1.3寸，行提插、捻转泻法，并令患者平静呼吸，行手法20 min后，产妇宫缩加强，阵痛加剧，留针15 min后，取针复查，宫口开大至5 cm，复进针继行补合谷、泻三阴交手法15 min后，产妇因剧烈腹痛而大叫，故将针取出。查宫口全开，胎儿遂顺利娩出。

思路： 滞产又称难产，是指妊娠足月临产时胎儿不能顺利娩出，总产程超过24 h。发生滞产多因初产妇精神过于紧张，以致气血瘀滞，久产不下；或产妇素来体弱，正气虚而产力不足；或产时用力过早，耗气伤血临产胞水早破，水干液竭，涩滞难产，凡此种种均可导致滞产。《诸病源候论·卷四十三·妇人难产病诸候》曰：产难者，或因漏胎去，血脉燥，或子宿挟疹病，或触禁忌，或胎沉腹痛，产时未到便即惊动，秽露早下，致子道干涩，产妇力疲，皆令难也。《丹溪心法·卷五·产前》曰：难产，气血虚故也。此盖九月十月之际不谨守者有之。亦有气血凝滞而不能转运者。本例患者素体虚弱，体力不足致胞宫收缩无力，加之初产，精神紧张，出现腹痛后的2日中卧床，进食量少，气力难续，无力促胎外出而至难产。邵老认为孕期胎儿在母体内全靠血养；产时全靠气推动，气旺则产力充足，分娩顺利，胎儿应时而下。合谷为手阳明大肠经之原穴，阳明经多气多血，原穴是脏腑原气输注、经过、流注之处，合谷"主气"，即理气、行气、补气；三阴交为肝、脾、肾三经之交会穴，肝主藏血，调节血量，脾主统血，为气血生化之源，肾主藏精，精血互生。足三阴经与血息息相关，三阴交穴可健脾胃，理肝肾而"主血"。杨继洲《针灸大成·治症总要》卷九"妇女难产：独阴、合谷、三阴交"；《针灸大成·妇人门》又有"难产：合谷（补），三阴交（泻），太冲""血衰气旺定无妊，血旺气衰应有体……"。邵老常说："气当泻不当补，血当补不可泻。"今补合谷泻三阴交可改变体内气血阴阳的关系，通过调节气血的盛衰及血液在脉中的运行，旺其气弱其血，使气盛而阴血不聚，阴血不聚则不足以养胎，从而起到下胎的作用。邵老还指出，合谷归手阳明大肠经，其循行上交于督脉，而督脉起于胞宫，出于会阴，由尾骨端之前，沿脊柱上行于腰背正中，至项后入脑。针刺合谷不仅可调理气血，还可振奋督脉统领诸阳，调益脑髓。针对该患者初产之紧张情绪，针刺合谷上能镇静安神下可促胞宫收缩，有利宫缩以运胎外出。三阴交是足三阴经之交会穴，足三阴之脉，起于足，交会于三阴交，复从三阴交分别上行，入毛中，过阴器，交任脉，而任、冲、督三脉皆起于胞中，为"一源三岐"。冲为血海，任主胎孕，针泻三阴交可调理冲任，促胞收缩。基于此，邵老针补合谷、泻三阴交使患者神安精充气机畅达，胎儿顺利娩下。

《千金要方》曰："凡用针之法，以补泻为先。"邵老指出，针刺合谷、三阴交治疗滞产时，其手法尤为重要，即所谓"有术无穴则术无以为体，有穴无术则穴难以为用"。邵老平素注重练功，强调针下得气，运用提插、捻转、努针运气相结合的复式手法治疗疾病，往往应手取效。对于滞产的治疗，邵老强调治神守气，在针补合谷泻三阴交的同时，必须做到"必一其针，令志在针"，才可获得满意效果。

由于每位患者病情之不同，体质的差异，若针刺合谷、三阴交取效不佳时，邵老提出可根据具体病情，配用至阴、独阴二穴，毫针刺用泻法。至阴为足太阳膀胱经之井穴，位于足太阳膀胱经与足少阴肾经二经交接之处，足太阳膀胱经与足少阴肾经相表里，肾经的循行穿过胞宫之所在，与起于胞宫之督、冲、任三脉相交会。督、冲、任三脉均起于胞中，与妊、产、胎、育关系密切，故针刺膀胱经所出之井穴至阴，可调理冲任，振奋肾阳，调畅气机，促胎娩出。独阴为经外奇穴，在足第2趾的跖侧远端趾间关节的中点，具有疏导气机，活血祛瘀，调理冲任，助产下胎之功。至阴、独阴均为难产之经验用穴，两穴合用相辅相成，以达催产之目的。

临床引起滞产的原因诸多，针灸对产力异常引起的滞产具有明显的催产作用。但同时还应注意消除产妇的紧张情绪，增进饮食，适当休息，保持充沛的精力，才可获得满意疗效。若因产程时间过长或因子宫畸形、骨盆狭窄等原因引起的滞产，应配合药物治疗或立即手术处理，以免发生意外。

（七）乳少

病案 焦某，女，26岁。

初诊（1978年2月20日）：患者以乳汁缺少，不能满足喂养需要1月余为主诉。患者2个月前分娩一男婴，产后乳汁充足，可以满足婴儿喂养需要。后渐渐出现乳汁分泌减少，不能满足孩子喂养，但乳房胀满，偶有疼痛，曾用药物治疗，效果不显，特寻求邵老针灸治疗。

刻诊：患者平素性格内向，不善与人沟通，体质健壮，饮食、睡眠正常，时有嗳气，胸胁胀满，乳房胀满，时有痛感，皮色正常，二便正常，舌苔薄白、舌质淡红，脉弦。

诊断：乳少（肝气郁结证）。

病机：心情郁闷，肝气不舒，失其条达，气机郁滞，乳络不通。

治法：疏肝理气，通络下乳。

处方：膻中、乳根、少泽、肩井。

治疗：令患者取仰卧位，在所选穴区常规消毒。肩井用1寸毫针，直刺0.5寸，行捻转泻法；膻中、乳根两穴，选用1.5寸毫针，针刺膻中时针尖沿皮向下平刺入1.2寸，得气后，将针提至皮下，改向左右方向沿皮横刺，使乳房产生酸胀感；乳根针刺时顺肋间向外上方斜刺1.3寸，得气后行捻转泻法，使局部产生胀热感，并向整个乳房扩散；少泽选用1寸毫针向上斜刺0.2寸，行捻转泻法。留针30 min，每10 min行针1次。治疗结束嘱患者注意调畅情志，保持心情舒畅。

复诊（1978年2月21日）：患者心情愉悦，昨日治疗回家后即为孩子哺乳，经婴儿吮吸后乳汁排出顺利，乳房胀满、胸胁胀满消失。为巩固效果，继续针治1次。

随访3个月，患者未再出现乳少现象。

思路：乳少是指产后哺乳期内产妇分泌乳汁甚少或乳汁全无，不能满足婴儿喂养需要，又称"产后缺乳""乳汁不行""乳汁不足"等。邵老认为乳汁为气血所化生，源出于胃，实为水谷之精华。《景岳全书·妇人规》曰："妇人乳汁，乃冲任气血所化……"对于本病的发生，《三因极一病证方论·卷十八》记载产后乳汁不行有二："有气血盛而壅闭不行者，有血少气弱涩而不行者。虚当补之，盛当疏之。"虚证多因生产时失血耗气过度、出汗过多，失去化生乳汁之源；或体质素虚，脾胃虚弱，饮食不足，生化无源以致气血亏虚，不能化血生乳。如《傅青主女科》云："夫乳乃气血之所化而成也，无血固不能生乳汁，无气亦不能生乳汁……"《妇人大全良方》谓："凡妇人乳汁或行是不行者，皆由气血虚弱，经络不调所致也。"实证多由产后七情所伤，肝主疏泄，能调节乳汁的分泌，情志不舒，肝气郁结，失于条达和疏泄之力，气机郁滞，以致乳络不通，乳汁不能正常溢出。

邵老治疗本病以疏肝理气、通络下乳为总则，"虚者补而行之，实者疏而通之"，虚证当补气养血佐以通乳，实证当疏肝解郁佐以下乳，寓通于补、寓通于疏，即获良效。取穴则以膻中、乳根、少泽三穴为主而治之。

本案患者乳汁不行，乃情志因素所致，是情志抑郁，肝气郁滞，乳络不通之实证，如《傅青主女科》曰："少壮之妇，于生产之后，或闻丈夫之嫌，或听翁姑之诮，遂致两乳胀满疼痛，乳汁不通，人以为阳明之火热也，谁知是肝气之郁结乎！……盖乳汁之化，全在气而不在血，今产后数日，宜其有乳，而两乳胀满作痛，是欲化乳而不可得，非气郁而何？明明是羞愤成郁，土木相结，又安能化乳而成汁也？"邵老以疏肝理气，通络下乳为原则，选取膻中、乳根、少泽三穴为主。膻中属任脉经穴，为气之会穴，又是心包络之募穴，擅调胸中之大气，而开胸间之气结，《铜人腧穴针灸图经》中记载："膻中治妇人乳汁少。"其为通乳之要穴，针之调理气机，疏通乳络，促使乳汁分泌；乳根穴位于乳房根部，乳房为足阳明胃经所过，阳明经是多气多血之经，为化生气血之源，针刺乳根穴可疏通阳明经经气，宣通乳络，化生乳汁，消胀止痛；少泽为手太阳小肠经之井穴，与手少阴心经相交接，心主血脉，具有清心火，散郁热，通经活络，开窍通乳之功，是治疗乳少的经验有效穴。《针灸大成》云："无乳，膻中、少泽此二穴神效。"邵老在选用三主穴的同时配用了肩井，肩井属于足少阳胆经，为手足少阳、足阳明和阳维脉的交会穴，可通调诸经经气，疏肝利胆，调理气机，通络下乳，主配结合，功效相得益彰，2次治疗即获非常满意之效。

由于乳少有虚实之分，所以邵老在治疗时除以膻中、乳根、少泽三穴为主外，常针对患者的不同病因，不同表现而采用不同的配穴和不同的施治方法。邵老提出若属虚证宜针灸并用，或重用灸法，配脾俞、足三里，以健脾和胃，补养气血，以助乳汁化生之源，并可根据患者具体病情予以补中益气汤加路路通、王不留行等通乳的药物，以加强补益气血，通乳催乳的作用；实证用泻法，邪热偏盛者，点刺少泽出血，使热邪即时得以清泻，配肝俞、肩井，可疏肝解郁，调理气机，通畅乳络。

邵老对针刺手法非常重视，认为针刺手法与疗效有直接的关系，强调"病有浮沉，刺有浅深，各至其理，无过其道，过之则内伤，不及则生外壅，壅则邪从之。浅深不得，反为大贼，内动五脏，后生大病"。针刺治疗乳少获效之关键，一定要把握膻中、乳根的针刺角度、方向、深度。膻中向下沿皮刺入1～1.3寸，得气后，将针提至皮下，分别向两侧乳房针刺，即"针向病所"，则疗效显著。乳根针刺向外上方斜刺1.3寸，待得气后，行努针运气法使整个乳房产生胀感，这样才能达到较强宽胸理气，活络通乳的作用。但针刺时应特别注意，乳根位于肋间隙中，由于胸壁较薄，不可直刺或深刺，以免刺伤内脏。

邵老临床经验丰富，他常说针灸治疗乳少疗效显著，尤其是对肝郁气滞之实证见效较快，有些病例，在留针期间，乳汁即可自行溢出。一般针刺2～3次，即可满足婴儿哺乳的需求。但对气血不足之虚证疗效较慢，可根据病情按疗程（针刺10次为1个疗程）进行针灸治疗，才能使乳汁逐渐增加。这与古代医家所说"无形之气可以速生，有形之血不可以速成"，以及傅青主提出的"血之化乳，又不若气之所化尤为速"之理不谋而合。

治疗期间，要根据患者的体质、情绪、饮食、睡眠、哺乳等多个方面综合考虑，以提高临床疗效。对于情绪不佳者，予以心理疏导，让其保持心情愉悦是防治本病的关键。并可配合食疗进行调理，既要加强营养，又不宜过分油腻，可多喝猪蹄汤。产妇宜保证生活规律，睡眠充足。为了避免衣服纤维堵塞乳管，妇女在怀孕期间要注意以下几点：不要穿过紧的内衣，最好选用棉制的内衣；不要贴身穿化纤衣服或者在内衣外直接穿着毛衣类衣服；切勿将乳罩等内衣与其他衣服放进洗衣机内混合洗涤；每次换用内衣前要将其内侧的灰尘、纤维拂净。孕期坚持擦洗、按摩乳房，注意乳头卫生。哺乳期养成良好的哺乳习惯，提倡早期哺乳，定时哺乳。

（八）癥瘕

病案　王某，女，50岁。

初诊（1989年3月16日）：患者以经期提前，经量增多十余年，加重2年为主诉。10年前患者无明显诱因出现月经经期提前、经量增多，因无其他不适，不影响正常工作、生活，未给予治疗。近2年，月经常1个月两至，甚至淋漓不断，常感周身困乏。1988年曾先后到某中医学院和某省医院就诊，B超检查均提示：子宫明显增大，可见多个大小不等的回声团块；诊断为多发性子宫肌瘤，建议手术。由于患者畏惧手术，故选用中药（用药不详）治疗，连服数十剂，病情未有明显改善，因而前来寻求邵老针灸治疗。

刻诊：患者精神欠佳，体质偏瘦，时有头昏，面色无华，周身疲乏无力，正值经期，月经量多，下腹部可触及一个硬块，用力按之疼痛，睡眠差，饮食偏少，舌淡、舌边有瘀斑、苔白，脉沉细而涩。

诊断：癥瘕（脾虚血瘀证）。

病机：忧思伤脾，运血乏力，统血无权，冲任不固，日久精血亏虚，运行涩滞，瘀阻胞中。

治法：活血散结，益脾调经。

处方：关元、中极、归来、三阴交、隐白。

治疗：令患者排空小便，取仰卧位，在所选穴区常规消毒。关元、中极、三阴交选用1.5寸毫针，直刺1.2寸，使局部产生沉胀感，行平补平泻法；归来用2寸毫针向中极方向斜刺，进针1.6寸，使局部产生沉胀感，行提插、捻转泻法；隐白选用1寸毫针，浅刺0.2寸，行捻转补法。留针30 min，中间行针2次。每日治疗1次。

复诊（1989年3月22日）：患者经期结束，经针刺治疗5次后，头昏、周身疲乏无力等症状有所减轻。按上法继续针治，隔日1次，10次为1个疗程，疗程间休息1周，继续下一个疗程治疗。

复诊（1989年4月25日）：患者第2个疗程治疗结束，经期、经量恢复正常，腹部硬块缩小、变软，但仍有压痛，面色较前润泽，头昏、周身疲乏无力等症状减轻，睡眠明显改善。为取得进一步效果，按上述治疗方案继续针治，隔日1次，10次为1个疗程。

复诊（1989年8月22日）：患者坚持针刺治疗6个疗程，经期、经量正常，腹部硬块消失，触之无压痛，舌淡红、苔白，脉缓而有力，诸症消失。B超复查：子宫及附件未见明显异常，宫体大小恢复正常。

随访3年，患者月经已断，病未见反复。

思路：癥瘕是指妇人下腹结块，并伴有或满或胀或痛或异常出血的一种病证，是妇科较为常见的一种疾病，其发病率高。癥者，有形可征，坚硬成块，固定不移，痛有定处；瘕者，假聚成形，聚散无常，推之可移，痛无定处。一般癥属血病，瘕属气病。根据癥瘕的发展过程，常先气聚成瘕，日久则血瘀成癥，所以二者临床常难以分开，故古今多以癥瘕并称。中医亦称"石瘕"。本病的形成常因情志不遂、饮食失调、房事不节、禀赋虚弱或经期产后感受外邪，使脏腑功能紊乱，致气滞、痰湿、血瘀、寒凝等邪凝聚不散，胶结不解，损伤冲任，留滞胞中，日久渐成。西医学的子宫肌瘤等属本病之范畴。

本例患者平日工作生活压力较大，思虑伤脾，脾虚生血、统血失职，冲任不固，从而出现月经经期提前、经量增多。其病史长达十余年之久，尤其近2年月经常1个月两至，甚至淋漓不断，致使其正气耗伤，精血亏虚，冲任二脉气血运行涩滞，瘀阻胞中而成癥瘕。《证治汇补》云："壮实人无积，虚人则有之……痰夹血液凝结而成。"邵老明确指出本例患者实属本虚标实之证，治疗当攻补兼施，标本同治。正如《医学入门·妇人门》中所说："善治癥瘕者，调其气而破其血，消其食而豁其痰，衰其大半而止，不可猛攻峻施，以伤元气。宁扶脾胃正气，待其自化。"以活血散结，益脾调经为原则，选取关元、中极、归来、三阴交、隐白治之。中极、关元二穴均属任脉，是任脉与足三阴经之交会穴，其内应胞宫，能培元固本，调理冲任，理气和血，调经止带，是治疗男女生殖系统疾病之要穴；归来是足阳明胃经穴，位于少腹临近胞宫，有调理胞脉，破瘀散结之功，善治妇科诸疾，为治疗癥瘕之要穴；三阴交为足三阴经之交会穴，有疏肝健脾，培元补肾，调理冲任，活血化瘀之妙，为治疗妇科血证之主穴；隐白为足太阴脾经之井穴，有收敛止血之功，是治疗月经量多、崩漏、经期延长必取之穴。诸穴同用，共奏健脾益肾，调理冲任，行气活血，破瘀散结，扶正祛邪之功。

邵老数十年的临证经验告诉我们，癥瘕之病机关键是血瘀，针治时应注意与调经并进，因势利导，使邪有出路；局部取穴围刺之，以增强刺激，加强局部经脉之间的联系，促进气血运行，再配以远端腧穴，使月经正常，气血调，癥块消。

邵老指出，针刺治疗妇人癥瘕的同时，日常调护非常重要，应调畅情志，保持良好心态；合理饮食，忌食辛辣、生冷、浓茶、咖啡等刺激之物，尽量不吃富含雌激素类食品，如豆浆、蜂蜜等；避免劳累，劳逸结合。若肿块较大，或增长迅速，或疑有恶变者，应尽早手术。患病后要积极有效治疗，定期进行B超、CT、MRI等影像学复查，并予以随访。

（九）遗尿

病案 杨某，女，10岁。

初诊（1986年5月16日）：家长代诉，患儿睡中尿床6年余，加重近2个月。患儿6年前初病时3～5日夜间尿床1次，偶或2～3日尿床1次，考虑患儿因年龄小，夜起排尿意识不强所致，未予重视。近2个月，患儿夜间尿床频繁，常常每夜1次，甚则每夜2～3次，尿前意识模糊，曾在某医院服用中、西药物治疗（用药不详），病情有所好转，但因疲劳、学习紧张，病情又有反复，家长夜间呼唤，强迫其夜起排尿，常不知所为随意乱尿，待尿毕意识才恢复如常。家长非常苦恼，经人介绍到邵老处求治。

刻诊：患儿发育尚可，神志清晰，面色淡白，注意力不集中，记忆力欠佳，夜间尿床每夜1次，甚则每夜2～3次，尿前意识模糊，舌淡红、苔薄白，脉细。

诊断：遗尿（肾气不足证）。

病机：肾气不足，下元亏虚，封藏失司，膀胱失其气化，约束无力。

治法：培补肾元，醒神益志。

处方：中极、关元、三阴交、百会、神门。

治疗：在针刺治疗前令患儿排空小便。嘱患儿取仰卧位，在所选穴区常规消毒。中极、关元选用1寸毫针，直刺0.8寸，用较强幅度的提插、捻转手法，使局部产生酸胀感并向阴部放射；三阴交选用1寸毫针，直刺0.8寸；百会选用1寸毫针向前平刺，入针0.5寸；神门选用0.5寸毫针，直刺0.3寸。留针30 min，中间行针2次，施以补法。每日治疗1次，10次为1个疗程。嘱咐患儿家长夜间定时唤醒患儿起床排尿，切勿对其打骂或恶语中伤。

复诊（1986年5月17日）：家长代诉，患儿昨日治疗后当夜无尿床，遵医嘱夜间定时叫醒患儿两次起床排尿，虽意识仍模糊，但较治疗前有所改善，能够入厕排尿，继续原方案治疗。

复诊（1986年5月22日）：家长代诉，患儿自治疗伊始至今仅尿床1次，每晚能定时轻松叫醒患儿，且尿前意识清晰。按上方继续针治。

复诊（1986年5月28日）：患儿经过10次针刺治疗，遗尿症状完全消失，患儿家长要求巩固治疗2次。

患儿前后共针12次停止治疗，随访2年，未见复发。

思路：遗尿是指年满3周岁以上的小儿在睡眠中小便自遗，醒后方觉的一种病证。中医认为，肺为水之上源，有通调水道，下输膀胱之功；脾居中焦，主运水湿而制水，升清降浊，并将浊转化为尿液贮存于膀胱；肾主水而司二便，肾气充盈，开阖自如，则尿液排泄正常。人体水液的正常代谢需要肺气的宣降、脾气的转输及肾阳的温煦气化。邵老认为，小儿"脏腑娇嫩，形气未充"，易受各种因素影响而使肺失宣降，脾失健运，肾气不充，闭藏失职，气化失司，膀胱失约发为遗尿。本病以虚证居多，虽病在膀胱，索其缘由，终因三焦气化失常所致，上焦责之肺失宣肃，中焦责之脾失运化，下焦责之肾失主水。治疗遗尿应从源头入手，上则补益肺气，中则健运脾胃，下则补肾培元。根据本案病情，邵老将培补肾元，醒神益志作为治疗之大法，主穴取中极、关元、三阴交。中极、关元同属任脉穴，均是任脉与足三阴经的交会穴，中极为膀胱之募穴，有培补下元，化气行水，调理下焦，约束膀胱等功；关元是人身元气之根，《医经精义》云是"元阴元阳交关之所"，为三焦元气所出之处，联系命门真阳，为阴中有阳之穴，邵老推崇《诸病源候论》对小儿遗尿病因病机的阐述，认为"遗尿者，膀胱虚冷不能约水故也"，故临床治疗小儿遗尿必取关元，以培肾固本，补益元气、温通下焦，帮助膀胱恢复气化固摄功能；三阴交是脾经穴，为足三阴经交会穴，足三阴经起于足，交会于三阴交，复从三阴交分行于腹，结于阴器，交于任脉，人体泌尿系统的生理病理均与任脉、足三阴经有着密切的关系，所以三阴交不仅可调理肝、脾、肾三脏功能，而且是治疗泌尿系疾病的常用效穴，治疗遗尿可补益脾胃，通利水湿，调理肝肾，填精固本，三穴合用，可培肾固元，调理下焦，促使气化，约束膀胱，固胞止遗，以达治疗本病之目的。

本例患儿病程较久，肾气不足，髓海空虚，脑神失养，故经常注意力不集中，记忆力欠佳，夜间排尿时意识模糊。《黄帝内经》云"心者，五脏六腑之大主也，精神之所舍也"，心主神明，藏神，主精神、意识、思维活动。邵老提出在治疗遗尿的同时应形神同治，使心有所主，神有所归。百会为督脉穴，有健脑益髓，醒脑开窍等功；神门为手少阴心经之原穴，为心气出入之门户，有养心通络，醒神益志之功，正如《通玄指要赋》所云"神门去心性之痴呆"。诸穴配伍，使肾气充足，固摄有权，使神清志宁，膀胱开阖有度，则遗尿自愈。

邵老治疗遗尿常根据病情进行配穴，如肾气不足者配肾俞、膀胱俞；肺脾气虚者配肺俞、脾俞、足三里；尿前意识模糊者配神门。

针灸治疗遗尿疗效较佳，但对于器质性病变引起的遗尿，应积极治疗原发病，以免延误治疗。遗尿患儿尤其是年龄较大者，多有心理负担，甚至自卑自闭。邵老经常告诫患儿及其家长，应树立战胜疾病的信心，家长对患儿宜温和耐心，切莫损伤患儿的自尊心，更不能打骂体罚，应使患儿消除紧张心理。同时要避免患儿睡前饮水过多，应夜间及时叫醒患儿排尿，使其养成自觉起床排尿的良好习惯。

（十）顿咳

病案 肖某，男，3岁。

初诊（1988年3月16日）：其母代诉，患儿咳嗽3周，加重5日。3周前患儿因受凉感冒出现流涕、喷嚏、咳嗽、发热（体温38.9℃），到某儿童医院就诊，实验室检查提示白细胞16.3×10^9/L，淋巴细胞70%。给予输液及口服药（药名不详），热退，咳嗽及其他症状明显减轻。5日前患儿再次受凉，咳嗽加重，呈阵发性痉挛性咳，伴有鸡鸣样吸气性吼声，到医院复诊治疗，咳嗽改善不甚明显，经人介绍到邵老处诊治。

刻诊：患儿神志清，精神一般，面红，眼睑浮肿，结膜、咽腔充血，扁桃体不大，呼吸音粗，舌系带溃破，咳嗽，喉中痰鸣，咳时涕泪俱出，每次咳嗽常有十余声，咳末有鸡鸣样吸气性吼声，咳出黏稠痰液或食物后暂缓，每日发作20余次，尤其入夜咳嗽为重，纳差，舌红、苔黄腻，脉数。双肺听诊呼吸音粗糙，未闻及干湿性啰音；血常规提示白细胞13.2×10^9/L，淋巴细胞60%。

诊断：顿咳（痉咳期）。

病机：外邪侵袭，入里化热，痰热互结，阻塞气道，肺失宣肃，气逆于上。

治法：理肺化痰，清热止咳。

处方：肺俞、大椎、风门、尺泽、孔最、足三里。

治疗：令患儿坐于母亲腿上，充分暴露穴位，在所选穴区常规消毒。肺俞、风门选用0.5寸毫针直刺约0.3寸，大椎、尺泽、孔最、足三里选用1寸毫针，大椎、尺泽、孔最直刺0.5寸，足三里直刺约0.8寸。肺俞、风门、足三里施以捻转平补平泻手法，大椎、尺泽、孔最施以泻法。留针30 min，每隔10 min行针1次。起针后，于大椎和肺俞之间拔一个3号火罐，留罐10 min。

复诊（1988年3月17日）：患儿经针治痉咳明显减少，程度有所减轻，其他症状有所改善。效不更方，继续按上法治疗，每日1次，10次为1个疗程。

复诊（1988年3月22日）：患儿经5次针罐治疗，痉咳明显减轻，夜晚已能安静入睡。偶可听到喉中痰声，面红，双眼浮肿，结膜、咽腔充血，舌下溃疡减轻，饮食增进。守上法继续治疗。

复诊（1988年3月28日）：患儿经10次治疗后，仅在夜晚偶有轻微咳嗽，其余诸症消失。令患儿休息3日后复诊。

复诊（1988年4月2日）：患儿休息期间，病情稳定。按上法继续治疗，以巩固疗效。

上法连续针治5次，告愈。随访半年，患儿病未复发。

思路：顿咳是以阵发性痉挛性咳嗽和痉咳后伴有吸气时特殊的鸡鸣样回声为特征的一种小儿呼吸道传染病。古书早有记载，又称"顿呛""顿嗽""鹭鸶咳""疫咳""时行顿呛""天哮呛"等。本病一年四季均可发生，但以冬春季节为多，其发病对象多见于5岁以下的小儿，年龄愈小，病情大多愈重，婴幼儿易发生窒息、死亡；10岁以上儿童较少发病。本病相当于西医之百日咳，因其病程常能持续2~3个月，故得名。

顿咳多为外邪（疫疠之邪）侵袭，由口鼻而入，侵犯肺系，肺失宣肃，外邪入里化热，更因小儿"脾常不足"，脾运不及，聚生痰浊，外邪痰火胶结，阻塞气道，壅塞于肺，肺气上逆而咳嗽不已。若痰热壅盛，闭阻于肺，内陷厥阴，引动肝风，则可出现昏迷、抽搐之变证。根据顿咳临床表现特点，早在《医学真传·咳嗽》中即有描述："咳嗽俗名曰呛，连咳不已，谓之顿呛。顿呛者，一气连呛二三十声，少者十数声，呛则头倾胸曲，甚者手足拘挛，痰从口出，涕泣相随，从膺胸而下应于少腹。大人患此，如同哮喘，小儿患此，谓之时行顿呛。"该病临床可分为三期：初期以感冒症状为主，并随感冒症状的减轻咳嗽反增；痉咳期见阵发性痉咳，咳嗽末有鸡鸣样吸气性回声，连咳十余声至数十声，涕泪皆出，吐出黏痰或食物，咳嗽暂止，日轻夜重，面目浮肿，舌系带溃疡；恢复期见阵咳次数减少，咳嗽减轻，逐渐痉愈。

邵老在治疗顿咳时以理肺化痰，清热止咳为总则，选取肺俞、大椎、风门为主。肺俞是肺脏精气输注于背部之腧穴，具有调理肺气，止咳平喘，散风实腠之功，现代研究证实，针灸肺俞可增加肺活量，改善肺及支气管的通气功能，减小气道阻力；大椎为"诸阳之会"，是督脉与手足三阳经的交会穴，可宣通一身之阳气，宣肺解表，止咳平喘，能够缓解支气管痉挛，降低呼吸道阻力；风门为外邪侵袭人体的门户，具有疏风祛邪，实腠固表，调理肺气等功，针刺风门可调整肺的通气量。《千金翼方》载："上气、短气，咳嗽，胸背微痛，灸风门热府百壮。"三穴合用，共奏理肺化痰，清热止咳之功，其改善肺功能，降低气道阻力，缓解痉挛咳嗽功效相得益彰。根据本例患儿病情，邵老配用了尺泽、孔最、足三里。尺泽是手太阴肺经合水穴，为子穴，临床善调理肺气，清泻肺热，降逆止咳，孔最为手太阴肺经之郄穴，可宣肺清热，降逆止咳，二穴合用以加强清肺泻热，降逆止咳之力；足三里是足阳明胃经之合穴、胃腑下合穴，可调理中焦气机，健脾和胃，临床可补能泻，此处用之，既可祛除痰湿，又能培土生金。治疗本例患儿主配结合，标本同治，肺脾同调，并于针后在大椎、风门、肺俞间拔一火罐，其功效相得益彰，治疗反复发作之顿咳，效如桴鼓。

邵老常说由于本病临床表现各异，治疗时应根据病情，辨证配以相应腧穴：邪犯肺卫配合谷；痰火阻肺配孔最、足三里；气阴耗伤配脾俞、三阴交；发热配少商、风池；咳嗽甚配尺泽、太渊；痰多配丰隆、足三里；眼睑浮肿配脾俞、足三里；食积配四缝。

针灸治疗顿咳疗效肯定。但邵老明确指出本病的预后与发病年龄、免疫状况及有无并发症等有密切关系，由于本病是一种传染性较强、病情顽固及并发症较严重的疾病，所以临床对待本病一定要高度重视，一旦发现应注意隔离。流行期间，易感患儿少去公共场所。若遇到重症或伴发肺炎、脑病者应采用中西医综合治疗。

邵老强调小儿娇嫩之体，背部肌肉更为薄弱，选用背俞穴针刺时要严格把握针刺深度，禁止深刺；行针时手法不宜过重。对年龄小，或不配合的患儿留针时间宜短，或不留针，点刺操作，同样可获得好的疗效。治疗期间，要注意保持室内通风良好，空气清新，温度适当，避免风寒、烟尘等刺激而诱发咳嗽；饮食应选用易于消化、营养丰富的食物；忌寒凉、辛辣、肥甘、海鲜等；保证充足睡眠，防止疲劳。平时也应注意锻炼身体，加强户外活动。

（十一）瘛疭

病案 安某，男，15岁。

初诊（1995年4月7日）：家人代诉，患儿头颈部不自主性抽动1年余，加重2个月。患儿1年前无明显诱因出现头部不自主抽动，偶有眨眼、咧嘴、吐舌头等动作，多次训斥未纠正，症状时发时止，家人亦未重视，未予治疗。2个月前因学习环境改变（搬迁转校），患儿上述症状频繁发作，上课注意力不集中，记忆力下降，学习成绩急剧下滑，性情暴躁，多次与同学发生争吵并打斗，厌恶学习，不思饮食，失眠，在某医院查脑电图、抗"O"、血沉等检查均正常，服用谷维素、甲钴胺治疗，未见明显效果，故来邵老处针灸治疗。

刻诊：患儿神志清，精神不振，形体偏瘦，头颈部呈阵发性不自主抽动，频繁眨眼、皱鼻、咧嘴，心烦急躁，注意力不集中，记忆力下降，不能积极配合问诊，舌质红、苔薄，脉弦细。

诊断：瘛疭（肝肾阴虚证）。

病机：禀赋虚弱，肝肾不足，阴不制阳，阳亢风动。

治法：健脑益髓，通督止痉。

处方：大椎、风池、百会、合谷、四神聪、太阳、四白、地仓。

治疗：患儿取坐位，大椎、地仓选用1.5寸毫针，风池、百会、四神聪、太阳、四白、合谷选用1寸毫针。在所选穴区常规消毒，大椎直刺约1.2寸，行提插、捻转手法，以局部有酸胀感为度；针刺风池，向鼻尖方向斜刺，进针0.5寸，不可向内上方针刺，防止发生危险，行提插、捻转手法，使局部产生酸胀感，并向四周扩散。余穴采用常规手法操作，针刺得气后，留针30 min，中间行针2次，每日治疗1次。嘱其清淡饮食，保证充足失眠。

复诊（1995年4月8日）：家人代诉，患儿头颈部不自主抽动发作次数较治疗前有所减少，余症同前，仍按上法针治，每日1次。

复诊（1995年4月19日）：患儿经10次针刺治疗，精神状态佳，心情平和。家人代诉，偶有头颈部不自主抽动，眨眼、皱鼻、努嘴基本消失，夜间睡眠时间延长，食欲增强。令其休息5日，复诊。

复诊（1995年4月24日）：患儿病情稳定，去四神聪、太阳、四白、地仓，余穴不变，继续针刺治疗，改为隔日1次。

复诊（1995年5月12日）：患儿经过2个疗程的针刺治疗，未再出现头颈部抽动，余症状均已消失，记忆力增强，已能适应学习环境，未出现与同学争吵、打斗现象。休针5日。

复诊（1995年5月18日）：为巩固疗效，按上方继续第3个疗程治疗，隔日1次。

患儿共针刺治疗3个疗程，随访2年未见复发。

思路：瘛疭，相当于西医学的小儿多发性抽动症，临床主要表现为突发的、快速的、反复的、非节律性、刻板的运动抽动和发声抽动综合征，并可伴有注意力不集中、秽语、多动、强迫动作和思维，以及其他行为症状。其运动性抽动表现为挤眉眨眼、努嘴咧嘴、皱鼻、仰颈、点头、耸肩、甩胳膊、踢腿、吸腹等动作；发声性抽动表现为吸鼻声、发出怪声、清嗓子、粗言秽语等。古代文献对本病有相关论述，如《素问·至真要大论》曰"诸风掉眩，皆属于肝"，王肯堂在《证治准绳·幼科》详述"水生肝木，木为风化，木克脾土……其瘛疭症状，两肩微耸，两手下垂，时腹动不已"，故瘛疭又名"肝风证。"邵老认为，瘛疭多因先天禀赋不足，后天调护失当，外邪侵袭，情志失调等，使脏腑功能紊乱，阴阳失衡，导致风、火、痰、瘀胶结，上扰清空，或髓海失荣，神机失调而发病。辨证当属本虚标实，本虚为肝肾阴虚、心脾两虚，阴阳失衡，脑髓失荣；标实则为风痰鼓动、痰火内盛、瘀阻窍络，脑神失调；其病位在脑，与肝、心、脾、肾密切相关。临床治疗瘛疭宜标本兼顾，邵老常以健脑益髓，通督止痉为治疗大法，选穴以大椎、风池、百会、合谷为主而治之。

本例患儿禀赋不足，肝肾阴亏，阴不制阳，阳亢风动，化火上扰，神机失调，故肌肉抽动，性急心烦，注意力不集中，记忆力下降等。邵老根据其病情治疗选取大椎、风池、百会、合谷、四神聪、太阳、四白、地仓。大椎、百会均属督脉经穴，督脉"入属于脑"，大椎为诸阳之会，能宣通阳气，通督益髓，清神定志，调节脑府功能；百会又名三阳五会，内应脑府，有健脑益髓、开窍宁神、息风止痉之功；足少阳胆经之风池，位居髓海之下，属足少阳、阳维之会，是治疗内外风之要穴，善息风潜阳，开窍益髓，凝神定志，祛邪通络。此三穴为邵老治疗脑髓病的经验要穴。合谷属手阳明大肠经之原穴，阳明经为多气多血之经，且手阳明大肠经贯颊，经筋结于颊、颃、颔部，《四总穴歌》有"面口合谷收"之说，取合谷意在祛邪通经，调理气血，活络解痉。四穴合用，共奏健脑益髓，息风止痉，调理气血，宁神定志，调和阴阳之功。四神聪擅疏通脑络，健脑益智，填精补髓；太阳、四白可调理眼面部经脉之气血；地仓以疏通口颊部经脉之气血。诸穴伍用，穴简效宏，实为邵老多年经验之总结。

由于瘛疭临床表现多样，邵老临证常根据不同表现，在取用主穴的基础上酌情配伍其他腧穴。如眼部抽动配太阳、阳白、四白；嘴角抽动配地仓；肩臂部抽动配肩髃、肩髎、曲池、外关；下肢抽动配环跳、阳陵泉、足三里；昼夜手足抽动配太冲；记忆力减退配四神聪；性情急躁配神门、内关等。

瘛疭为儿童多发病，针灸治疗本病疗效肯定。治疗过程中，嘱患儿家长密切配合，多加关怀、鼓励孩子以增强信心，同时应配合医生坚持治疗。此外，患儿日常调护也很重要，尤其要加强精神调护，避免不良精神刺激；饮食应清淡，营养均衡，忌食辛辣刺激之品；合理安排患儿生活和学习，规律作息，参加适当的体育锻炼，以增强体质。

三、皮外伤科病证

（一）风疹

病案　鲍某，女，20岁。

初诊（1987年6月4日）：患者以全身风团、瘙痒2个月为主诉。2个月前，患者因训练出汗受风而突然全身瘙痒，继而出现成块成片的风团。服用口服西药（不详）治疗，未见好转。之后到某省人民医院就诊，过敏原检查示：9种试验均为（+）。给予脱敏药物治疗，病情仍未见好转，即到邵老门诊求治于针灸。

刻诊：患者精神尚可，痛苦面容；全身风团成片，大小不等，疏密不一，风团色红，此起彼伏，睡眠欠佳，饮食尚可（平素嗜食辛辣），二便正常。舌淡红、苔薄，脉稍数。

诊断：风疹（风邪侵袭证）。

病机：素体阳盛，复感外风，郁于肌腠，营卫失和，气血失调。

治法：疏风泄热，调和气血。

处方：曲池、合谷、血海、足三里。

治疗：在所选穴区常规消毒，曲池、血海、足三里选用1.5寸毫针，直刺1.2

寸；合谷选用1寸毫针，直刺0.8寸；针刺得气后，用泻法操作，留针30 min，中间行针2次。起针后，患者自觉全身瘙痒明显减轻，视其风团颜色变浅。嘱其坚持治疗，每日1次。

复诊（1987年6月5日）：患者述，针后自觉全身瘙痒大减，风团数量减少，面积缩小，昨夜睡眠良好。守上法继续治疗。

复诊（1987年6月10日）：患者经上方针灸治疗5次，全身风疹团、瘙痒全部消失，睡眠正常，仅在两眉之间和鼻翼两旁有散在疹块，针刺治疗在上方基础上加刺迎香、印堂穴。选用1寸毫针，迎香向内上方平刺、印堂向下平刺，均刺入0.6寸。每日1次。

复诊（1987年6月16日）：加刺迎香、印堂。患者连续治疗5次后，面部疹块全部消失。为巩固疗效，预防复发，令患者继续针刺5次。

前后共针15次，病愈。随访3年未见复发。

思路：风疹是以皮肤上出现红色或苍白色风团，时隐时现的瘙痒性、过敏性皮肤病。古人称"风疹块""风团疙瘩""赤白游风""风疹瘙疮""鬼饭疙瘩"，又因时隐时现故称"瘾疹"，相当于西医的"荨麻疹"。临床多以皮肤出现瘙痒性风团，发无定处，骤起骤退，退后不留痕迹为主要特征。本病一年四季均可发生，尤以春季为多。起病急、病程短（3个月以内）者为急性；反复发作、病程长（超过3个月）者转为慢性。

风疹的发生多与禀赋不耐、感受外邪、饮食不当关系密切。若正气不足，卫表不固，风寒或风热之邪侵犯人体，客于肌肤，致使营卫不和；或饮食不节，过食肥甘，进食鱼、虾、螃蟹等异性蛋白，脾胃受损，湿热积于肠胃，郁于皮肤腠理而发病。如《医宗金鉴·外科心法要诀》云："此证俗名鬼饭疙瘩，由汗出受风，或露卧乘凉，风邪多中表虚之人。初起皮肤作痒，次发扁疙瘩，形如豆瓣，堆累成片。"《证治要诀》曰："瘾疹……有人一生不可食鸡肉及章鱼动风等物，才食则丹随发。" 本病发病急骤，病程短者，属急性风疹，其风团大小不等，形状不一，融合成片或孤立散在，呈红色或苍白色，边界清楚，周围有红晕，瘙痒不止。数小时内变为红斑而渐消失，但伴随搔抓而此伏彼起，一般在2周内停止发作。临床也可因禀赋不足、脾胃亏虚，或冲任失调，或久病体弱、劳倦过度，或情志不遂等，致血虚生风生燥，肌肤失荣而发病。本病起病较缓，病程长者，为慢性风疹。风团时多时少，或有规律，或无规律、反复发作，病程长者可达数年。临床若表现风团色红、灼热剧痒、遇热加重、得冷则减，可伴发热、咽痛、舌红、苔薄黄，脉浮数，属于风热犯表；若风团色白，遇风寒加重、得温则减，口不渴，可伴恶寒，舌淡、苔薄白，脉浮紧，属于风寒束表；若风团色淡，反复发作，午后或夜间加剧，伴心烦多梦，口干，手足心热，舌红、少苔，脉细虚，属于血虚风燥；若风团色红，脘腹疼痛拒按，恶心呕吐，口臭，便秘或泄泻，小便黄赤，舌红、苔黄腻，脉滑数，属于肠胃实热。

邵老根据风疹的病因病机，针对其临床表现，承古拓新，辨证施针。临证治疗强调当以祛风、活血、调气为总则，选取曲池、合谷、血海、足三里为主穴。肺主皮毛，肺与大肠互为表里，阳明经为多气多血之经，取手阳明大肠经的合穴曲池，原穴合谷，可通调表里两经经气，且曲池为手阳明经"所入为合"之合穴，对全身的气血有较强的调节作用；合谷善于调气，其性轻清升散。曲池走而不守，合谷升而能散，二穴合用，疏理肺气，祛风通络，解肌透表，调和气血而治风疹，正如《针灸资生经》所云："合谷、曲池疗大小人遍身风疹。"血海为足太阴脾经穴，专走血分而治血证，如《针灸甲乙经》记载："若血闭不通，逆气胀，血海主之。"《针灸大成》也有："暴崩不止，血海主之。"虽无提到血海治疗风疹，但邵老认为血海具有行血活血、清热凉血、祛风止痒之功，根据古人"治风先治血，血行风自灭"之理，常将其作为治疗风疹的主穴、要穴，而且对于湿疹、皮肤瘙痒等与风、血有关的过敏性疾病治疗也常作为要穴应用。足三里是足阳明胃经的合穴、胃腑的下合穴，针之可健脾和胃，益气生血，通经活络，调和营血。四穴合用，表里兼治，使风祛邪除，经脉通畅，营卫调和，气血和顺，则风疹痊愈。

根据本例患者发病之因分析，本例是内因、外因双重致病。其内因是患者平素喜食辛辣，饮食不节，使肠胃积湿生热。大肠与肺相表里，肺主皮毛，胃肠湿热，易影响肺之宣肃，致使湿热郁积于皮肤腠理而发风疹，早在《疡医大全·斑疹门主论》即有"胃与大肠之风热亢已极，内不得疏泄，外不得透达，怫郁于皮毛腠理之间，轻则为疹"。其外因乃患者训练疲劳，卫阳不固，身热汗出当风，致营卫失和，气血失调而发风疹，正如《诸病源候论》所说："夫人阳气外虚则多汗，汗出当风，风气搏于肌肉，与热气并则生风疹块。状如麻豆，甚则渐大，搔之成疮。"内热与外风交织，使肺之宣肃失调，风、热郁于肌肤，营卫失和，气血失调而久治不愈。邵老以疏风泄热，调和气血为治则，选取曲池、合谷、血海、足三里四穴，针用泻法，并根据病情后期配用了迎香、印堂，整体辨证与局部取穴结合，穴证相应，使风祛热除，脉络通畅，气血调和则风疹自除。

由于每名患者发病原因不同，所以临床表现也各不相同。邵老指出，治疗时应根据具体病情而辨证配穴。如疹色鲜红，配膈俞、曲泽（放血）；疹色白，足三里加灸；伴有胃痛，配内关、中脘；女性伴月经不调，配关元、三阴交；伴有胸闷、气喘，配天突、膻中；慢性风疹，配肝俞、肾俞。

风疹可发生于身体任何部位，既可发生于局部，也可泛发全身。若发生于胃肠，可见恶心、呕吐、腹痛、腹泻等；若喉头黏膜受侵则胸闷、气喘、呼吸困难，严重者可引起窒息而危及生命。邵老强调针灸治疗风疹效果虽好，但若遇病情严重者必须根据病情及时使用抗过敏药物，或综合治疗。

邵老还强调对于反复发作的风疹必须明确诊断，避免一切诱发因素，患者应忌食辛辣，鱼、虾、蟹等腥物，咖啡，戒酒等；注意气候变化，自我调摄寒热；避免接触致敏物品；加强体育锻炼，增强体质。

（二）痄腮

病案 丁某，女，5岁。

初诊（1989年4月11日）：家长代诉，右侧耳下肿胀酸痛2日，伴发热1日。患儿3日前自诉右侧面颊不适，家长视其无异样未予重视。2日前患儿出现右侧耳下腮部肿胀酸痛，进食加重，到单位医务室就诊，用药（具体药物不详）后症状改善不明显，今晨出现发热（38.3 ℃），患儿哭闹不欲进食，故求邵老诊治。

刻诊：患儿右侧耳下腮部肿胀酸痛、边缘不清，皮色不变，局部灼热，按压疼痛加重，咀嚼困难，咽痛，烦渴，体温38.6 ℃，大便干，小便短赤，舌红、苔黄腻，脉数。

诊断：痄腮（热毒蕴结证）。

病机：风热疫毒侵袭少阳、阳明经脉，热毒蕴结，闭阻脉络，郁而不散。

治法：清热解毒，消肿止痛。

处方：耳尖。

操作：取灯心草1根，蘸芝麻油并除去多余的芝麻油。医者左手拇、食二指夹捏患儿右耳尖两侧固定穴位，右手夹捏灯心草将蘸芝麻油端点燃后，对准右耳尖迅速点灸，一点即起，操作时听到"啪"的一声即可。

复诊（1989年4月12日）：患儿右侧腮部肿胀已消失，疼痛缓解，咽痛、烦渴消失，体温逐渐恢复正常，今晨测体温36.7 ℃，早餐进食一小碗稀粥。嘱家长给予患儿营养、易消化的半流质饮食，饭后漱口，多饮水，保证充足的睡眠。

1989年4月13日，家长到门诊告知，患儿诸症消失，痊愈。

思路：痄腮又称"蛤蟆瘟""大头瘟""大头风"等。本病一年四季都有发生，但以冬春季多见。其好发于学龄前和学龄期儿童，成人也可罹患本病，但病情较儿童为重。痄腮相当于西医之流行性腮腺炎，西医认为本病是流行性腮腺炎病毒经飞沫传播，引起的急性呼吸道传染性疾病。绝大多数患者可获得终身免疫，但亦有少数反复发作者。《医门法律》载："腮肿亦名痄腮，因风热或膏粱积热而作。"痄腮的发生不仅由外感时淫所致，而且与内腑积热有关。邵老指出，痄腮所发部位为手、足少阳经，手、足阳明经所过之处，他认同刘完素对痄腮的阐述，即"阳明邪热太甚，资实少阳相火而为之"。邵老认为，痄腮系素体内有郁热，复感疫毒时邪，内外热毒蕴结于少阳、阳明经脉，二经气血瘀滞，发于耳下腮颊，热郁毒壅，搏结不散，皮肤焮热漫肿，痛不可触，临床当以清热解毒为治疗大法，采用灯心草灸耳尖治之。

本例患儿右侧耳下肿胀酸痛，伴发热，此乃感受风热疫毒，热毒蕴结少阳、阳明之脉，郁而不散，结于腮部所致。邵老根据病情采用灯心草点灸耳尖治疗1次，即热退肿消痛除。

灯草灸又称"灯火灸""打灯火""焠法"，其最早记载见于《五十二病方》："点燃绳端灸疣。"本法是用灯心草蘸芝麻油点火后在穴位上直接点灼的一种灸法。灯心草味甘、淡，性微寒，归心、肺、小肠经，《本草纲目》有"降心火，止血通气，散肿止渴"的记载。用灯心草灸之可透发热邪，疏通经络气血，使郁火内毒有路外达，从而起到清热解毒，通络散结，消肿止痛的作用。正如明代李梴《医学入门》所云："虚者灸之，使火气以助元阳也；实者灸之，使实邪随火气而发散也；寒者灸之，使其气复温也；热者灸之，引郁热之气外发。"现代研究显示，灯心草灸既能使局部血管扩张，促进血液循环，加速新陈代谢，改善周围组织营养，又可增加白细胞的数量，起到杀菌、消炎、消肿、镇痛的作用。

耳和手、足三阳经有着密切的联系，《灵枢·经脉》篇云："小肠手太阳之脉……其支者，从缺盆循颈上颊，至目锐眦，却入耳中。""三焦手少阳之脉……其支者……系耳后直上，出耳上角……其支者，从耳后入耳中，出走耳前……""胆足少阳之脉……其支者，从耳后入耳中，出走耳前……""手阳明之别……入耳，合于宗脉。""胃足阳明之脉……上耳前……""膀胱足太阳之脉……其支者，从巅至耳上角……"现代研究表明，耳尖具有清热解毒止痛作用。耳尖刺血可促进血液循环，改善组织供血供氧，提高机体免疫功能。通过灯心草点灸耳尖，可疏通三阳经脉之气，宣泄风热疫毒之邪，调和气血，激发机体抗病能力，从而达到泻热解毒，散郁消肿，通络止痛而治愈痄腮的目的。在具体操作时，邵老强调一定要注意安全，灯心草蘸油不可过多，以不滴油为度，否则点火后易使火苗随油滴落烫伤皮肤或损坏衣物。

邵老治疗痄腮除用灯草灸外，临床亦会根据具体情况采用针刺治疗。其取穴以少阳、阳明经脉为主，局部与远端穴位配合，即主穴取翳风、颊车、合谷。翳风为手少阳三焦经之穴位，有调三焦气机，疏风通络，清热泻火之功；颊车为足阳明胃经之穴，具有开关通络，消肿止痛之效；二穴合用，前后夹击，直达病所，效力益彰。合谷为手阳明经之原穴，有清热解表，通降胃肠之功，《四总穴歌》云"面口合谷收"，合谷强刺激，祛风清热，通络镇痛之功尤佳。三穴伍用，穴简效宏，为邵老治疗痄腮之经验效穴。并根据临床不同表现配用其他腧穴，如发热配曲池、外关；高热配大椎；肿痛较重配少商、商阳；头痛配风池、百会；少腹痛、睾丸肿痛配中极、三阴交、太冲；惊厥神昏配水沟、十宣。

针灸治疗痄腮疗效显著。本病失治误治，可并发睾丸炎、卵巢炎，甚至脑炎，所以一旦发现应尽早治疗。痄腮传染性极强，一旦发现应及时隔离患儿，直至腮腺肿大完全消失为止。治疗期间应清淡饮食，多饮水，多食水果、蔬菜等粗纤维食物，保持大便通畅。

（三）瘰疬

病案1 郭某，女，38岁。

初诊（1976年4月2日）：患者以右颈部大小不等数个硬结12年，加重3年为主诉。12年前，患者右颈部出现数个硬结，到某医院就诊诊断为"颈淋巴结结核"，给予抗结核药治疗效不明显，病情不断加重，右颈部硬结进一步增大。3年前，患者因身体逐渐虚弱，无法工作，在家长期休假。近日经人介绍来邵老处诊治。

刻诊：患者精神不振，情绪低落，体质消瘦，面色无华，颈部右侧数个硬结，连接成串，大的如杏核，小的如豆粒，午后潮热，乏力，纳差，睡眠、大小便尚可，舌红、苔少，脉数。

诊断：瘰疬（肝郁痰凝证）。

病机：情志不遂，肝郁气滞，伤脾失运，痰湿内生，痰气凝结。

治法：理气活血，消痰散结。

处方：阿是穴（颈部瘰疬结节）。

治疗：先在患者颈部右侧硬结处使用碘伏严格消毒，医者左手拇、食二指将患处瘰疬结节固定，右手持针将针尖及针身前半部在酒精灯上烧红，待针身发亮呈白色时（酒精灯要放置在离施术部位较近处，既能保持针体的温度，又便于右手准确刺入），对准结节，快速刺入一定深度，将针柄稍加捻转，立即拔出，用干棉球按压针孔片刻。依次在每个硬结处采用火针点刺，硬结大者刺2～3针，小者刺1针即可。操作结束后，结节处覆盖一无菌敷料，用胶布固定，定期更换，保持局部清洁干燥。

复诊（1976年4月10）：患者右侧颈部较大的硬结已明显缩小，小的硬结基本消失，潮热症状改善显著，其他情况同上。继续采用火针治疗。10日1次。

复诊（1976年5月8日）：患者经3次火针治疗，颈部较大硬结缩小，小的硬结消失，潮热症状消除，饮食增加，体质渐壮，体力有所恢复。已恢复正常工作，停止治疗。

复诊（1976年9月13日）：患者自火针治疗后，身体状况一直很好，工作顺利。近日工作繁忙，过于劳累，发现颈部又现3个如豆大之硬结，担心病情发展，今特找邵老针治。邵老根据患者病情，按上法火针治疗。

经火针间断治疗3次，告愈。随访3年，病无反复。

思路：瘰疬是指好发于颈项部的慢性感染性疾病，以其形态累累如串珠，粒粒可数故而得名。其小者为瘰，大者为疬。在古代文献中常有不同称谓，如"痰疬""气疬""马刀侠瘿"等，俗称"老鼠疮""瘰子颈"。瘰疬相当于西医学颈淋巴结结核。陈士铎《石室秘录》云：瘰疬之症，多起于痰，而痰块之生，多起于郁，未有不郁而生痰者，未有无痰而成瘰疬者。张元素亦云："瘰疬不系膏粱丹毒之变，总因虚劳气郁所致。"瘰疬发病多因情志不畅，肝气郁结，气郁化火，炼液为痰，凝阻脉络；或肝气犯脾，聚湿生痰，痰气互凝结于颈项；或风火邪毒侵袭，与体内痰湿搏结凝聚于颈项；或病程日久，肺肾阴亏，虚火内炽，肺津不布，灼津为痰，痰火凝聚，热盛肉腐成脓；或溃烂不收，形成瘘管；或脓液淋漓，耗伤气血。邵老常说瘰疬为慢性病，其病程较长，由于瘰疬所处的发病阶段不同，其表现各不相同。瘰疬初期可无自觉症状，仅在颈部的一侧或两侧有一个或数个大小不等的硬结，皮色不变，按之不痛，推之可移；随着病情发展，硬结逐渐增大，与表皮粘连，数个成串，推之不动；病情进一步发展，则硬结变软，皮色暗红、疼痛，继之溃破，脓水淋漓，形成溃疡或瘘管，难以愈合。在具体治疗时，邵老善用火针，指出"火郁发之"，火针可借助火力强开外门，引动火热毒邪直接外泄，火泻毒清；同时能够温通经脉，促进局部血气运行，火毒随血气行而消散。

邵老强调由于患者疾病所处的不同阶段当采取不同治法。如初期（硬结期）治宜疏肝解郁，化痰软坚；中期（成脓期）治宜理气活血，透发散结；后期（破溃期）治宜益气养血，扶正祛邪。在具体操作时，医者必须操作熟练，动作敏捷，慎重细心。其操作要领：①若瘰疬痰核未破者，用火针刺其核中，以热引热，速进急出，火热毒邪随之而去，无不应瘥；②若痰核结块成脓者，火针应刺破脓包，转动其针，停针慢出，并加拔一小号火罐，促其浊脓排出，使毒邪外泄而不内攻，脓尽以无菌纱布覆盖；③若破溃久不收口，瘘管或窦道形成，火针刺入瘘管或窦道中，并平刺周围增生肉芽组织，使管壁脱落，恶肉尽去，祛腐生肌。

根据本例患者病情，实属情志不遂，肝郁气滞，横逆伤脾，脾失健运，痰浊内生，痰气凝结而成。其病程较长，发展缓慢，虽有化火之征，但颈部痰核硬结尚未出现变软化脓，故邵老运用火针理气活血，消痰散结以"发之"，很快取得满意效果。后病又反复，邵老再次运用火针治疗，获得治愈，随访3年，病无反复。

病案2 王某，女，21岁。

初诊（1958年7月2日）：患者以颈部双侧数个硬结15年，右侧硬结溃破3个月为主诉。15年前，患者颈部不明原因双侧各出现一个硬结，因无任何不适感觉，未引起重视。之后硬结逐渐增大、增多，即在当地治疗，病情一直得不到控制，尤其近5年曾化脓溃破3次，尚遗有瘢痕。3个月前，患者颈部右侧有1处硬结溃破一直未有愈合，脓水常流，虽用中西医药（用药不详）治疗，效果不甚明显，故来寻求邵老诊治。

刻诊：患者体质虚弱，呈慢性贫血面容，颈部左右硬结累累，大小不一，右侧有一硬结溃破，如铜钱大小，时时流出脓水，数个肉芽增生如石榴籽样，高出皮肤，舌淡、苔薄白，脉细弱。

诊断：瘰疬（气血亏虚证）。

病机：脾虚失运，聚生痰浊，阻碍血行，痰瘀互结，日久化火，灼伤肌肤，肉腐成脓，耗伤气血。

治法：祛腐生肌，扶正祛邪。

处方：阿是穴（硬结溃破处）。

治疗：先在溃破硬结处使用碘伏严格消毒，医者左手拇、食二指将其固定，右手持针将针尖及针身前半部在酒精灯上烧红，待针身前半部发亮呈白色时快速将火针刺入窦道，并平刺肉芽增生处。操作后，将无菌敷料覆盖在针刺部位，胶布固定。嘱患者保持局部清洁干燥。

复诊（1958年7月7日）：患者经上次火针治疗后，硬结溃破处分泌物明显减少，创面较前干燥，肉芽增生已有萎缩。继续按上述方法火针治疗。

复诊（1958年8月1日）：患者经过火针治疗5次后，溃疡面基本愈合，肉芽已萎缩，增生消失。今针对其颈部硬节进行治疗：局部用碘伏严格消毒，医者左手拇、食二指将瘰疬结节固定，右手持针将针尖及针身前半部在酒精灯上烧红，待针身前半部发亮呈白色时对准结节，快速刺入一定深度，稍加捻转针柄，立即拔出，用消毒干棉球按压针孔片刻。每周治疗1次。

复诊（1958年8月18日）：患者按上法连续火针治疗3次，多个硬节均已消失，体质逐渐增强。

随访多年，其病未见复发。

思路：《外科正宗·瘰疬论》曰："瘰疬者，饮食冷热不调，饥饱喜怒不常，多致脾气不能传运，遂成痰结。"指出饮食、情志失调均可影响脾胃功能，健运失司，聚湿成痰，痰浊凝聚颈项即可形成本病。本例患者虽年龄不大，却病达15年，且有一硬结溃破3个月未曾愈合，时时流出脓水，数个石榴籽样肉芽增生明显，呈慢性贫血面容及舌淡、苔薄白，脉细弱。根据患者症状结合病史分析：此乃幼年喂养失当，脾胃受损，聚湿生痰，痰浊凝滞，影响血行，血脉瘀滞，痰瘀互结，日久化火，一则灼伤肌肤、肉腐成脓，二则灼津耗气、气血亏虚、肌肤失充，则溃而难敛。邵老治疗以"祛腐生肌，扶正祛邪"为总则。《外科正宗·瘰论》指出："火针之法独称雄，破核消痰立大功。"《针灸聚英·火针》曰："破痈坚积结腐等，皆以火针猛热可用。"《素问·六元正纪大论》云"火郁发之"，《灵枢·九针十二原》又云"菀陈则除之"。邵老治疗本例患者即选用火针，将火针直接刺入窦道，以平刺肉芽增生处，借助火力灼烧及针刺穿透之力强开外门，利于火热毒邪直接外泄，火泻毒清；同时可温通经脉，促进局部血气运行，气行则火散，血行则瘀化，火毒之邪随气血运行而消散；而且火针抑制、消除了肉芽组织的异常增生，减少了分泌物的产生，最终使久不能愈合的溃破之处愈合。现代研究亦表明，火针法是基于热效应，起到改善局部微循环、促进病理性代谢物吸收、抑制介质合成与释放、增强机体免疫功能的作用。该患者运用上法治疗5次后，溃疡面基本愈合，肉芽已萎缩，增生消失。但其颈部左右两侧仍有硬节存在，说明病未彻底治愈。邵老指出，该患者病初即是颈部有小结节，未引起重视而后酿成大病，所以治疗要乘胜追击，斩草除根。邵老仍用火针刺之，以温通局部经络，运行气血，活血化瘀，软坚散结，消除痰浊败血，祛邪扶正，使硬结消失，体质渐强。

火针治疗瘰疬，疗效显著但对操作有很高的要求。邵老告诫医者，既要熟练掌握操作手法，又要掌握局部解剖结构，以免误伤血管、神经。施术部位要求严密消毒，对成脓、破溃者，治疗后疮口要清洁干净，保持干燥，谨防感染。对火针治疗有恐惧心理者，应在治疗前做好解释工作，消除紧张恐惧心理，以防发生晕针。嘱患者调整情绪，保持心情舒畅；清淡饮食，食物应富含营养，忌辛辣刺激、鱼腥发物等；生活规律，适当锻炼，增强体质。

若颈部淋巴结破溃引起继发性感染，出现局部或全身的急性炎症；或破溃的干酪样变淋巴结侵入颈动脉，导致结核杆菌播散至全身引起严重并发症者，应及时转至专科治疗，以免延误病情。

（四）脱肛

病案 赵某，女，56岁。

初诊（1977年8月18日）：患者以便后肛门有物脱出已3年余，加重1个月为主诉。患者平素体质偏弱，3年前饮食稍有不慎，即大便次数增多，便质稀薄，之后逐渐出现排便后肛门有物脱出，由于脱出症状较轻，可以自行回纳，当时没有治疗。日久肛门坠胀感明显，病情逐渐加重，尤其近1个月不但排便时脱出，而且在行路或稍事劳动后，肛门即有物脱出。虽用中西药（用药不详）治疗，但效果不佳。故前来寻求邵老针灸治疗。

刻诊： 患者神志清楚，形体瘦弱，饮食欠佳，睡眠尚可，大便溏薄，每日2~3次，每次大便肛门即有物脱出，长4 cm左右，需要用手还纳，严重时在行路或稍事劳动后，肛门即有物脱出，舌淡红、苔薄白，脉缓弱。

诊断： 脱肛（脾阳不足证）。

病机： 脾阳不足，纳运失职，气血乏源，升举、固摄无力。

治法： 健脾益气，升阳固脱。

处方： 百会、长强、环肛、气海、足三里。

治疗： 先令患者采取侧卧屈膝，在所选穴区常规消毒。百会选用1寸毫针向前刺入0.8寸，并配合艾条温和灸；长强和环肛（位于肛门两侧，在时钟3点、9点处，位于肛缘赤白肉际交界处）选用3寸长毫针，刺入2.5寸深，留针30 min，中间行提插、捻转手法2次，患者自觉针处有紧迫收缩感。起针后，令患者采取仰卧位，复针刺气海、足三里，用1.5寸毫针，各刺入1.2寸，用提插、捻转补法，配合艾条温和灸30 min，以促进正气之恢复。

复诊（1977年8月26日）：在第1次针灸后，患者大便时肛未脱出，但走路活动时，肛门仍有胀坠感。治疗如前法，每日1次。

患者又连续针灸2次，饮食量增加，大便正常，脱肛再未发生。观察多年，疗效巩固，脱肛未再复发。

思路： 脱肛又称直肠脱垂，主要指直肠黏膜或直肠全层脱垂，少数可发生部分乙状结肠脱垂。临床有不完全性脱垂、完全性脱垂和重度脱垂。其病位主要在肠，与肺、脾、肾三脏相关。邵老常说，小儿脱肛的发生多因气血未盛、体质虚弱，成人脱肛的发生常与久病劳伤、年老体弱、产育过多、嗜食辛辣等因素有关，其病机乃中气不足、气虚下陷，或湿热下注、瘀阻脉络。辨证之时，邵老指出脱肛虽有虚实之分，但以虚者居多，治当补虚为主，有实者佐以泻实，总则当为升阳益气，处方取穴以百会、长强、环肛为主。临床明辨病性，穴证相应，加强调护，即可获得良好效果。

本例患者已患病3年之久，形体瘦弱，不仅便后脱肛，且稍事劳动后即脱出，纳少便溏，说明患者平素体质较差，中气不足，纳运失职，气血生化之源不足，升举无力，失其固摄，导致肛管直肠向外脱出。其舌淡红、苔薄白，脉缓弱乃脾虚之征。邵老针对患者病情取百会、长强、环肛、气海、足三里治疗。百会属督脉，又名三阳五会，具有温经通络，升举清阳，回阳固脱等作用，针灸并施对气虚升提无力之症效果尤佳。长强又名"尾闾""尾翠""骨骶"，为督脉之络穴，督脉为"阳脉之海"，总督一身之阳经，局部近取长强有疏调局部经气，调和阴阳，升清降浊，理肠固脱，通畅督脉，清泻肠热等功效，是治疗脱肛之要穴，正如《外台秘要》所云："备急疗小儿脱肛方，灸尾翠三壮愈。"《针灸大成》亦曰："小儿脱肛泻血，秋深不效，灸龟尾一壮。"百会、长强相配治疗脱肛疗效更佳，正如《针灸大成》所云："脱肛、百会、尾闾（七壮）、脐中（随年壮）。"此法一直沿用至今。环肛是邵老临床治疗脱肛的经验效穴。三主穴同取，重在局部治疗，可改善肛管直肠局部血液循环，调节肛管直肠组织的功能，使肛门括约肌收缩，增强肛周组织的支撑力，从而治疗脱肛等肛肠疾病。气海是任脉穴，居于脐下1.5寸，为诸气之海，《针灸资生经》云："气海者，盖人之元气所生也。"本穴具有大补元气、总调下焦之气机的作用，可主治脏气虚惫，真气不足和下焦气机失畅所致的病证；足三里是足阳明胃经的合穴、胃腑的下合穴，具有健脾和胃，补益气血，调理肠腑，扶正培元，通经活络，升阳举陷等作用，《通玄指要赋》曰："三里却五劳之羸瘦。"本例患者年过半百，久病体虚，邵老根据本病形成之原因，针对其病情，在主穴处方中配入气海、足三里，以加强培元健脾，升阳举陷治本之力。邵老采用局部、邻近和远端三部配穴法，针灸并施，治疗脱肛效如桴鼓。

由于脱肛病情有明显差异，邵老强调在治疗时，当重辨证，除主穴的选取外，属脾虚气陷配脾俞、足三里；肾气不固配肾俞、气海；湿热下注配阴陵泉、三阴交，阳虚者加灸。

在具体操作时，邵老指出长强和环肛均位于肛周，针刺进针较深，且要留针，为便于取穴和针刺操作，体位的选择尤为重要，既要患者舒适持久，又必须充分暴露局部，故采取侧卧屈膝位，使双膝靠近胸腹，暴露病位。由于肛门属隐私部位，患者有性别观念及害羞心理时，可能会影响患者治疗的依从性，故在操作时尽可能保护好患者的隐私，使患者能够遵医嘱顺利完成治疗。

针灸治疗脱肛的疗效肯定，尤其对轻、中度者疗效较好。但临证要重辨证，抓病机，辨虚实，穴证相应，标本同治，主配分明，即可获得好的疗效。但日常调护不可忽略，凡可增加腹压而诱发或加重脱肛的久泻、久痢、久咳、便秘等疾病要积极给予治疗；患者若伴有精神心理症状时，在接诊时宜给患者详细说明病情、病因及治疗方法，针对患者痛苦、惧怕治疗的心理给予疏导，增强患者治疗信心；养成良好的饮食习惯，注意饮食营养，禁食辛辣之品，戒烟限酒；嘱患者适当注意休息，避免增加腹压的动作，指导患者做提肛锻炼。对重度脱肛或局部感染者应采取综合治疗。

（五）肩凝症

病案 刘某，女，55岁。

初诊（1989年10月27日）：患者以右侧肩部疼痛2个月，加重2日为主诉。患者在2个月前坐车未关车窗而受风，出现右肩部疼痛，到药店自购风湿膏连贴2日后缓解。之后稍有受风受凉即右肩疼痛，但疼痛轻微，可以忍受。2日前由于夜卧不慎再次受寒，右肩冷痛加重，活动受限，不能抬举，贴膏药不能缓解疼痛，来邵老处针灸治疗。

刻诊：患者神志清晰，语言流利，体质偏瘦，右上肢外展、后伸均明显受限，肩周压痛，肩前、臂臑处压痛最为明显，睡眠差，舌淡红、苔薄白，脉弦紧。

诊断：肩凝症（太阴、少阳经证）。

病机：风寒外袭，凝滞关节，气血运行不畅，痹阻脉络。

治法：舒筋活络，温经止痛。

处方：大椎、肩髃、曲池、外关、合谷、肩前、臂臑。

治疗：令患者采取侧卧位，在所选穴区常规消毒。大椎、肩髃、曲池、肩前、臂臑选用1.5寸毫针，刺入1.2寸；外关、合谷选用1寸毫针，刺入0.5寸。肩髃行努针运气热感法，即将1.5寸毫针先刺入一定深度，得气后将针缓缓提至皮下，稍停，再将针刺至原深度，待气复至，医者右手拇指向前，食指向后捻针，紧持针柄固定不动，聚精会神，同时结合运气，以意领气，通过拇、食二指把气传至针体，以促使针下产生热感。余穴用提插、捻转针刺手法行针，得气后，留针30 min，每10 min行针1次。起针后，嘱患者注意肩部保暖；活动肩部，范围由小到大，频率由慢到快。

复诊（1989年10月28日）：患者昨日经针治1次后，效果特别明显，疼痛减轻，活动范围增大。按上法继续针治。

复诊（1989年10月30日）：患者右肩偶有轻微疼痛，右手能高举过头，后背已能摸到左侧肩胛下角，为巩固疗效，按上法继续针治。

患者前后共针5次，右肩疼痛消失，活动自如，告愈。随访3个月，病无反复。

思路：肩凝症是指肩部酸重疼痛及肩关节活动受限的一种病，属中医"痹证"范畴，是临床的常见病、多发病。早在《灵枢·经筋》篇就有"肩不举"的记载。中医根据其临床发病特点又称"五十肩""漏肩风""肩痛""冻结肩"等，本病相当于西医的肩关节周围炎，简称肩周炎。其发病多见于五旬之人，正气不足，营卫渐虚，筋骨衰颓，复因局部感受风寒，或劳累闪挫，或长期偏侧而卧，筋脉受损，渐致气血阻滞而成肩痛。肩痛日久，又因局部气血运行不畅，蕴郁而生湿热，以致患处发生轻度肿胀，甚则关节僵直，肩臂不能抬举。本病早期以剧烈疼痛为主，功能活动尚可；后期则以肩部功能障碍为主，疼痛反而减轻。临证时邵老强调以经络辨证为主，将病、症、位结合，分期辨证，针灸论治。如疼痛以肩前内侧为主且压痛明显，后伸痛甚者，为手太阴经证；疼痛以肩前外侧为主且压痛明显，上举痛甚者，为手阳明经证；疼痛以肩部外侧为主且压痛明显，外展痛甚者，为手少阳经证；疼痛以肩部后侧为主且压痛明显，内收痛甚者，为手太阳经证。在具体治疗取穴时邵老以大椎、肩髃、曲池、外关、合谷为主，属太阴经证，配肩前；手阳明经证，配手三里；属少阳经证，配臂臑；属太阳经证，配肩贞；痛点显著配阿是穴；活动受限配阳陵泉或条口。

本例患者年过半百，肝肾不足，气血虚少，复因外寒侵袭，凝滞关节，使气血运行不畅，脉络阻闭不通而疼痛；筋肉失养而活动障碍。正如明代张景岳《类经图翼》云："凡人肩冷臂痛者，每是风寒。肩上多冷，或日须热手抚摩，夜须多被拥盖，庶可支持，此阳气不足，气血衰少而然。"《古今医鉴》说：臂痛为风寒湿所搏，或睡后手在被外为寒邪所袭，遂令臂痛；及乳妇以臂枕儿，伤于风寒而致臂痛者……有血虚作臂痛，盖血不荣筋故也。根据患者发病之因和临床表现，辨证当属太阴、少阳经证，邵老取用大椎、肩髃、曲池、外关、合谷、肩前、臂臑治疗。邵老认为，肩凝症患者多为中老年人，机体阳气不足，且易感受风寒之邪，大椎是治疗肩凝症的特色选穴，大椎为手、足三阳经与督脉之会穴，居背部的上端，为阳中之阳穴，手、足三阳经的阳热之气由此汇入本穴并与督脉的阳气上行头颈，行于上肢。针刺之可振奋人体阳气，祛风散寒，通行气血，使经脉畅达，痹痛乃除。肩髃、曲池、合谷均属手阳明经，阳明为多气多血之经，能调理气血，舒筋活络；外关为手少阳三焦经络穴，是八脉交会穴之一，通阳维脉，有疏风解表，通调气血之功；肩前为经外奇穴，用于治疗肩臂内侧疼痛，上肢不遂，后伸受限；臂臑为手少阳三焦经穴，用于治疗肩臂疼痛，上肢不遂，外展受限。肩前、臂臑二穴均具有除风祛邪，舒筋活络，调理气血的作用。

邵老治疗肩凝症不仅重视经络辨证，腧穴的配伍，远近结合，且在具体操作时于肩髃运用了努针运气热感法。邵老指出肩髃位于肩部，是手阳明经与阳跷脉穴交会，阳明经为多气多血之经，跷脉主肢体运动，故疏经活络、调理气血、通利关节的作用甚强，为治疗上肢痿、痹、顽麻、不遂等诸疾要穴。且肩髃处为风寒之邪侵袭的主要部位，应为重点施术部位。《金针赋》云："烧山火，治顽麻冷痹……除寒气有准。"在肩髃采用努针运气热感法，使阳气入内，局部乃至全身产生温热感，治疗本病能起到标本同治的作用。

肩凝症是针灸的适宜病谱，尤其在该病的早、中期是针灸的一级病谱，针灸治疗本病有很好的疗效，一般病程越短效果越好，所以一定要把握治疗时机。临床必须明确诊断，排除结核、肿瘤、骨折、脱臼等其他疾病。针灸治疗该病的同时，功能锻炼是不可缺少的环节，加强肩部功能锻炼，有助于疗效的提高。注意肩部保暖，避免风寒侵袭。对病久组织产生粘连、肌肉萎缩者，可结合推拿治疗，以提高疗效。

（六）腰痛

病案　张某，女，30岁。

初诊（1981年5月15日）：患者以腰部疼痛2年，腰痛加重伴左下肢疼痛3日为主诉。患者2年前因过度劳累突发腰痛，经休息、外贴风湿止痛膏后腰痛消失。之后稍累或受凉腰痛就有发作，经休息、外贴膏药即可缓解。3日前因运动不慎，用力过猛，突然出现腰部剧痛，并有触电感向左下肢放射，行走困难。虽经休息，外贴膏药2日，但不见好转，遂到某省医院就诊，诊断为腰椎间盘突出症，建议住院治疗，患者不愿住院，经人介绍到邵老处求治。

刻诊：患者精神不振，痛苦面容，腰痛剧烈，腰骶及左侧下肢疼痛明显，腰部活动受限，难以自主翻身，左下肢沉重疼痛，触其腰骶两侧肌肉僵硬，环跳、承扶处有压痛，行走困难，不欲饮食，睡眠差，大、小便正常，舌暗、苔薄白，脉细涩。

诊断：腰痛（瘀血阻络证）。

病机：腰部劳伤未全恢复，复因闪挫使腰府受损，气血运行受阻，瘀阻腰络。

治法：益肾强腰，通经活络。

处方：肾俞、腰阳关、大肠俞、十七椎、环跳、承扶、委中、阳陵泉。

治疗：患者取右侧卧位屈股、屈膝，在所选穴区常规消毒。肾俞选用1寸毫针，直刺0.8寸；环跳选用3寸毫针，直刺2.5寸，行大幅度提插、捻转手法，使局部产生的麻电感向左下肢放射至左足为佳，中穴即止；其他穴位选用1.5寸毫针直刺1.2寸，行提插、捻转手法，使麻胀感向下放射至足跟为宜；针刺得气后，留针30 min，中间行针2次。起针后于腰阳关、十七椎两侧、环跳、承扶各拔一大号火罐，留罐10 min。

针罐治疗后，患者即述腰痛明显减轻，可做轻微活动，左下肢较前轻松。

复诊（1981年5月16日）：患者经昨日治疗后，腰腿疼痛明显减轻，可自主翻身，昨夜睡眠较好，晨起左下肢轻松，可慢慢行走。效不更方，继续针罐治疗，每日1次。

复诊（1981年5月21日）：经针罐治疗5次后，患者腰痛又有所减轻，腿痛基本消失，可自己缓慢行走，但行走稍快则腰痛加重。触其腰骶两侧肌肉仍较僵硬。按上法针罐治疗后，在委中用三棱针点刺放血。坚持针罐治疗，每日1次。10次为1个疗程，令患者休息。

复诊（1981年6月3日）：患者自行来诊室治疗，自述经针罐治疗效果非常明显，坐、立、行走均可，但时间稍久则感腰部疼痛。嘱其坚持治疗，取肾俞、大肠俞、腰阳关、十七椎、委中，按上法针罐治疗，隔日1次。

复诊（1981年6月11日）：患者按上法又治疗5次，腰腿疼痛完全消失，饮食、睡眠正常。为巩固疗效，预防复发，坚持治疗。并嘱其注意日常生活调护，劳逸结合，加强腰背肌锻炼，不做剧烈运动，注意腰部保暖。

患者前后共针罐治疗2个疗程，诸症皆除。随访半年，未见反复。

思路：腰痛是以腰部一侧或两侧疼痛为主要症状的一种病，因病因不同临床可表现出冷痛、热痛、酸痛、胀痛、刺痛、牵拉痛、麻痛或隐痛等不同感觉，其疼痛可连项牵背，引胁窜足，或使腰部仰俯转侧受限等。该病在临床病因较多，常由感受外邪、跌仆闪挫、禀赋不足、年老体弱、劳欲太过等因素引发。然"腰为肾之府"，腰痛与肾的关系最为密切，正如《素问·脉要精微论》所云："腰者，肾之府，转摇不能，肾将惫矣。"指出了肾虚腰痛之特点。邵老认为，腰痛有虚实之分，临床当辨标本缓急。年轻力壮，腰痛初期或因感受外邪，或因跌仆损伤者，疼痛剧烈，发病急骤，多为气血瘀阻脉络，辨证当属实证，治疗重在祛邪活络、通经止痛；若腰痛日久，迁延不愈，或老年体弱者，酸痛隐隐，起病较缓，多为血脉不通，腰府失荣，辨证应属虚证，治疗当以补肾强腰。对虚实夹杂者，治疗应标本兼顾，祛邪与扶正共施。本例患者病程已有2年之久，且反复发作，致使肾精亏虚，腰府失养；本次发病因活动不慎，用力过猛，腰络受损，气血凝滞，瘀阻腰络而发。邵老指出本例患者为本虚标实，虚实夹杂，治疗宜补肾与祛邪并施，以达通络止痛之目的。

邵老强调腰痛不仅与肾关系密切，且足太阳膀胱经、督脉循行腰间，故治疗多取足太阳经脉、督脉之穴。肾俞为足太阳膀胱经穴，是肾脏精气输注背腰部之处，可填精益髓，温阳化气，强健腰膝；腰阳关是督脉穴，能温肾壮阳，祛湿散寒；大肠俞是足太阳膀胱经腰部腧穴，取之可疏通腰部经络，调理气血，强健腰脊；十七椎为经外奇穴，位居督脉，有强腰壮脊，通络止痛之功；委中是足太阳膀胱经的合穴，位于腘窝横纹中央，为本经脉气最为盛大的部位，《四总穴歌》云"腰背委中求"，《玉龙歌》中亦说："更有委中之一穴，腰间诸疾任君攻。"针刺之具有疏经活络，通利腰膝的作用。

本例患者腰骶及左侧下肢疼痛明显，环跳、承扶处有压痛，行走困难，邵老伍用足少阳胆经髀部环跳和足太阳膀胱经之承扶，针刺之可激发足少阳经、足太阳经之经气，疏通下肢经络，调理下肢气血，疏利腰髀，强健腰腿，缓急止痛；阳陵泉是足少阳胆经合穴，八会之筋会，善治筋病，具有祛除病邪，舒筋活络之功。诸穴同用，标本兼治，共奏益肾强腰，通络活络，缓急止痛之功。患者1981年5月21日复诊时，腰腿痛虽有明显缓解，但触其腰骶两侧肌肉仍较僵硬，邵老遵《素问·腰痛》"足太阳脉令人腰痛，引项脊尻背如重状，刺其郄中，太阳正经出血……"之意，在委中用三棱针点刺放血，以加强通经活络，祛瘀散邪之力。1981年6月3日复诊时患者病情大为好转，仅活动稍久腰痛。故邵老减去环跳、承扶、阳陵泉，仅用治疗腰痛的基本处方，意图治本。

邵老指出腰痛为临床常见病、多发病，针灸疗效显著，但在治疗时应分清轻重缓解，如急性腰扭伤所致腰部剧痛，活动受限，若痛在督脉取水沟；痛在足太阳经取后溪；痛在足太阳经、少阳经取腰痛穴。采取运动针法，行强刺激，在留针过程中，并让患者做前后左右活动腰部的动作，但一定要注意活动幅度由小到大，频率由慢到快；也可采用强刺激委中，并用三棱针点刺放血。这些方法治疗急性腰扭伤均能收到立竿见影的效果。邵老强调治疗腰痛除取肾俞、大肠俞、腰阳关、十七椎、委中等主穴，以益肾强腰、通络止痛外，还可针对其病因和表现，属寒湿腰痛重用灸法，瘀血腰痛配膈俞，肾虚腰痛配命门、太溪。腰椎病变配腰夹脊；腰部痛点明显配阿是穴；在针刺后于局部加拔火罐。

邵老常说，针灸治疗腰痛虽显效快，效果好，甚至能收到"针到痛除"效果，但并不是所有的腰痛都适合针灸治疗，若为他病（如肿瘤、结核、骨折、腰椎错位等）引起的腰痛，则应积极治疗原发病，切不可盲目针刺以延误或加重病情。急性腰痛患者，应及时治疗，愈后应注意调养休息，避风保暖，以防反复发作，加重病情；慢性腰痛患者，日常调护尤为重要，宜保持正确的坐、卧、行体位，不可强力负重，防止跌仆闪挫。腰痛患者必要时配用腰托固护，劳逸结合，科学锻炼帮助康复。

（七）腱鞘囊肿

病案 丁某，女，32岁。

初诊（1989年6月10日）：患者以右腕背部出现半个核桃大硬块2年余，加重2个月为主诉。患者由于长期过度劳作，2年前右腕背横纹处出现一蚕豆大小囊性肿块，不痛不痒，自行按揉即可消失，故没有正规治疗。日久，肿块反复出现且逐渐增大，尤其近2个月自行按揉肿块不消，大如核桃，质地坚硬，活动腕部即感酸困，偶感疼痛，到某医院诊治，诊断为"腱鞘囊肿"，医生建议行外科手术以根治，患者惧怕手术，故前来邵老处求治。

刻诊：患者右腕背部可见一核桃大硬结，触之坚硬如石，常感腕部酸困乏力，提重物或腕部做旋转、屈伸时疼痛明显，舌淡红、苔薄白，脉弦细。

诊断：腱鞘囊肿（经筋劳伤证）。

病机：劳作过度，经筋受损，气血阻滞，水湿痰凝聚于骨节筋脉。

治法：温通行滞，软坚散结。

处方：阿是穴。

治疗：局部常规消毒后，医者左手拇指、食二指将肿块推至一边，使囊肿突起，右手持火针在酒精灯上烧至发红发亮时，迅速从囊肿的侧面刺入，出针后挤出约5 mL胶状透明黏液，用酒精棉球擦拭局部，囊肿当即消失，局部平坦，最后用消毒纱布加压包扎固定。

随访3个月，未见复发。

思路：腱鞘囊肿是发生于关节部腱鞘内的囊性肿物，内含无色透明或淡黄色胶状黏液，是关节囊周围结缔组织退变引起的一种病症，属于中医"筋结""筋瘤"范畴。《灵枢·刺节真邪》云："筋屈不得伸，邪气居其间而不反，发为筋瘤。"本病以腕关节多见，也可发于足背部、手指和足趾附近及腘窝。好发于青壮年，多见于女性。中医认为本病多因长期劳作，过度活动，遭受外伤等导致经脉经筋受损，气血运行不畅，筋膜肌骨失养，以致瘀血内停，水湿痰凝，集聚于骨节筋脉而发。

邵老常说，腱鞘囊肿属本虚标实之经筋病。囊肿是局部有形之物，为痰凝血瘀之"标实"，但本病多因劳损、感邪、外伤，使局部筋脉失养所致，此为"本虚"。根据《素问·调经论》所云"病在筋，调之筋，病在骨，调之骨，燔针劫刺其下及与急者"，以及《针灸聚英》云"凡癥块结积之病，甚宜火针"，因而邵老治疗本病多用火针。

火针首见于《黄帝内经》中，称为"焠刺""燔针"，《灵枢·官针》云："凡刺有九，以应九变……九曰焠刺，焠刺者，刺燔针则取痹也。"火针疗法是将针烧红后刺入机体的一种方法。《外科正宗》记载："火针之法独称雄，破核消痰立大功。"《针灸聚英》中有"破痈坚积结瘤，皆以火针猛热可用"。邵老临床善用火针治疗腱鞘囊肿，指出火针疗法通过加热的针体刺激腧穴，能将火热之气直接导入体内，既可直接激发经气，鼓舞气血运行，温益脏腑阳气，治疗正气虚损，经气不足，阳气虚少的各种病证；又因火针针具较粗，针孔较大，灼烙腧穴出针后，针孔不会很快闭合，瘀血、痰浊、水湿等有形之邪及风、寒、湿、火等六淫时邪，均可从针孔排出体外，以充分发挥火针"开门祛邪"之功，直接排出有形之邪，从而达到标本兼治的目的。

本案患者由于工作之因使腕部长期过度劳损，导致经筋损伤，经脉气血运行不畅而瘀滞，病初肿块较小，但未及时治疗，以致气血痰湿凝滞日久，囊液黏稠难以吸收，最终形成核桃大小的硬块，坚硬如石，推之不移；筋脉失养，腕部酸困乏力；痰瘀凝滞，经络痹阻，则腕部旋转、屈伸时疼痛。邵老运用火针，"借火助阳"以温通经脉，"开门祛邪"以排出囊液，同时火针刺其囊壁，使囊壁破坏、萎缩，囊液失去依附，难以复生，故火针治疗腱鞘囊肿见效快，疗效持久，效专力宏。

邵老强调，在应用火针治疗本病时要注意以下几点：①应做好解释工作，消除患者的恐惧心理。正如古人所云："凡行火针，必先安慰患者，令勿惊心。"②操作要准。医生操作时要用左手拇、食指将肿块推至一边，固定囊肿，《针灸聚英》中有"以墨记之，合针时无差，穴点差，则无功……先以左手按定其穴，然后针之"。③针体要"红"。"红"是指烧针时针体要烧至通红，趁针体通红迅速将针刺入穴位或患处，此时针体穿透力强，阻力小，可缩短进针时间，同时针体温度越高，刺激量越强，其温通经络、行气活血之力越明显。④进针要快。进针时需运用指力和腕力，快速进针，可减少进针时的疼痛。⑤火针进针深度要适中。以穿透囊壁为宜。"切忌过深，深则反伤经络。不可太浅，浅则治病无功，但消息取中也"。治疗本病时要迅速刺入深部，作用于囊壁，使囊壁萎缩，囊液难以复生，而获痊愈，且可避免复发。⑥针后囊液要挤净，并用消毒纱布加压包扎固定2～3日。

四、五官科病证

（一）目赤肿痛

病案 王某，女，40岁。

初诊（1992年5月20日）：患者以两眼红肿疼痛、视物模糊4日为主诉。4日前，患者病初突感双眼痒涩，很快出现红肿胀痛，畏光流泪，分泌物多，难以睁开，视物模糊，次日到某医院眼科就诊，检查示：双眼上下睑浮肿，伴大量黏液性分泌物；结膜重度充血，双眼球结膜下大片出血。诊断为"急性结膜炎"，给予肌内注射（用药不详），并用氯霉素眼药水点眼，用药2日效果不显，故来邵老处求治。

刻诊：患者痛苦面容，双目灼热、胀痛、涩痒，红肿难睁，畏光流泪，眵多黏结，视物模糊，饮食、睡眠尚可，小便色黄，舌红、苔薄稍黄，脉弦数。

诊断：目赤肿痛（风热外袭证）。

病机：风热疫毒时邪，上攻目窍，局部脉络受损，血壅气滞。

治法：祛风清热，消肿止痛。

处方：太阳、攒竹、耳尖、眼（耳穴）、肝（耳穴）。

治疗：患者取端坐位，所有穴位操作均先行揉、推手法，使局部充血，常规消毒后用三棱针点刺。太阳用三棱针直刺0.2～0.3寸后，用小号火罐拔于太阳处，使其出血2～3 mL；攒竹、耳尖用三棱针点刺，使其出血量约1 mL；眼（耳穴）和肝（耳穴）用三棱针点刺出血两三大滴。治疗结束后，患者即感双眼清爽、明亮，胀痛减轻。

复诊（1992年5月21日）：患者精神好转，双眼红肿消退，睑结膜充血明显减轻，胀痛、涩痒基本消失，眼眵明显减少，小便正常。继续治疗，用三棱针在太阳、攒竹、耳尖各放血十余滴。

复诊（1992年5月22日）：经2次治疗后，患者诸症消失，告愈。为巩固效果，又于太阳、攒竹、耳尖各放血五六滴。

思路：目赤肿痛为多种眼病的一个急性症状，为时疫热毒客于眼目而猝然暴发于白睛的外障眼病。发病时白睛突然红肿热痛，眵多黏结，犹如暴风骤至，又称"天行赤眼""天行赤热证"等，俗称"红眼""火眼"。本病多发于春夏季，具有传染性和流行性。多见于西医的急性结膜炎、假膜性结膜炎和流行性角结膜炎等，多由细菌或病毒感染，或过敏而成。邵老认为，目赤肿痛多因风热疫毒之邪侵袭目窍，郁而不宣，或因肝胆火盛，复感疫毒，内外合邪，循经上扰，以致眼络闭阻，血壅气滞而发病。由于疫毒的暴戾性、正损性、秽浊性、络损性、兼夹性、多损性导致眼之局部的气血逆乱，运行不畅，络脉受阻受损之瘀滞状态。本病临床以目赤肿痛，畏光流泪，眵多黏结，目涩难睁，或涩痒交作为主症。也可伴有全身症状，如风热时邪，上攻目窍，可伴有头痛、发热、恶风、舌苔薄黄、脉浮数；若因肝胆火盛，循经上扰者，可伴有口苦、烦热、大便干、舌红、脉弦数等症状。

邵老根据本例患者病情，治疗选取太阳、攒竹、耳尖、眼（耳穴）、肝（耳穴）为主。太阳为经外奇穴，三棱针点刺出血，可清热泄邪，祛风明目，消肿止痛，改善眼部之气血运行。正如《玉龙歌》云："两眼红肿痛难熬，怕日羞明心自焦，只刺睛明鱼尾穴，太阳出血自然消。"攒竹为足太阳膀胱经穴，具有宣泄足太阳经之经气，祛风散邪，清热明目，通经止痛之功，为治疗眼疾的常用穴，如《百症赋》曰："目中漠漠，即寻攒竹、三间"。耳尖位于耳郭之上部，《灵枢·口问》说"耳者，宗脉之所聚也"，《灵枢·邪气脏腑病形》又说："十二经脉，三百六十五络，其血气皆上于面而走空窍，其精阳气上走于目而为睛，其别气走于耳而为听。"十二经脉皆直接或间接与耳发生联系。耳尖放血治疗实证、热证、表证等为临床常用之法，善泻胸膈以上之火，尤其治疗目赤肿痛，具有清热明目、祛邪消肿的作用；眼（耳穴）在耳垂正面中央部（耳垂5区），相当于眼在耳郭上之部位，可以调节眼的功能，临床常用来治疗目赤肿痛、麦粒肿、电光性眼炎、近视等眼病；肝（耳穴）在耳甲艇的后下部（耳甲12区），相当于肝在耳郭上之部位。中医认为"肝开窍于目"，《灵枢·脉度》云："肝和则目能辨五色矣。"即眼与肝关系密切，眼病可从肝论治，点刺肝（耳穴），具有疏肝利胆、清热明目的作用。诸穴合用，功效相得益彰，共奏祛风清热，消肿止痛之功，故收满意疗效。

邵老认为，凡邪热壅盛，无论是风热束表，还是热毒炽盛，或是热入营血，痈疡疖肿，均可根据《素问·阴阳应象大论》"血实宜决之"及《灵枢·九针十二原》"菀陈则除之"的施治原则，采用刺络放血疗法，使侵入机体的毒邪随血而出，从而达到清热泄毒、通络消肿等目的，常用于治疗急证、热证、痛证、瘀血之证和久病痼疾。三棱针在眼科疾病的治疗中具有独到之处，早在《银海精微》中就记述了三棱针治疗赤脉传睛之症，疗效甚佳。邵老临证善用刺络疗法，他常说，刺络疗法治疗目赤肿痛可缩短病程，提高疗效，强调运用时一定要辨证清晰，取穴要少而精，或循经取穴，或察其瘀滞之脉络刺出血。操作时手法宜轻、浅、稳、准，出血适量，防止晕针等意外事故发生。每日放血1～2次。病情轻者，一般放血后眼结膜充血即可减轻、肿痛消失，重者放血3～5次即可治愈。

邵老指出眼周的血管、神经丰富，根据病情若需针刺局部腧穴时一定要注意安全，取穴要精准，手法要正确，如针刺眼眶内穴睛明时，一定要严格消毒，令患者闭目，选用1寸毫针，左手轻推眼球向外侧固定，右手持针缓慢刺入0.5～0.8寸，轻微捻转后出针；不宜用提插和大幅度捻转行针手法，出针后无论出血与否，均需用干棉球按压针孔，以防出血。

《银海精微》中说："天地流行毒气，能传染于人，一人害眼，传于一家。"由于本病的传染性很强，所以一经发现应及时做好隔离工作，以免造成扩散。医者要防止交叉感染。嘱咐患者应注意眼部卫生，注意休息，减少视力活动。饮食宜清淡，忌食肥甘厚味、辛辣刺激性食物。舒畅情志，避免精神刺激。

在采用针灸治疗目赤肿痛的同时，若能配合外用眼药，可提高疗效，促使病愈。

（二）咽喉肿痛

病案 张某，男，20岁。

初诊（1992年12月22日）：患者以咽喉疼痛伴发热、咳嗽3日为主诉。3日前，患者因感冒而出现咽喉疼痛、高热、恶寒、头痛、身痛、咳嗽。到某医院诊治，诊断为上呼吸道感染。给予抗生素、退热药（药名不详）治疗，服药后热退，头身疼痛、恶寒消失，仍咽痛、咳嗽。次日又现发热，咽痛加重，故今来邵老处治疗。

刻诊：患者精神欠佳，痛苦面容、面红，咽喉疼痛，饮水、进食、说话痛甚。咳嗽，无痰，小便稍黄，大便2日未解。体温38.9 ℃，白细胞10.2×10⁹/L，中性粒细胞80%。咽部红肿，两侧扁桃体Ⅱ°肿大，表面有白色分泌物，悬雍垂充血水肿，颌下淋巴结肿大疼痛。舌质红、苔薄黄，脉浮数。

诊断：咽喉肿痛（风热壅肺证）。

病机：风热侵袭，熏灼肺系，上攻咽喉。

治法：清泻肺热，消肿止痛。

处方：阿是穴（扁桃体肿大处）、大椎、少商、扁桃体（耳穴）。

治疗：治疗前，先取一根细绳把三棱针针体下部绑在筷子的一端露出针锋，以便点刺扁桃体（耳穴）。点刺阿是穴时，令患者取仰靠坐位，头微仰，面向光亮处，张口，医者左手夹持压舌板压住舌体，右手持绑于筷子上的三棱针，于肿大扁桃体快速点刺令其出血，嘱患者将脓血吐净（5～6 mL），并用凉水漱口。在患者大椎穴处常规消毒，用粗三棱针点刺3下，速用闪火法于大椎吸拔火罐5 min，使之出血3 mL；少商、扁桃体（耳穴）分别点刺出血，至血色由紫黑色变为鲜红色为度。治疗结束后，患者当即感到咽部舒畅，疼痛减轻。嘱患者注意休息，多饮水。

复诊（1992年12月23日）：患者昨日治疗后即感周身轻松，体温逐渐下降，今晨测量体温37.3 ℃，咽痛大减。根据病情治疗取耳穴扁桃体（双）、少商放血适量。

患者共针2次，病愈。

思路：咽喉肿痛是喉科疾病中常见病证之一，临床以咽喉红肿疼痛、吞咽不适为主症，有"喉痹""急喉风""慢喉风""乳蛾"之称，常见于西医的急性咽喉炎，急、慢性扁桃体炎等病。邵老认为，咽喉肿痛多由风热邪毒侵袭壅肺，上攻咽喉；或过食煎炸辛辣之品、胃热上蒸；或体弱过劳、虚火上扰而发病。其发病有急缓，辨证有虚实，凡起病急、咽喉红肿灼痛、吞咽困难者多为实证；若病久、缠绵反复、肿痛轻微或有异物感者，多为虚证。其病位在咽喉，咽通于胃，喉为肺系，肾经上循喉咙，故本病与肺、胃、肾等脏腑关系密切。邵老治疗咽喉肿痛常取扁桃体（耳穴）、少商为主穴，其针刺操作，除用毫针刺外，邵老善用三棱针放血之法治疗实热证，或病变局部放血，或循经远端放血，使热毒随血排出，即可收到肿消痛止的效果。

根据本案患者的临床症状和检查，邵老认为当属外感风热、熏灼肺系、热壅咽喉之实热证，强调其治疗应重在清"火"，火热去则肿痛消，治疗以清泻肺热，消肿止痛为法则，取穴当局部与远端结合，体针与耳针伍用。局部选取阿是穴，采用三棱针点刺放血是邵老治疗咽喉肿痛特色针法之一，其关键是在肿大之扁桃体处点刺出血，使热毒随血排出，每收肿消痛止之效果；大椎亦为邵老常用之穴，是督脉与诸阳经之交会穴，有通阳解表，清热退热作用；少商为手太阴肺经之井穴，《灵枢·经脉》云："肺手太阴之脉，起于中焦，下络大肠，还循胃口，上膈属肺。从肺系，横出腋下……"指出了手太阴肺经循经肺系咽喉，按"经脉所过，主治所及"之理，取手太阴肺经之井穴，用三棱针点刺放血，有清肺利咽，通经活络，消肿止痛之功，是临床治疗乳蛾、喉痹之要穴；耳穴扁桃体为扁桃体在耳部之反应点，有清热、利咽、止痛之效。诸穴合用，功效相得益彰，治疗咽喉肿痛之实热证，效如桴鼓，正如《素问·缪刺论》所云："嗌中肿，不能内唾，时不能出唾者……出血立已。"故本例患者治疗2次获愈。

邵老针对引起咽喉肿痛的不同原因，病情之差异，对症配穴，辨证施治。如风热蕴肺配风池、商阳；肺胃热盛配内庭、鱼际；阴虚火旺配太溪、鱼际；咽喉部化脓痛甚取阿是穴；发热配曲池、合谷；高热配大椎；痰多配天突、尺泽。

邵老常说，咽喉肿痛的发生多与火热关系密切，治疗时要抓住"风火热毒结于咽喉""阴虚火旺，虚火上炎"的基本病机，强调"火毒"致病，重在清

"火"，火热去则肿痛消，故实火者以泻火为主，虚火者以滋阴为重。针灸治疗咽喉肿痛疗效较好，尤其是急性咽喉肿痛效果更佳。但日常的调护尤为重要，应注意饮食有节，忌食辛辣、肥甘厚味；注意防寒保暖，尤其在季节交替、气温变化时，宜及时增减衣物，防止感冒；注意保持室内空气清新；注意休息，减少或避免过度讲话；劳逸结合，加强锻炼，增强体质。

（三）舌体肿痛

病案　宋某，男，21岁。

初诊（1992年4月16日）：患者以舌体肿痛半个月余为主诉。半个月前，患者无明显原因出现舌体肿痛糜烂，疼痛难忍，伴口干欲冷饮。到某医院五官科就诊，诊断为舌炎，给予口服维生素C、核黄素等药物，同时使用甲基紫局部涂搽，治疗效果不明显，故寻求邵老针灸治疗。

刻诊：患者性情急躁，痛苦面容，体温37.5 ℃，口干欲饮，舌体肿胀疼痛，舌面有绿豆大小两处溃疡，不欲说话，进食痛剧，纳差，失眠，尿黄，舌尖红、苔薄黄，脉数。

诊断：舌体肿痛（热灼舌络证）。

病机：喜食辛辣，阳盛之体，加之心急，热结于心，循经上炎，熏灼舌体。

治法：清心泻火，消肿止痛。

处方：金津、玉液。

治疗：令患者取坐位，将舌体伸出口外，医者用消毒纱布垫舌上，以左手拇、食二指捏住舌体外拉并上翻，使金津（左）、玉液（右）两穴充分暴露，使用碘伏将两穴严格消毒后，右手持三棱针对准穴位，快速点刺使其出血，令患者吐出血液约2 mL，之后用冷水漱口。嘱患者隔日复诊。

复诊（1992年4月18日）：患者心情好转，舌体肿痛大减，溃疡面明显缩小，体温正常，余症均有改善。遂依上法治疗，吐出暗色血液3 mL。

复诊（1992年4月20日）：经过2次治疗，患者舌体肿痛基本消失，溃疡面基本愈合，说话清晰流利，睡眠、饮食正常，仅在进食酸性食物时有轻微痛感。按上法继续治疗。

患者共刺络放血3次，肿消痛止，溃疡愈合，诸症消失。

思路：舌是口腔中的主要器官之一，与脏腑、经络有着密切的联系。心主血脉，主神明，舌为心之苗，手少阴心经之别系舌本，《灵枢·脉度》云："心气通于舌，心和则舌能知五味矣。"舌与心、神的关系极为密切；舌为脾之外候，足太阴脾经连舌本、散舌下，舌居口中司味觉，《灵枢·脉度》又说："脾气通于口，脾和则口能知五谷矣。"足厥阴肝经络舌本；足少阴肾经循喉咙，夹舌本；足太阳膀胱经筋结于舌本；肺系上达咽喉，与舌根相连。其他脏腑通过经络直接或间接与舌相联系，因而一旦脏腑、经络发生病变，或功能失调即会在舌态出现相应的变化。临床常见的舌病有舌歪、舌短、舌肿、舌破、重舌、木舌、吐弄舌、颤动舌、强硬舌等。邵老认为，此类病症多为心经郁热，或热极风动，或心血瘀阻、壅塞舌窍等。治疗可用三棱针点刺金津、玉液，吐出瘀血，以起清心泻热、息风利窍、散瘀通络、消肿止痛等作用，对多种舌病均有良好的效果。正如《针灸甲乙经》云："重舌，刺舌柱以排针。"《世医得效方》亦云："治舌强肿起如猪胞，以针刺舌下两边大脉，血出即消。"邵老常说，血之与气，并行脉中，周流全身，宜通不宜滞，气血宣通则百病不生，气血壅滞则诸症蜂起。与《素问·调经论》中"血气不和，百病乃变化而生"，以及《千金方》中"诸病皆因血气壅滞，不得宣通"等记载相一致。邵老经常告诫后学：宣通气血之法，放血最捷。放出体内适量血液，可以疏通经络中壅滞的气血，调整脏腑的功能紊乱，达到治疗疾病之目的。正如《针灸大成》所说："人之气血凝滞而不通，犹水之凝滞而不通也。水之不通，决之使流于湖海；气血不通，针之使周于经脉。"

根据本例患者病情，分析其病因：患者平素喜食辛辣，属阳盛体质，加之近段学习压力较大，性情急躁，郁而化热，热炽于心，循经上炎，熏灼舌体而成舌体肿胀，舌面溃疡，疼痛难忍，口干欲冷饮，舌尖红、苔薄黄，脉数。正如《辨舌指南》所云："舌赤肿满不得息者，心经热甚而血壅也。"故邵老取金津、玉液。二穴位居舌体之下、舌系带两侧的静脉上，是经外奇穴，左为金津，右为玉液。其上抵"阳脉之海"之督脉，下抵"阴脉之海"之任脉，即位于阴阳之交，具有交通任督、平衡阴阳、清心泻热、活络消肿、生津止渴、濡养舌络、利舌增音等功效，点刺二穴放血可使邪热随瘀血而出，有"火郁发之"之意，瘀血消除则新血复生，舌体之溃疡才能愈合；气血宣通，则舌体肿痛消失。故邵老点刺金津、玉液放血治疗，舌体肿痛，效如桴鼓。

邵老的刺络放血疗法堪称一绝，常用于治疗急性热病，如惊厥、中风闭证、中暑、高热神昏、咽喉肿痛、目赤肿痛等，亦常用于治疗剧烈疼痛，如血管性头痛、关节疼痛、坐骨神经痛、结石绞痛等，还用于治疗肢体麻木、顽癣、皮肤瘀血、肿胀等症。其操作方法有四种：①速刺法，多用于指端的井穴、十宣和面部穴位、耳穴放血等。点刺时，在针刺部位或周围先进行推、揉、捋等方法，使局部血脉充盈。快速常规消毒后，医者用左手拇、食二指捏紧应刺穴位的皮肤，右手拇、食二指紧持三棱针柄，中指指端紧靠针尖上部，露出针尖约1分，迅速点刺应刺部位，然后用手挤压局部出血，可泻热通络。②缓刺法，多用于浅层静脉放血，如曲泽、委中等。针刺前，先用一根橡皮带捆扎应刺穴位上部（近心端），或医者用手压迫固定，使静脉充盈，然后迅速消毒，对准应刺部位，缓缓刺入2～3 mm，即刻退针，令之出血，使瘀血流出，毒邪得泻。③围刺法，在病灶局部周围轻轻点刺数针，配合拔罐，使污血出尽，有清热解毒、消肿散结、祛瘀止痛作用。④散刺法，在病灶处用三棱针呈环形散刺，或皮肤针叩刺，放出瘀血或毒血，多用于治疗扭伤、皮肤瘀血、肿胀等。邵老强调，操作中要严格消毒，手法宜轻、浅、稳、准；出血量应根据患者体质、病情、部位和季节而定；要注意患者体位宜舒适，防止晕针、虚脱等意外事故发生；若过饥、过饱、过于疲劳、酒醉、大汗、大吐、大泻者不宜放血；对体弱、孕妇、低血压和凝血机能障碍的患者禁用；血管瘤部位、不明原因的肿块部位禁刺；患有危重性传染病和严重心、肝、肾功能损害者，禁止针刺放血。

第二节 针药治验

一、哮喘

病案1 李某，男，10岁。

初诊（1992年10月30日）：家长代诉，患儿喘闷，咳嗽，吐痰1年余，加重10日。患儿1年前因洗澡受凉后感冒，出现气急、喘闷、咳痰，在当地医院就诊，给予土霉素、麻黄素、地塞米松等药治疗后病情好转。此后每逢感冒喘闷，气急咳痰即发，且症状逐渐加重。10日前因受凉再次复发，气急、喘咳较前为重，到某医院就诊，诊断为支气管哮喘，用中西药物（用药不详）治疗，效果不甚明显，遂来邵老处诊治。

刻诊：患儿精神差，体型较瘦，面色暗无光泽，喘闷气促，张口抬肩，喉中痰鸣，咳嗽，吐痰色白、质清稀而量多，咳甚时呕吐清水痰涎，动则汗出，流清涕，听诊两肺满布哮鸣音，舌质淡、苔薄白，脉浮紧。

诊断：哮喘（风寒伏饮证）。

病机：痰饮伏肺，复感风寒，邪蕴于肺，肺失宣降，气逆壅塞。

治法：解表散寒，温肺化饮，针药并用。

处方：

（1）针灸处方：肺俞、大椎、风门、合谷。

操作：患儿取坐位，在所选穴区常规消毒。大椎选用1寸毫针，快速刺入皮下，进针0.8寸；肺俞、风门选用0.5寸毫针，直刺0.3寸，切忌深刺；合谷选用1寸毫针，直刺0.5寸。针刺得气后，留针30 min，每隔10 min行针1次。起针后于大椎、肺俞之间加拔火罐10 min。

（2）中药处方：小青龙汤加味。

药物组成：炙麻黄6 g，桂枝6 g，干姜6 g，五味子6 g，细辛3 g，半夏6 g，白芍9 g，陈皮6 g，茯苓9 g，苏子6 g，杏仁6 g，炙甘草6 g。

用法：中药1剂，急煎服。

复诊（1992年10月31日）：患者昨日针罐治疗后，即感胸闷减轻，呼吸畅快。服药后病情进一步改善，喘闷消失，吐痰减少，汗出亦止。肺部听诊，哮鸣音基本消失。效不更方，按上法针罐治疗每日1次，开药3剂，每日1剂，分早、晚2次温服。

1992年11月4日，家长带患儿特来告知，先后经针罐治疗4次，服中药4剂，喘闷，气急，咳痰症状均已消失，肺部听诊哮鸣音消失。

思路：哮喘又称气喘病、吼病，是一种发作性痰鸣气喘的肺系疾病。其发病时以喉中哮鸣，呼吸气促，甚则喘息不得平卧为主症。痰饮内伏为其基本病机，多由感受外邪、饮食不节、情志所伤、劳倦太过等因素引发，以致痰阻气道、肺气壅塞而上逆。邵老常说，哮喘为本虚标实，其病有发作期和缓解期之不同。发作期以邪实为主，邪实当辨属寒属热，其主病在肺；缓解期以正虚为主，正虚应审其阴阳之偏虚，区别脏腑之所属，了解肺、脾、肾的主次，以及与其他脏腑的联系。

邵老临床治疗哮喘，以针灸为主，根据病情亦常配合中药辨证施治。哮喘发作期，轻者单纯针灸，重者针灸配合中药；缓解期，遵守"冬病夏治"原则，在夏秋季节以针灸为主，冬季严寒季节一般不予针灸，常配制中药散剂或丸剂令患者长期服用以巩固疗效。邵老运用中药防治哮喘是在几十年的临床实践中，广泛收集历代各医家有关治疗哮喘的文献论述，结合自己临床经验，从实际出发，根据患者的不同临床表现提出了哮喘的四型分类法，即寒型（风寒伏饮）、热型（寒束痰火）、脾虚型（脾虚湿痰）、肾虚型（肾虚失纳）。强调发作期要辨别偏寒偏热，以治肺攻邪为主；缓解期要区别肺、脾、肾何脏偏虚，而采用肺脾同治或肺肾同治。

隋代巢元方在《诸病源候论》云："肺病令人上气，兼胸膈痰满，气行壅滞，喘息不调，致咽喉有声如水鸡之鸣也。"本例患儿患病1年之久，10日前又因受凉而复发，此乃内伏痰饮，复感风寒，邪蕴于肺，肺气壅塞不得宣畅，痰出不利而胸膈满闷如塞，咳嗽，吐痰色白、质清稀而量多；痰升气阻，痰气搏击则喘闷急促，张口抬肩，喉中痰鸣，舌质淡、苔薄白，脉浮紧，皆为表寒盛之象。邵老认为治疗当宜解表散寒，温肺化饮，针药并用。穴取肺俞、大椎、风门、合谷。肺俞是肺脏之气输注于背部之交特定穴，有调肺气、止咳喘、实腠理作用，主治肺系内伤、外感诸疾；大椎乃督脉和诸阳经之交会穴，有宣通一身阳气之功，可通阳散寒，宣肺解表，降逆平喘；风门位居背部，与肺俞同属足太阳膀胱经穴，是足太阳经与督脉之会穴，可疏散风寒，调理肺气，止咳平喘，实腠固卫。合谷为手阳明经原穴，其性轻升，善解表邪，配入三主穴中，既可加强祛邪解表，宣肺平喘之力，又能补肺固卫，预防感冒。方用《伤寒论》小青龙汤加味。该方麻黄、桂枝发散解表，宣肺平喘；干姜、细辛温肺行饮；白芍、五味子固本敛阴，以制约麻黄、桂枝之辛散；陈皮、半夏、茯苓、甘草健脾理气，燥湿化痰；苏子、杏仁降气消痰，止咳平喘。诸药合用，散中有敛，宣中有降，共奏解表散寒，温肺化痰，止咳平喘之功。针药并用，使外邪除，营卫调，痰饮除，肺之宣降有权，诸症得除。

临床中由于患者的表现各不相同，治疗用药也有所不同。邵老指出若表寒重者，麻黄用生；无表证者，减少桂枝用量，甚至不用，麻黄可用蜜炙；咳甚加紫菀9 g、桔梗9 g、百部9 g、白前9 g；喉中痰鸣加射干9 g、地龙9 g、桔梗9 g；阳虚寒饮甚，出现面色㿠白或青灰，口唇发紫，头汗涔涔，舌质淡胖，脉沉细无力者，去桂枝，加炮附子9 g；郁久化热，出现烦躁、口渴者，加生石膏9 g；哮喘持续不缓解者，加全蝎3 g、蜈蚣5 g、僵蚕12 g。

若外无表证，痰湿闭塞气道，肺气上逆，出现咳嗽、吐痰、喘息、胸闷、咽喉痰鸣，治宜温化痰湿，降气平喘，方用《太平惠民和剂局方》苏子降气汤（苏子、半夏、前胡、陈皮、厚朴、肉桂、当归、甘草）。

如外感已解，痰饮未除，留积胸胁，出现咳唾胸胁引痛，干呕气短，甚则喘息难卧，相当于西医的胸膜炎或胸膜积液，治宜攻痰、逐饮、平喘，方用《伤寒论》葶苈大枣泻肺汤，甚者用《伤寒论》十枣汤。邵老平素治痰饮过盛之水喘，每用葶苈子，必加大枣以制其峻猛。十枣汤攻水逐饮效力颇强，但易伤卫，因此邵老强调使用时必须谨慎，患者应在严密观察下方可应用。同时他多改变剂型，甘遂、大戟、芫花三味研末，大枣另煎送服，每服1.5～5 g，每日2次，须根据患者身体状况掌握用量，不可过量，以免造成不良后果。葶苈大枣泻肺汤、十枣汤皆治标之剂，用药后胸水可消失，但由于正气虚，若不扶正，痰饮仍然会增加，此时急需健脾益气、培土制水，用六君子汤加减。

邵老常说，治疗哮喘要处理好标与本、邪与正的关系，要根据标实本虚程度来决定治标或治本。虽说发作期邪实宜治标，治标邪自除，邪除正乃安，但攻邪时且不能攻其太过，而当衰其大半而已。如小青龙汤、苏子降气汤、葶苈大枣泻肺汤、十枣汤皆治标实，不可长期应用。待病情缓解后要坚持扶正固本治疗，根据肺虚、脾虚、肾虚之不同而采用相应治法。

病案2 邢某，男，65岁。

初诊（1991年7月15日）：患者以咳嗽、气喘20年，加重3年为主诉。20年前，患者因工作过于劳累加之受凉而感冒，当时未引起重视以致迁延半月余，突发喘息、胸闷、气促，即到当地医院输液（用药不详）治疗，症状缓解。之后稍不注意受凉、劳累，病即复发，用药后可缓解。病初冬季为重，随着病情的发展，不分季节，越发频繁，在当地多家医院诊治，诊为"喘息型支气管炎合并肺气肿"，给予咳特灵、百喘朋、蛤蚧定喘丸等药，效果欠佳，特请邵老诊治。

刻诊：患者体质瘦弱，动则喘甚，休息减轻，呼多吸少，胸闷憋胀，咳声低弱，言语无力，食欲欠佳，神疲乏力，小便频数，胸部肋间隙增宽，听诊呼吸音减弱、心音遥远、心率102次/min，舌淡红、苔薄白，脉沉细而数。

诊断：哮喘（肾虚失纳证）。

病机：久病体弱，由肺及肾，下元亏虚，摄纳失职，气不归元，致气逆于上，动则喘甚，呼多吸少。

治法：扶正固本，纳气平喘。针药并用。

处方：

（1）针灸处方：肺俞、脾俞、肾俞、关元、足三里、太溪。

操作：令患者先取侧卧位，肺俞、脾俞、肾俞选用1寸毫针，在所选穴区常规消毒。直刺0.5寸，切忌深刺。针刺得气后，留针30 min，每隔10 min行针1次。留针期间于上述腧穴行艾条温和灸，每穴施灸10 min。起针后，改取仰卧位，在所选穴区常规消毒。关元、足三里选用1.5寸毫针，直刺1.2寸；太溪选用1寸毫针，直刺0.5寸。针刺得气后，留针30 min，每隔10 min行针1次，行提插、捻转相结合补法。嘱其回家自灸足三里，每日针灸1次。

（2）中药处方：八仙长寿丸加味。

药物组成：熟地黄15 g，山药15 g，山茱萸15 g，茯苓15 g，党参15 g，白术12 g，陈皮9 g，麦冬12 g，五味子9 g，砂仁3 g，覆盆子15 g，炙甘草6 g。

用法：6剂，每日1剂，水煎服，早、晚温服。

复诊（1991年7月22日）：患者经针灸治疗6次、服中药6剂后，不仅气喘减轻，而且胸闷气短、行走乏力、小便频数等症也较前显著改善，食欲增加，一般情况良好。为巩固疗效，嘱其回家后坚持服用麦味地黄丸，每次6 g，每日2次。

1个月后，患者来信告知，体质较前好转，气喘明显减轻，已能正常上班。

思路：《素问·经注节解》指出："夫肾者，五脏之本也。本不固则阴虚不能维阳，为喘为胀。"《圣济总录》曰："肾之脉入肺中，故下虚上实，即气道奔迫，肺举叶张，上焦不通，故喘急不得安卧。"《奉时旨要》亦曰：虚喘者，气短而不续，慌张声低，元气虚也，其责在肾。肺为气之主而司呼吸，肾为气之根而主纳气。本例患者病史20余年，哮喘日久，迁延不愈，无不由肺及肾。肾气不足，下元亏虚，纳摄无权，则气浮逆于上而作喘，其呼多吸少，动则喘甚，卧则减轻，咳声低弱，言语无力，脉沉细无力等；肾虚脑神失养，则神疲乏力；固摄无权，则小便频数。《杨氏直指方》又说，哮喘虚者"由真阳虚愈，肾气不得归元"所致。根据本例患者病情，邵老给予扶正固本，纳气平喘治之。穴取肺俞、脾俞、肾俞、关元、足三里、太溪。肺主呼气，脾主生气，肾主纳气。肺主宣肃，职司上焦水湿之布散；脾主运化，职司中焦清浊之升降；肾为水脏，职司下焦溲浊之排泄。痰浊为本病之宿根，肺、脾、肾三脏功能正常，精气充沛，一则气有化生之源，呼纳正常，二则化痰排浊有力，使气道畅达，呼吸自利。肺俞、脾俞、肾俞分别为肺、脾、肾精气输注之处，可理肺健脾、补肾纳气。足三里是足阳明胃经合穴，有健脾和胃、化湿祛痰、扶助正气之功。关元为任脉穴，太溪是足少阴肾经输穴、原穴，二穴伍用培肾固本，补益元气之力较强。方用八仙长寿丸加味。熟地黄、山药、山茱萸可补益脾肾、涩精固本；茯苓、党参、白术、陈皮、砂仁可益气补虚、健脾化湿，使本方补中兼行、温而不燥；麦冬、五味子滋补肺肾、止咳平喘；覆盆子可补益肾阳、固涩缩尿，用于肾虚不固所致的小便频数；炙甘草益气祛痰、调和诸药。邵老认为本例患者病程较长、年龄较大、体质较弱、病根较深，可谓肺、脾、肾俱虚，治疗时强调不可急求速效。患者在针灸6次，服药6剂后，病情显著改善。为巩固效果，嘱其回家后长期服用麦味地黄丸，缓缓图之，从而获得较为满意疗效。

邵老常说肾居下焦，藏真阴而寓元阳，为水火之宅，为脏腑阴阳之根本。肾病多虚，但有阴虚和阳虚之不同。如肾中真阴不足，则虚火上扰，气逆于上，散浮于肺而作喘，正如《灵枢·经脉》所说："是动则病……咳唾则有血，喝喝而喘，坐而欲起……是主肾所生病者，口热舌干，咽肿上气。"肾阴虚之喘，脉多细数，舌苔少或无苔，舌质鲜红，口咽干燥，五心烦热，头晕耳鸣等一系列阴虚表现，治宜壮水之主以制阳光，方用《顾松源医镜》之八仙长寿丸（都气丸加麦冬）。如肾中真阳不足，则火不能暖土，土衰则无以生金，致肺金清肃之令失常，则呼吸迫促，如《圣济总录》云："肺气喘急者，肺肾气虚也，因中寒湿，至阴之气所为也。盖肺为五脏之华盖，肾之脉入肺中，故下虚上实，则气逆奔迫，肺叶高举，上焦不通，故喘急不得卧。"肾阳虚喘，脉多迟弱，舌苔薄白，舌质淡红，素多怕冷喜温，入冬加重，足踝时有浮肿，甚至四肢厥逆等一系列阳虚表现。治宜益火之源以消阴翳，方用《济生方》中济生肾气丸（六味地黄丸加车前子、川牛膝、桂枝、附子）。

若哮喘病程日久，发作持续不已，不仅肺、脾、肾俱虚，还可累及心、肝，出现各种复杂兼症，临床须分清标本缓急，根据辨证施治原则，应缓缓图之。如肺心病，出现动则喘甚、气短、心悸、胸闷、身体消瘦、舌红少苔、脉细数者，乃肺肾阴虚、心失所养，用八仙长寿丸加西洋参；若腹胀纳差、小便不利、下肢及面部浮肿、心悸、气短难于自主者，乃脾肾阳虚、水气凌心所致，用五苓散、五皮饮加减治之；待水退肿消，病情稳定，仍需用扶正固本之品长期服用，以巩固远期疗效。

针药并用治疗哮喘是邵老多年临床实践的经验结晶。但由于哮喘病因多端、病情往往虚实夹杂，因此在临证遣方取穴用药上，必须依据辨证施治原则结合患者具体情况，如年龄大小、病程长短、体质强弱、病情轻重及时令季节、气候变化等，因时、因人、因地制宜，加减化裁，灵活运用，才能获得理想效果。

针灸药治疗哮喘也是邵老多年研究的课题。通过系统观察和反复实践，证明了针灸配合中药，不仅对哮喘患者有显著的近期和远期疗效，而且还可治疗以喘咳为主要表现的多种呼吸道病症，如急、慢性支气管炎，肺气肿，支气管扩张，肺结核，慢性阻塞性肺疾病，肺心病等。邵老指出，在针药并用治疗哮喘的同时，若能配合适当的体质锻炼，合理的膳食，调节情志，避免过劳，则是哮喘患者通向康复之捷径。

二、腹痛

病案1 张某，男，60岁。

初诊（1992年5月13日）：患者以右下腹胀痛，便细10年，加重1周为主诉。患者10年前因急性阑尾炎行阑尾全切术，此后经常右下腹胀痛，时轻时重，时发时止，大便细。常因饮食不当、受凉等原因诱发，每次发作或自行缓解，或经服消炎止痛、泻下通便类中西药物治疗后可逐渐缓解。1周前外出淋雨蹚水后即感右下腹胀痛不舒，未给予治疗，近日胀痛逐渐加重，今日上午讲课之时，疼痛突然发作，难以忍受，遂来邵老处就诊。

刻诊：患者痛苦面容，头面及全身大汗淋漓，弯腰驼背，右下腹绞痛、痛引腰背，恶心呕吐，腹胀满，3日未大便，舌质暗红、苔薄白，脉弦数。

诊断：腹痛（粘连性肠梗阻：肠腑瘀结）。

病机：术后肠络受损，瘀血内停，日久不愈，阴血耗伤，运化失司，燥屎内停，闭阻肠管，腑气不通。

治法：通降腑气，缓急止痛，针药并用。

处方：

（1）针灸处方：脾俞、胃俞、肾俞、大肠俞、次髎、中脘、章门、天枢、气海、足三里。

操作：先令患者采取俯卧位，在所选穴区常规消毒。脾俞、胃俞、肾俞用1寸毫针，直刺0.8寸；大肠俞、次髎用1.5寸毫针，直刺1.3寸。后取仰卧位，中脘、章门用1寸毫针，中脘直刺0.8寸，章门斜刺0.8寸；天枢、气海用1.5寸毫针直刺1.2寸；足三里用2寸毫针直刺1.5寸；背腰、胸腹部及下肢腧穴各留针50 min，中间行针3次，用提插、捻转运气手法。

患者在针刺留针的过程中腹痛减轻，起针后疼痛缓解。

（2）中药处方：归芍五仁橘皮汤。

药物组成：当归30 g，白芍30 g，火麻仁15 g，桃仁12 g，杏仁9 g，瓜蒌仁12 g，郁李仁12 g，橘皮12 g。

用法：中药1剂，急煎服。

复诊（1992年5月14日）：患者昨晚服药后即排大便，呈细条状，腹胀大减。效不更方，继续针刺治疗，中药按上方继服。

复诊（1992年5月16日）：患者针刺治疗3次，内服中药3剂后，诸症悉除，已能正常上班。停针，中药改汤剂为丸剂（每丸重10 g），每日口服3次，每次2丸，内服以善后。嘱患者忌食辛辣生冷及黏滑之物，勿过劳。

思路：肠粘连为西医学病名，是腹腔手术后最常见的一种并发症，其主要表现为腹痛、腹胀、便秘、纳差等。本病发生的确切机制至今尚未完全清楚，临床若并发粘连性肠梗阻，则出现腹部剧烈绞痛、呕吐、便闭等，给患者造成极大痛苦。中医学虽无肠粘连之病名，但根据其临床表现可归属中医的"腹痛""便秘""肠结""关格"等范畴。中医对其发病最早的文字记载当属《黄帝内经》，如《灵枢·百病始生》云："肠胃之络伤，则血溢于肠外，肠外有寒，汁沫与血相抟，则并合凝聚不得散而积成矣。"《素问·举痛论》曰："寒气客于小肠膜原之间，络血之中，血泣不得注于大经，血气稽留不得行，故宿昔而成积矣。"

邵老认为肠粘连因手术损伤血脉、肠管及腹膜等组织，使瘀血停滞，肠道气机不利，通降受阻所致。肠粘连患者虽为有形积滞充斥肠腑内外，多见急迫不通之症，然腹腔术后血络受损，元气大伤，致使脾胃之受纳运化、肠腑之泌别传导功能失调，邪气结聚黏附肠间不去，久则耗伤阴液，故治疗时邵老强调不可妄施攻伐，更易伤津耗气。法当紧扣其"本虚标实"（"本虚"指脾胃功能失调，阴血不足，肠络失养；"标实"指气滞血瘀，燥屎内停）的病机特点，针药并用，标本兼顾，针取脾、胃、大肠等脏腑之俞募穴为主，以调理脾胃，通降腑气；药用归芍五仁橘皮汤，以养血活血，润肠通便。内外同治，针灸并施，故能迅速缓解临床症状，达到止痛通便之目的。

本例患者10年前因阑尾炎手术，术后右下腹疼痛反复发作。本次突发右下腹胀满疼痛，痛处固定不移，此为术后肠络受损，瘀血停滞；日久不愈，每次发作时频繁服用消炎止痛、泻下通便等药物，数伤于脾胃阴血，导致运化失司、燥屎内停。瘀血与燥屎相互搏结，闭阻肠管，不通则痛，从而导致病情反复发作则不愈。患者肠腑素有有形实邪闭阻，加之1周前淋雨受寒，寒性凝滞收引，遂致腹部绞痛难忍，腑气上逆故恶心呕吐，浊气不降故大便不通。针灸治疗以俞募配穴为主，取脾、胃及大肠之背俞穴（脾俞、胃俞、大肠俞）与其募穴（章门、中脘、天枢）相配，脏腑同治，一则通腑降逆、理气止痛以治其标，二则健运脾胃、养血润肠以治其本；气海为任脉穴，为诸气之海，总调下焦之气机，针之可行气消胀以治少腹胀痛。该患者久病肾阳必然受损，加之本次发病乃为感受寒湿，腹部绞痛，痛连腰背，故加肾俞、次髎，二穴均为足太阳膀胱经腰骶部腧穴。肾俞是肾脏之精气输注之处，具有补益肾气、强壮腰膝之功，次髎可调益下焦、祛除寒湿，二穴伍用既可补益肾元之气、助胃肠以运化降逆，又可祛除寒湿之邪，以疏通腰背经气，通络止痛。足三里为足阳明胃经之合穴、胃腑之下合穴，经云"合治内腑""合主逆气而泄"，针之可通降腑气、补益气血。诸穴合用，可健脾和胃，补益气血，理肠通腑，调畅气机，使阴血得复，标本兼治，邪气得除。汤药给予归芍五仁橘皮汤治之，方中重用当归、白芍以养血润燥为主药；辅以富含油脂的果仁以润下，如桃仁可破血祛瘀、兼能通便，杏仁可降气润肠，腑气不通，气机阻滞，故佐以橘皮行气消胀。全方补中有行，标本兼顾，共奏养血活血、润肠通便、理气止痛，恢复脾、胃、大肠、小肠等脏腑功能之力。

邵老擅长针药并用治疗肠粘连。针灸主方："俞募配穴通腑方"是由脾俞、胃俞、大肠俞、中脘、章门、天枢、足三里组成，一则是因本病为慢性顽固病，反复不愈时往往导致腑病及脏，脾胃功能失调，故立此"脾胃肠同治"之方，此即《素问·阴阳应象大论》中"故善用针者，从阴引阳，从阳引阴"之旨；二则该针方理气通腑，缓急止痛有速效。并可根据病情伍用他穴，如上腹胀痛加肝俞、胆俞；少腹痛加肾俞、气海；恶心呕吐加内关；腹痛甚加阿是穴或痛点围刺。用药方面，邵老抓住本病"本虚标实"的病机特点，创制"归芍五仁橘皮汤"，有养血润下、从本而治之功，而无峻下伤阴、孟浪偾事之弊。此治法极尽针药有机结合之妙用。此外，诸症经治缓解后，可将归芍五仁橘皮汤改制为蜜丸长期服用，则于"有不可不攻、而又有不可峻攻之势"者，用之以渐消缓散，殊为妥帖，此亦邵老常用善后之法。

邵老还特别指出，在本病的治疗过程中，必须注意以下几点：①不可滥用泻下之品，因泻下通便药虽能减轻症状于一时，但易伤阴津，反使大便更燥，肠管痉挛，而加重病情；②针药结合治疗肠粘连尽管疗效显著，但须密切观察腹部和全身情况，如出现了套叠、闭袢、绞窄等变化，应及时中转手术，如无上述情况发生，一般不主张再次手术，以免加重粘连；③控制饮食极其重要，即使症状完全消失后，也应以少食多餐为原则，避免饮食过量，暴饮暴食，禁食黏性过大且不易消化的食物，如年糕、元宵，否则易于诱发或加重病情。

病案2　侯某，女，18岁。

初诊（1991年6月11日）：患者以腹部胀痛，利下秽臭稀水3个月，加重1周为主诉。患者平素形体健壮，爱好武术，经常饮食饥饱不调。3个月前因剧烈运动后进食过饱而出现腹部胀痛、纳差、便秘，未及时治疗，1周后继发肠鸣，大便下利稀水秽臭，便后腹胀痛不减，在当地多家医院诊治罔效，尤其近1周来病情有增无减，故前来求治于邵老。

刻诊：患者形体健壮，性情焦躁，腹部胀满，腹部触诊脐周压痛，并可触及硬块，听诊可闻及肠鸣音，舌苔秽腻稍黄，脉滑实有力。

诊断：腹痛（热结旁流证）。

病机：素体阳盛，饮食过饱，脾胃受损，运化不及，胃肠热积，燥屎内结，泻下清水粪汁。

治法：行气导滞，清热通腑。针药并用。

处方：

（1）针灸处方：天枢、气海、足三里、三阴交。

操作：令患者仰卧位，在所选穴区常规消毒。四穴均选用1.5寸毫针，直刺1.2寸，针刺得气后留针20 min，中间行针2次，用提插、捻转相结合之泻法。

（2）中药处方：加味大承气汤。

处方组成：大黄12 g（后下），芒硝9 g，枳实12 g，厚朴12 g，槟榔9 g，柴胡15 g，黄芩12 g，白芍15 g，炙甘草6 g。1剂，水煎空腹服，以峻下热结。

复诊（1991年6月12日）：患者昨日起针后腹胀痛有所减轻。服药2 h后，便下四五枚核桃大干硬粪团，带有少量臭水，腹胀痛减轻，但腹部仍可触及硬块，舌脉同前。此乃实热燥结未尽，按上方继续针刺，服中药1剂。

复诊（1991年6月13日）：患者服药后便下七八枚干粪及大量臭黏液，腹部硬结消失，腹胀痛大减，舌苔白滑。继按上方针刺，停服中药。

复诊（1991年6月14日）：患者腹胀痛消失，大便正常，但仍纳差。调整治疗原则，宜健脾和胃，调理气机，针治处方改为中脘、足三里，中脘选用1寸毫针，直刺0.8寸，足三里操作同上。平补平泻。

复诊（1991年6月18日）：患者前后经针灸治疗7次，服中药2剂，诸症消失，告愈。

3个月后随访，未见复发。

思路：热结旁流是指由于肠中实热积滞较甚，燥屎内结大肠，致大肠传导功能障碍，而引起粪水从旁而流的一种病证。以下利清水、色纯青、其气臭秽，脐腹疼痛，按之坚硬有块，口干舌燥，脉滑实有力为主要临床表现。

本例患者形体健壮，素体阳盛，在剧烈运动、过度疲劳情况下，饮食不节，进食过饱，必伤脾胃，使脾胃功能减退，运化不及，食滞胃肠，积而生热，热与肠中糟粕相搏，燥屎内结肠道，腑气不通，则腹部胀满疼痛、便秘；燥屎嵌塞不行，清粪汁从旁而下；邪热上扰、心神不宁则性情焦躁等。治疗宜因势利导，采用"通因通用"之法，针药并施。天枢是足阳明胃经穴，又是大肠之募穴，治疗胃肠病证，尤其是治疗肠腑病具有双向的良性调整作用，既可通便，又可止泻；气海是任脉穴，为诸气之海，具有行气导滞之功；足三里是足阳明胃经合穴、胃腑下合穴，与足太阴脾经三阴交相配，其健脾和胃、消积导滞、通腑止痛之功益彰。复用加味大承气汤1剂以峻下热结，服药后虽便下四五枚核桃大干硬粪团，腹胀痛减轻，但腹部仍可触及硬块，下利臭水，此乃实热滞结未尽，故1991年6月12日复诊针刺后，中药仍守原方1剂攻之，务必使燥屎尽去，乃不致复结为患，正如明代吴又可在《温疫论·大便》所云："热结旁流者，以胃家实，内热壅闭，先大便闭结，续得下利纯臭水，全然无粪，日三四度，或十数度，宜大承气汤，得结粪而利止。服汤不得结粪，仍下利并臭水及所进汤药，因大肠邪胜，失其传送之职，知邪犹在也，病必不减，宜更下之。"1991年6月13日复诊时得知其泻下燥屎及臭秽颇多，且腹痛大减，触诊腹部硬结消失，故停用攻下中药，以防伤正，继针刺治疗。1991年6月14日复诊时诸症皆消，但仍纳差，说明积滞已去，实热已消，余留脾胃功能尚未恢复，此时宜健脾胃，强中焦，促运化，经针刺中脘、足三里调治而告愈。

《伤寒论》第321条"少阴病，自利清水，色纯青，心下必痛，口干燥者，急下之，宜大承气汤"，详细描述了热结旁流的临床表现、治疗原则和方药，将其列为"少阴三急下"之一，说明本病发病急，热势盛，下利频，极易伤津液，故治疗必须抓住有利时机"急下存阴"，若迁延失下，则易陷入攻补两难的境地。邵老治疗本病，将仲景峻下热结之大承气汤与专主热利之黄芩汤相合，并加入柴胡、槟榔，而成加味大承气汤，增强了本方推荡积滞、泻热止利和缓急止痛之力，使方证一一相应，故取效更捷。

三、淋浊

病案 屈某，男，56岁。

初诊（1991年5月12日）：患者以排尿困难2年余为主诉。患者多年前曾因进食不当加之劳累出现小便频数、灼痛、混浊不清而就诊某医院，诊断为急性前列腺炎，经西药（用药不详）治疗症状消失。近2年来，再次出现尿频，排尿困难，尿后淋漓不尽，严重时出现尿闭，须插管排尿。曾经某医院检查，诊断为老年性前列腺肥大，建议手术治疗，患者惧怕手术，故来邵老处诊治。

刻诊：患者尿频、尿细，排尿有中断现象，尿后淋漓不尽，小腹坠胀，形体肥胖，饮食正常，睡眠尚可，舌淡、苔薄白，脉沉涩。

诊断：慢性淋浊（慢性前列腺炎：气虚瘀阻证）。

病机：年老肾虚，气化失司，酿生湿热，流注下焦，与败精浊瘀胶结，阻滞精溺二窍。

治法：化瘀祛浊，益气固肾，针药并用。

处方：

（1）针灸处方：肾俞、膀胱俞、关元、中极、大赫、足三里、三阴交。

操作：针前令患者排空小便，在所选穴区常规消毒。先令患者俯卧位，选用1.5寸毫针，肾俞、膀胱俞直刺1.2寸左右，令膀胱俞针感传至阴部为佳；取仰卧位，选用1.5寸毫针，关元、中极直刺1.2寸，大赫向耻骨联合方向刺入1.3寸，皆令针感传至会阴部；足三里、三阴交直刺1.2寸左右。前后穴位各留针30 min，中间行针2次，行平补平泻法，每日1次。肾俞、关元、足三里留针期间配合艾条温和灸，各灸10 min，使局部发热潮红为度。

（2）中药处方：邵氏化瘀软坚固气汤。

药物组成：当归12 g，赤芍12 g，川芎10 g，丹参20 g，王不留行15 g，茯苓15 g，败酱草15 g，黄芪30 g，炒穿山甲9 g，甘草6 g。

用法：6剂，水煎服，每日1剂。嘱患者忌生冷、辛辣食物，慎起居，勿过劳。

复诊（1991年5月18日）：经针灸治疗6次，服药6剂后，患者尿频、尿细、尿淋漓症状明显改善，针药对症，故针灸及汤药均守上方不变。针灸治疗每日1次，坚持1个疗程（10次为1个疗程）；汤药每日1剂，水煎服。

复诊（1991年5月25日）：经针灸治疗10次，服汤药10剂后，尿频、尿细、尿淋漓诸症皆消。为巩固疗效，守方继续针药治疗，隔日1次（1剂）。坚持治疗月余，疗效巩固。随访半年，未见复发。

思路：淋浊为临床常见病证。有关本病的文献记载较多，历代医家常将"淋"和"浊"分而述之。中医认为，淋可分为热淋、血淋、气淋、膏淋、石淋、劳淋等，浊又有尿浊和精浊之不同。临床所见往往是淋中夹浊，浊中兼淋，难以截然分开，故合称淋浊。本病相当于西医学急、慢性前列腺炎。邵老继承前人"淋在溺道，浊在精道"的观点，认为本病发生的病因虽较繁杂，但其基本病机不外"湿热、瘀血、肾虚"。急性者多邪实，治疗当清热利湿为主，佐以化瘀通窍；慢性者多虚实夹杂，治疗当益气固肾与化瘀通窍并重。

本例患者年老肾虚，肾与膀胱气化失司，加之久病不愈，酿生湿热，流注下焦，与败精浊瘀胶结，阻滞精溺二窍，故见排尿困难，甚则尿闭不出。邵老认为证属本虚标实，治疗宜针药并施，法当化瘀祛浊，益气固肾。《素问·灵兰秘典论》曰："膀胱者，州都之官，津液藏焉，气化则能出矣。"说明膀胱为人体水液代谢之重要器官，然膀胱之开合有赖于肾之气化，今患者小便不利，为肾与膀胱气化失司所致，故针刺治疗首取肾与膀胱之背俞穴肾俞、膀胱俞，一则补肾元以助气化，二则理膀胱以利水道。复取任脉与足三阴经之交会穴关元，能补肾壮阳、培元固本，助膀胱气化，气化得复，则湿热随小便而出；中极乃膀胱之募穴，亦为任脉与足三阴经交会穴，是治疗前阴病症之要穴，具有补肾气，助气化，调阴阳，理精关之作用；大赫是足少阴肾经与冲脉之交会穴，能补肾理冲，通经活络；足三里是足阳明胃经合穴、胃腑下合穴，具有健脾和胃，补益气血，通经活络，祛除浊邪之功；三阴交为肝、脾、肾三经之交会穴，刺之可健脾和胃，补益肝肾，通调二便，使气血流畅，湿热自化。诸穴合用，使邪去正复，正胜邪却，气化正常，诸症则除。汤药用"邵氏化瘀软坚固气汤"，本方为邵老治疗慢性淋浊的经验方，方中重用黄芪健脾益气固肾，丹参、当归、赤芍、川芎活血化瘀，王不留行、炒穿山甲以软坚散结，化瘀通窍，茯苓、败酱草清利湿热，甘草调和诸药。针药并用，标本兼顾，共奏补肾气，助气化，利湿热，祛瘀浊，通窍道，治淋浊之功。

邵老治疗本病常针药并用，且权衡病情急缓治疗有别。急性者宜针取肾俞、膀胱俞、关元、三阴交、次髎、阴陵泉；药用邵氏清热利湿化瘀汤（见用方心悟）为主方，随症加减。慢性者宜针取肾俞、膀胱俞、关元、三阴交、中极、大赫、足三里；药用邵氏化瘀软坚固气汤为主方，随症加减（见用方心悟）。

邵老指出，本病无论是急性还是慢性，其发生、发展过程中均不离"败精浊瘀阻窍"之病机，故在采用中药治疗时务必将"化瘀通窍"贯穿始终，此为治愈本病的关键。且强调临证时对于本病急性期患者，当有关症状减轻或消失后，苦寒清热利湿类药物决不可长期大量运用，应减量或停用，以免寒凝助瘀，加重病情。对于慢性淋浊，由于个体差异、饮食及气候的不同影响，也可出现急性的临床表现，因此清热利湿和软坚固气二法，既可单独运用，又可随症灵活化裁。如老年性前列腺肥大，体质偏于阳盛，或感染化热，适当加以清热利湿之药，则可避免虚虚实实之弊，有利于提高治疗效果。

在治疗期间要节制房事，忌食酸辣生冷，保持心情舒畅，避免过度劳累。

四、痿证

病案 刘某，男，22岁。

初诊（1975年8月8日）：患者以四肢瘫软不用伴肌肉萎缩50日为主诉。患者同年6月19日晚无明显诱因出现周身不能活动，伴头晕目眩、二便失禁，当即送往某部队医院救治，诊断为周期性瘫痪，住院给予西药治疗（具体用药不详）。经2周治疗后手足稍能活动，但上、下肢仍瘫软无力，二便失禁，后按脊髓炎治疗无效，遂转至某省医学院第一附属医院住院，给予输液、口服西药（具体用药均不详）治疗。3周治疗后，患者二便基本正常可自理，但仍头晕目眩，左侧肢体瘫软如故，肌肉萎缩日渐加重，经多科会诊，诊断为"多发性硬化症"。经人介绍前来寻求邵老诊治。

刻诊：患者精神不振，情绪低落，左侧半身不遂，四肢肌肉明显萎缩。面部浮肿、无光泽，头晕目眩，腰膝酸软，小便量多，大便秘结，舌红、苔薄，脉沉细无力。

诊断：痿证（肝肾亏虚证）。

病机：肝肾阴虚，精血亏耗，筋肉失养。

治法：补养肝肾，舒筋活络。

处方：

（1）针刺处方：大椎、肩髃、曲池、外关、合谷、环跳（双）、阳陵泉（双）、足三里（双）、丘墟（双）。

操作：令患者取俯卧位，在所选穴区常规消毒。大椎、肩髃、曲池、阳陵泉、足三里均选用1.5寸毫针，直刺1.2寸，行提插、捻转手法，以局部有酸胀感为度，阳陵泉、足三里以局部产生的酸胀感放射至足踝部为佳；环跳选用3寸毫针，直刺2.5寸，行大幅度提插、捻转手法，使局部产生的电麻感向下放射至足底或足尖；外关、合谷、丘墟选用1寸毫针，直刺0.8寸，行提插、捻转手法。针用补法，留针30 min，中间行针2次。每日治疗1次，10次为1个疗程。

（2）中药处方：当归15 g，白芍15 g，生地黄15 g，黄芪30 g，火麻仁30 g，川牛膝30 g，龟板胶30 g，鸡血藤30 g，桑寄生15 g，何首乌12 g，枸杞12 g，甘草6 g。

用法：水煎服，每日1剂，早、晚分服。

复诊（1975年8月18日）：患者面部浮肿消退，双侧上肢活动自如，左上肢力量较右侧弱，右下肢活动基本正常，左下肢仅能做简单活动，双下肢仍酸软无力，左侧甚于右侧，腰膝酸困，头晕目眩，眠差，二便正常，舌淡红、苔白，脉沉细无力。效不更方，中药守前方继服，每日1剂；针刺治疗加刺肝俞、肾俞，选用1寸毫针，直刺0.5寸。每日针治1次。嘱其加强四肢功能锻炼。

复诊（1975年9月4日）：患者精神状态佳，心情舒畅，四肢活动自如，双上肢及右下肢肌肉基本恢复正常，左侧下肢肌肉萎缩状况已明显好转，肌力稍差，左胸部以下感觉稍迟钝，食欲增强，睡眠尚可，二便正常，舌淡红、苔薄白，脉弦细。自针药治疗至今患者体重增加3 kg。继续按上法治疗，针刺治疗，隔日1次；中药2日服用1剂。

复诊（1975年9月27日）：患者经过1个多月的针药治疗，双侧肢体肌肉已恢复如初，活动自如，能正常生活和工作，停止治疗。

随访2年无复发。

思路：多发性硬化症是一种以中枢神经系统白质改变为特点的炎性脱髓鞘疾病，发病原因可能与遗传、环境、病毒感染等相关，主要表现为肢体无力、行走不稳，甚至瘫痪，以及肢体有麻木、疼痛，腰背部有束带感等。此病属于中医"痿证"范畴。

痿证，历代医家对此论述颇多，对其的认识及治疗亦各持所长。《黄帝内经》认为痿证系外感六淫、情志内伤、脏腑虚损、岁月失常等致五脏痿，其中肺热叶焦致痿躄，心血亏虚致脉痿，肝失疏泄致筋痿，湿热困脾致肉痿，肾虚髓减致骨痿。后世医家皆在此基础上研摩发挥。

邵老博览诸家之言，结合数十年临床实践，将痿证之病因归纳为外感、内伤两大类。外感系温病毒邪或他病之热邪等内侵脏腑，留滞不解；内伤常因饮食劳倦、情志不畅或先天不足等致五脏虚损，病变部位在筋脉皮肉间。本例患者之痿证，即因肝肾阴虚、精血亏耗、骨髓衰减、筋肉失养乃发，故治疗以补肾养肝、舒筋活络为原则，处方选穴用药。

邵老治疗本例患者，首取督脉之大椎，是督脉与手、足三阳经之交会穴，统领一身之阳经，能沟通脏腑、振奋经气、调和气血、通经活络。上取肩髃、曲池、外关、合谷，下取环跳、阳陵泉、足三里、丘墟，双侧同用，伍以大椎。阳明经多气多血，主润宗筋，且胃为五脏六腑之海，气血生化之源，故取手阳明经之肩髃、曲池、合谷，足阳明经之足三里，以健运脾胃、补益气血、通经活络、润脏养筋；少阳主枢，故取手少阳之外关，足少阳之环跳、阳陵泉（筋之会）、丘墟，以转少阳之枢、舒筋活络、调理气血。针治同时伍用中药，其补肾养肝，舒筋活络之力甚强，疗效极佳。1975年8月18日复诊患者腰膝酸困，头晕目眩，脉沉细无力，盖因肝肾亏虚日久，骨枯髓减，经筋失养所致，故加刺肝、肾之背俞穴（肝俞、肾俞），以加强补益肝肾、填精益髓、柔筋通络之效。

"治痿独取阳明"，历代医家针治痿证重取阳明经穴，邵老师古而不泥，强调痿证亦实亦虚，亦有因实致虚，虚实夹杂者，临证应明辨其由，或攻，或补，或攻补兼施，应了然于心，辨证施治，随症加减，方能收获佳效。譬如，因实致痿者，肺热配大椎、尺泽、肺俞，湿热配脾俞、阴陵泉，针以泻法为主；因虚致痿者，脾胃虚弱配脾俞、胃俞，肝肾亏虚配肝俞、肾俞，针以补法为要。

邵老认为，针刺治疗虽能调益脏腑、补益气血、通经活络、濡润经筋、充养肌肉、滑利关节，但根据病情若能配用内服中药，功效更佳。

本例患者的中药处方中邵老重用黄芪，可益气健脾，使阳生阴长，气旺血生，以资气血生化之源；当归补血活血，柔润经筋，前人称其"补中有动，行中有补，诚血中之气药，亦血中之圣药也"；白芍补血养血，柔肝养阴；生地黄养阴生津，活血化瘀；川牛膝、龟板胶、桑寄生、何首乌、枸杞子以滋补肝肾，强健筋骨；因患者肢体痿废已久，"久病必瘀"，故邵老方中重用鸡血藤以活血补血，舒筋活络，在《本草纲目拾遗》即有"活血，暖腰膝，已风瘫"之记载。又因患者便秘，加用火麻仁以润肠通便；甘草既调和诸药，又补气健脾。诸药伍用，既滋补养血，填精柔筋，丰满肌肉，又补中有行，以防滞腻，可谓方简力宏，标本兼顾。同时配合针灸治疗，内外同治，如虎添翼，效如桴鼓。

邵老强调，痿证患者虚家多见，故平素应注意调理脾胃，饮食要丰富而有营养，忌食寒凉、辛辣；保持心情舒畅，合理作息，避免过劳和伤神。另外防痿还应节欲保精、房事有度，以免伤肾耗精，加重或引发痿证。

五、痫病

病案 林某，女，13岁。

初诊（1988年9月26日）：其父代诉，患儿突然昏仆，全身抽搐6年，加重半年。患儿素体不足，6年前无明显诱因突然出现不省人事，四肢抽搐，口吐白沫等症状。初次发病时间短暂，醒后如常人，次日到某医院就诊，未发现异常，嘱其家长密切观察，随时就诊。半年后上述症状再次出现，发作时间较第1次延长，约有3 min，即到某市医院就诊。经脑电图检查，提示癫痫，给予口服抗癫痫药（苯巴比妥等）治疗，病情稳定。但2个月后，患儿正在玩耍突然病又发作，且出现小便失禁等，到某省医院就诊，脑电图检查同市医院诊断，继续抗癫痫治疗加大药量，但患儿病情并未得到有效控制，且逐渐加重，尤其在半年前突然发作频繁，每周发作3~5次，每次持续3~5 min，缓解后头昏嗜睡。运用前方治疗，效果不明显，故前来寻求邵老治疗。

刻诊：患儿发作刚过，神志尚未完全清醒，口角还稍有抽动。平时头昏、嗜睡、饮食尚可，大便稍干，小便黄，舌质暗淡、苔白腻，脉弦滑。

诊断：痫病（风痰闭阻证）。

病机：禀赋不足，脏腑虚弱，气机逆乱，肝风内动，痰随风动，闭阻神明。

治法：醒脑定痫，通督宁志，针药并用。

处方：

（1）针灸处方：水沟、百会、合谷、大椎、风池、间使、腰奇。

操作：先令患儿上身半靠，取坐位。选用1寸毫针，水沟向鼻中隔方向刺入0.5寸中等刺激，百会向后平刺0.5寸，合谷直刺0.5寸，患儿神志清醒，口角抽动停止。令患儿改为侧卧位，大椎选用1.5寸毫针，刺入1寸；风池选用1寸毫针，向鼻尖方向刺入0.5寸；间使选用1寸毫针，直刺0.5寸；腰奇选用2.5寸毫针，沿督脉向上刺入2寸。留针30 min，采用平补平泻手法，中间行针3次。

（2）中药处方：定痫散（自拟方）。

药物组成：天麻15 g，陈皮15 g，半夏15 g，云苓20 g，远志15 g，炒酸枣仁25 g，菖蒲10 g，朱砂7 g，琥珀7 g，白芥子10 g，全虫15 g，蜈蚣6 g，丹参30 g，胆南星15 g，钩藤25 g，僵蚕15 g。

用法：上药共研为细末。日服3次，每次3 g。

复诊（1988年9月27日）：患儿昨日针后精神尚好，自述头脑清醒。继针大椎、百会、风池、间使、腰奇，操作同上，每日1次。按上法继服中药。

复诊（1988年10月10日）：患儿连续针治10次，服药15日，癫痫发作2次，发作时间明显缩短。继续针药治疗。针刺取穴、操作同上，隔日1次；定痫散继服，改为日服2次，每次3g。

复诊（1988年11月12日）：患儿按上法针治15次，服药月余，癫痫未有发作，停止治疗。

复诊（1989年6月22日）：患儿经针药治疗后，半年内病情稳定，病无复发。近日因运动量大，突然发病，见神志昏迷、四肢抽搐、口吐白沫，持续时间约2 min，较前抽搐程度减轻，时间缩短，按上法继续针药治疗。

患儿按要求隔日1次针刺治疗，连续针治20次，连服定痫散2个月。经随访3年余，癫痫未再发作。

思路： 癫痫是一种发作性神志异常的疾病。临床以突然仆倒，昏不知人、口吐涎沫、两目上视、肢体抽搐，或口中如猪羊叫声，移时苏醒等为主要特征。本病多因先天不足、七情失调、脑部外伤、饮食失节、暴受惊恐、劳倦太过，或患有其他疾病，使脏气失调，气机逆乱，阴阳不相顺接，以致风、火、痰、瘀等蒙蔽心包、闭阻脑窍、神明遂失而发病。

对于癫痫的治疗，邵老强调当首辨发作期和间歇期。癫痫发作期以邪实为主，治疗应以治标、控制其发作为当务之急；间歇期以脏腑失调为主，治疗当以治本，即调理脏腑、疏调气机、通督健脑、宁志定痫，并针对其病因之不同兼以除痰、息风、清热、通络等。邵老指出本例患儿因素体不足，易感外邪，致阴阳失调、气机逆乱，使痰随风动、蒙蔽神明、元神失用而发病。其发病之初邪盛正未虚，故发作时间短暂，药物控制较好；日久随着病情发展，正气损伤，风痰上逆则平日头昏、嗜睡；风痰闭阻、蒙蔽心包、扰乱神明，则突然昏仆、不省人事、四肢抽搐、口吐白沫、小便失禁等。其病愈发频繁，且发作时间延长，即使加大药量亦疗效不佳。针对患者就诊时之病情，其发作刚过，神志尚未完全清醒，口角还稍有抽动，邵老在辨证诊断后针刺，遂取水沟、百会、合谷。《黄帝内经》云："督脉为病，脊强反折。"水沟、百会均为督脉穴位，督脉入络于脑。针刺水沟，其针感能走向头脑调节督脉经气，开窍醒神，强脊解痉；百会位于巅顶，是百脉朝会之处，可醒脑开窍，安神益智；合谷为手阳明大肠经原穴，具有较强的行气活血之功，可活血柔筋，息风止痉。三穴共奏开窍醒神、镇痫止抽之效。患者意识清醒、症状消失，邵老继针大椎、风池、间使、腰奇。大椎为督脉穴，乃诸阳之会，具有宣通阳气、通督解痉之功；风池属足少阳胆经穴，位于枕部，是风邪汇聚入脑之要冲，具有祛风醒脑、开窍益聪之功；间使为手厥阴心包经经穴，可清心安神；腰奇是邵老治疗癫痫必取的经验有效穴，早在20世纪60年代初，邵老即运用该穴治疗癫痫，并认为无论发作与否必取之，以通督健脑，宁志定痫。针毕，又配用中药治疗，方用定痫散治之。方中天麻、全虫、蜈蚣、钩藤、僵蚕，有平肝息风、镇惊解痉、豁痰开窍之功，且全虫、蜈蚣可通络而祛瘀；半夏、陈皮、云苓为伍，共成二陈之意，可健脾理气、燥湿化痰，以绝生痰之源。菖蒲、胆南星、白芥子以豁痰开窍、镇惊定痫，琥珀、朱砂、炒枣仁、远志、丹参宁心定志、镇惊安神、通畅血脉。诸药配伍以加强平肝息风、化痰通络、安神定痫之功。邵老在患者缓解期采用针药并用，内外同治，临床用之，屡获良效。

针药结合治疗癫痫，可有效控制其发作持续时间、次数及症状轻重程度，甚则可达不再发作之目的。但要坚持按疗程治疗，以安和五脏、内守精神为原则，平肝息风以定痫，涤痰利窍以醒神，宁心定志以养神，阴平阳秘，正气固守，邪不可干。在治疗此病过程中，还应注意以下几点：一是患者若有发作先兆时，应及早发现，及时针治，以控制发作。二是发作时，要谨防损伤，应使患者侧卧，解开衣领，保持呼吸道通畅，将纱布裹好的压舌板塞入白齿间，以免咬伤舌头。三是平日节制饮食，禁止暴饮暴食，以及禁食生冷油腻，不可吸烟饮酒，避免诱发或加重病情。四是患者应保持愉快心情，避免精神刺激，勿忧郁暴怒。五是要起居有常，劳逸结合，保证充足睡眠。此外，痫病患者不宜驾车和从事高空、水上作业。

六、紫斑

病案 高某，女，38岁。

初诊（1990年7月5日）：患者以皮下瘀点、瘀斑，伴月经量多，经期延长10年余为主诉。患者10年前下肢出现瘀斑，误认为是碰撞所致，未引起重视。之后，下肢经常出现瘀点、瘀斑，且躯干部偶有发生，月经亦出现异常，量大，经期延长。即到某医院就诊，查血小板计数为52×10^9/L，诊断为血小板减少性紫癜。经中西药物（具体用药不详）治疗，瘀点、瘀斑消失，月经量较前明显减少。半年后，患者皮下再次出现瘀点、瘀斑，此伏彼起、反复发作，月经量增多，经期延长，经多家医院检查，血小板计数在（40~70）×10^9/L，均诊断为血小板减少性紫癜。虽经中西医多方治疗，效果皆不明显，故前来邵老处诊治。

刻诊：患者体质欠佳，性情急躁，面色无华，下肢及下腹部可见多处瘀斑、瘀点，头晕，失眠多梦，口苦胁痛，舌质淡红，脉弦数。

诊断：紫斑（肝郁化热证）。

病机：性情急躁，肝郁化热，灼伤血络，血不循经，渗于皮下。

治法：疏肝健脾，清热止血，针药并用。

处方：

（1）针灸处方：足三里、血海、三阴交、曲池、合谷、太冲。

操作：患者取仰卧位，在所选穴区常规消毒。足三里、血海、三阴交、曲池选用1.5寸毫针，直刺1.3寸；合谷、太冲选用1寸毫针，直刺0.8寸。用平补平泻手法，留针30 min，中间行针2次，每日针治1次。

（2）中药处方：丹栀逍遥散加减。

药物组成：当归12 g，白芍15 g，生地黄20 g，白术12 g，茯苓12 g，柴胡12 g，牡丹皮12 g，炒栀子6 g，旱莲草12 g，侧柏炭12 g，茜草9 g，藕节9 g，炙甘草6 g。

用法：5剂，每日1剂，水煎服，早、晚分服。

复诊（1990年7月11日）：患者经针治5次，服药5剂，性情急躁明显好转，余症有所减轻，肢体及腹部瘀点、瘀斑颜色变浅，未现新瘀斑，今晨月经来潮，令其停药，但继续针治。

复诊（1990年7月16日）：患者本次月经量明显减少，经期5日，肢体及腹部瘀点、瘀斑颜色浅淡，未再出现新瘀斑。复查血小板，计数已升至120×10⁹/L。令其休息1周后继续治疗。

复诊（1990年7月23日）：患者肢体及腹部瘀点、瘀斑消失，其他症状明显减轻。效不更方。按初诊方针药继治。

复诊（1990年7月28日）：患者自针药治疗后，心情舒畅，瘀点、瘀斑未有再现，其他症状基本消失。为巩固疗效，继续针治5次。原中药方停用，单用阿胶12 g，每日1次，开水炖化冲服。

患者停针后连服阿胶30余日，临床症状消失，逐渐康复。随访2年，体质健康，血小板计数为180×10⁹/L，病情未见反复。

思路：紫斑属中医"血证"之范畴，是临床的常见病、多发病，也是最为常见的出血性疾病之一。临床以皮肤紫斑或鼻出血、牙龈出血、月经量多等为主症。历代医家论述不尽相同，早在《灵枢·百病始生》即有："阳络伤则血外溢，血外溢则衄血；阴络伤则血内溢，血内溢则后血。"《诸病源候论》中载："斑毒之病……发于肌肉……赤斑起，周匝遍体。"《医学入门》说："内伤发斑，轻如蚊迹疹子者，多在手足，初起无头疼身热……"《医宗金鉴》云"皮肤出血，曰肌衄"，并有"发于遍身，唯腿胫居多"。明确指出了紫斑的好发部位。本病临床上有急性、慢性之分，急性者多见于儿童；慢性者以成人为多，女性多发。常见于西医的原发性血小板减少性紫癜。

中医认为，紫癜的发生多因感受时邪、情志所伤、饮食失节、劳倦太过等而发病。邵老认为紫癜引起原因虽多，可概括为外感及内伤两大方面。其发病不外湿毒内蕴、迫血妄行；或肝郁化热、血失所藏；或肾阴不足、虚火上炎；或心脾劳损、气不摄血。邵老指出，紫癜病位在肌肤、血脉，但与肝、脾、肾关系密切。其病性为本虚标实，本虚多责之于脏腑功能失调，体质虚弱，标实则为血热、瘀滞等，临床常常是虚实并见。紫癜的发生与缓解往往交替出现，新旧同时并见。其病情之轻重不能依据瘀点、瘀斑的大小和病程的长短来区分。临床凡脉象缓和，不疾不徐，体温不高，睡眠和饮食正常者为轻；若脉象大数，身热烦躁，失眠，饮食减少，病情易于发展；若贫血较重，脉象沉细欲绝，肢冷汗出者为病重。施治时应根据患者年龄的大小、体质的强弱、病程的长短和病情轻重缓急之不同，而选穴用药不同。针灸取穴虽以足三里、血海、三阴交、曲池、合谷为主，但病情不同配穴有别，如温毒内蕴配曲泽、委中点刺出血；肾阴不足配肾俞、涌泉；心脾气虚配膈俞、脾俞、神门；肝郁化热配肝俞、太冲。处方用药往往根据病情不同，分别以竹叶石膏化斑汤或犀角地黄汤、六味地黄汤、归脾汤、丹栀逍遥散或胶艾四物汤为主方加减选用。

邵老常说，肝主藏血，有贮藏血液、调节血量之功；脾主运化，为气血生化之源，主统血，可统摄血液循其常道而不致溢于脉外。本例患者性情急躁，肝郁化热，灼伤血络，失其藏血和调节血量之职，且肝气逆乘于脾，脾不统血，血不循经，溢出脉外，渗于皮下则发生紫癜，下溢则月经过多，经期延长。故邵老治疗采用针药并用。穴取足三里、血海、三阴交、曲池、合谷、太冲。足三里是足阳明胃经的合穴、下合穴，阳明为多气多血之经，此穴可健脾和胃、补益气血，以资气血生化之源，使脾统摄有力；血海是足太阴脾经穴，主一切血疾，具有调血气、理血室，使血气归流之效，可健脾生血、活血化瘀；三阴交是足太阴脾经穴，又是肝、脾、肾三经之交会穴，具有健脾和胃、补益肝肾、调理气血的作用；曲池、合谷分别为手阳明大肠经之合穴、原穴，能清热凉血、祛滞通络；太冲是足厥阴肝经原穴，有疏肝理气、清热泻火、通经活络之效。诸穴合用，可培土抑木、调补气血、活血化瘀、增强体质，使血有所归。药用丹栀逍遥散加减，方中当归、白芍可补血活血、养血敛阴；生地黄、牡丹皮滋阴凉血、活血化瘀；炒栀子清热凉血、泻火除烦；白术、茯苓、炙甘草则可补中健脾、益气生血；旱莲草、侧柏炭、茜草、藕节能凉血止血、通络化瘀，且旱莲草可滋阴补血、养肝益肾。诸药相配，滋阴补血以疏肝养肝，使血得其藏，健脾益气而补中，使血得其统，循常道则不致妄行。患者经针治10次，服药5剂后，复查血小板，其计数已升至 $120 \times 10^9/L$。邵老根据患者病情改善情况，在患者针治15次、服药10剂后，令其继续针治5次，单服阿胶月余，以补血止血、滋阴养血，巩固疗效，防止复发。2年后，患者血小板复查为 $180 \times 10^9/L$，获得远期效果。

邵老强调，在治疗紫癜时应结合患者临床出现的不同症状，随症配穴、用药。具体用药，应本着"有是症，用是药"原则，邵老认为苦燥伤阴、寒凉伤阳，因此主张重用甘寒，少用苦寒。对于克伐伤正之汗、吐、下之品，始终列为禁忌，即使必须用时，也只能从小剂量恰中病情为宜，以免造成病害。

邵老指出，在针药治疗的同时，应嘱患者调畅情志，避免精神刺激；饮食宜清淡、易消化而富有营养，忌食生冷油腻、辛辣刺激性食物，切忌暴饮暴食；注意防寒保暖，预防感冒；劳逸结合，避免劳累，保证充足睡眠。

七、流痰

病案 马某，女，38岁。

初诊（1961年6月29日）：患者以双髋疼痛5年余，加重3个月为主诉。患者平素体质差，5年前因搬重物摔倒而引起双髋关节处疼痛，活动后疼痛加剧，当地诊所医生予以口服止痛药（药名不详），并用膏药外敷症状缓解。之后双髋常有疼痛不适。半年前患者又到当地医院就诊，诊断为"双髋关节结核"，经住院西药保守治疗（具体治疗不详），后病情好转，但仍反复发作。3个月前患者突然发现双髂窝深处触有一肿块，且触之有波动感，双腿屈曲、伸直均疼痛。经熟人介绍来邵老处求治。

刻诊：患者精神差，双髋处坚硬如石、疼痛，双髂窝深处触有一如核桃状肿块，且有波动感，双腿屈曲及强伸均疼痛明显，大、小便正常，舌红、苔薄白，脉沉细。

诊断：流痰（正虚毒滞证）。

病机：正气不足，气血亏虚，邪毒痰浊，凝聚骨节。

治法：温阳化痰，祛除瘀阻，针药并用。

处方：

（1）针灸处方：阿是穴。

操作：火针治疗。令患者采取舒适体位，充分暴露施术部位，并进行常规消毒。医者用左手拇、食二指将肿块固定，右手持针将针尖前半部分在酒精灯上烧红，待发亮呈白色时，对准肿块中央，迅速刺入一定深度，将针柄稍加捻动后立即拔出。不按压针孔，让脓液自然流出，用干棉球擦净，然后在肿块处拔火罐，流出大量脓血。隔日治疗1次。

（2）中药处方：阳和汤加减。

药物组成：熟地黄30 g，麻黄2 g，鹿角胶9 g，白芥子6 g，肉桂3 g，生甘草3 g，炮姜炭2 g。

用法：每日1剂，水煎服，早、晚分服。

复诊（1961年7月10日）：经火针治疗5次，中药服用9剂后，患者精神好转，肿块明显缩小，触之无波动感，双腿活动时疼痛减轻。火针治疗按上法操作，改为隔3日治疗1次。阳和汤继服，每日1剂。

复诊（1961年7月26日）：患者又经火针治疗5次，服中药15剂后，精神状态良好，现肿块如蚕豆样大，双髋部位已变软，双腿活动时疼痛消失，无其他不适。令患者休息1周。阳和汤继服。

复诊（1961年8月2日）：患者精神好，无不适，肿块似黄豆大，火针改为隔5日治疗1次，操作同上；阳和汤停止服用。

患者前后采用火针治疗15次，中药连服20余剂，肿块完全消失，疾病痊愈。半年后随访，患者身体健康，未见复发。

思路：流痰是发于骨与关节的慢性化脓性疾病，因成脓后在病变附近或较远的空隙处形成脓肿，破溃后脓液稀薄如痰，故名"流痰"。后期可出现虚劳现象，因此又称"骨痨"。中医认为，流痰多为先天不足，或久病肾阴亏损，气血失和，骨髓不充，风寒湿及痰浊凝聚于骨与关节而发病。本病起病缓慢，成脓迟缓，溃后不易收口，具有难脓、难消、难溃、难敛的临床特点。因发病于骨和关节处，故易损筋伤骨，轻则残疾，重则危及生命。

流痰初起，其病变深在骨内，患者感觉并不明显，仅觉患处隐作痛，或酸痛，外形既无肿胀，也无皮色改变，日久关节酸痛加剧，活动障碍；继则肉腐血败，寒邪化火，酿液成脓，脓液往往流注于病变关节下方、关节肿胀，患处皮色稍红、按之应指；破溃之后，疮口时流稀脓，或夹有败絮样物质，疮口凹陷，周围皮色紫暗，形成瘘管，新肌不生，久不收敛，常致伤残畸形。

邵老认为，本病为骨与关节深部化脓性疾病，属阴证、虚证、里证，"至虚之处，便是容病之所"，虽说本病脓成可切开引流，切口应大，以利于脓液排出，但是由于患者病久，正气不足，切开引流伤口不易愈合。因此，邵老根据流痰之病理特点，指出初期宜滋补肝肾为主，以温通经络、散寒化痰为辅。若已化脓，宜用托补，溃后则宜培补。针对该患者具体病情，邵老选用火针配阳和汤治疗。即《疡科心得集》所云："脓熟针之，后兼用托补法。"借助火针的温热之性能开门祛邪，可通过灼烙人体腧穴，腠理开启经脉阳气之外门，给贼邪以出路；加之针具较粗，针孔较大，灼烙腧穴出针后其针孔不会很快闭合，使痈脓、瘀血、痰浊、水湿等有形邪毒，均可从针孔直接排出体外，使痼疾顽症得以治疗。

邵老强调运用火针的同时，需用温通托补之剂，方能补益正气，温阳通络，托毒外出，使阴证转阳，寒证转热，其阴邪自然消散。正如《中医外科证治经验》云："由于骨疖为毒陷阴分之症，非用阳和通膝之法，不能解其寒凝，阳和一转，则阴分凝结之毒便能化解。"阳和汤为清代医家王洪绪《外科证治全生集》之方，方由熟地黄、肉桂、麻黄、鹿角胶、白芥子、姜炭、生甘草组成，具有温阳补血、散寒通滞之功效，主治一切阴疽，可化阴凝而使阳和而得名。治疗流痰用阳和汤有温阳、散寒、化痰、通滞之效，使寒痰、瘀滞得以消散。

本例患者虽病5年之久，邵老采用针药结合，内外同治，标本兼顾，因而获得疗效甚佳。但在火针具体操作时，邵老强调要做到"快、稳、准"。同时，邵老强调流痰发病部位不同，选取穴位有异；病情处于不同阶段，火针操作有别，如对未化脓者，常采用火针局部浅刺以行消散；脓成未溃者，在病变处火针刺并配合拔罐以利排脓；溃后脓水淋漓、久不收口者，则用火针刺瘘管及管壁数针，以祛腐生新，促进愈合。正确取穴，恰当操作，才能取得好的疗效。

流痰是病程较长、病情缠绵之痼疾顽症，一般治疗时间较长，应嘱咐患者做好长期治疗的心理准备，配合治疗。本病相当于西医的结核病，具有很强的传染性，一旦发现应尽早确诊、尽早治疗。必要时应配合西医抗结核药物治疗。流痰多发于骨与关节处，因此患病关节当予以固定，尽量少动，这样既可减轻疼痛，又可促使病灶吸收愈合。嘱患者增加营养，多食富含蛋白质、维生素的食物，如牛奶、豆浆、鸡蛋、牛肉等，可与药疗相得益彰。忌食寒凉及辛辣刺激性食物。

八、不育症

病案1 张某，男，36岁。

初诊（1978年11月20）：患者以结婚12年尚未生育为主诉。患者自结婚以来，妻子一直未怀孕，经多家医院检查，妻子身体健康，妇科检查无异常发现，疑似男方问题，患者即到医院检查化验，结果显示：精液中无精子。随即多处求医用药，未有效果，经人介绍前来邵老处求治。

刻诊：患者形体较为健壮，性格开朗，饮食、睡眠正常，常在工作繁忙时感到疲劳，记忆力减退，别无其他不适，大、小便正常，舌淡红、苔薄白，脉细数无力。

诊断：不育症（精子缺少症）。

证候：肾阴不足。

治法：滋补肾阴，生精益髓。

方药：五子六味地黄丸。

药物组成：熟地黄20 g，山药15 g，山茱萸12 g，牡丹皮10 g，云苓10 g，泽泻10 g，枸杞子15 g，菟丝子15 g，覆盆子10 g，车前子10 g，五味子10 g。10剂，每日1剂，水煎服，早、晚分服。

医嘱：节房事，忌食生冷滋腻。

复诊（1978年12月2日）：患者遵医嘱连服中药10剂，自觉易于疲劳有明显改善，记忆力有所增强。根据患者具体情况，将五子六味地黄丸改制为蜜丸，每丸重10 g，每日3次，每次2丸，嘱其长期服用。

患者连续服用上方4个月后前来告知，其妻子已怀孕。

思路：育龄夫妻婚后同居2年以上，未采取任何避孕措施，女方生殖功能正常而未能使之受孕者，称为男性不育症。本病属中医"无子""艰嗣"等范畴，与肾、心、脾、肝有关，尤以肾最为密切。其病因由多种因素引起，如先天禀赋不足，后天劳欲太过，使肾精亏虚，气血不足；或情志所伤，肝郁化火，扰乱精室，或气滞血瘀闭阻精窍；或过食膏粱厚味，内生痰热，灼精伤液，或郁闭脉络引起精少、精弱、精寒、精薄、精瘀，甚则无精等。

叶天士《秘本种子金丹·种子总论》曰："生人之道，始于求子，而求子之法，不越乎男养精，女养血两大关键。"肾藏精，为先天之本，元阴元阳之所在，主司人体生长发育和生殖繁衍。邵老认为，男性不育症多为先天不足，或后天房事不节，致肾元损伤而成，其中肾阴不足，相火炽盛者十之八九，肾阳虚者十有一二。阴虚者症见消瘦、烦热、盗汗、口舌干燥、小便短赤、少苔或无苔、舌质红、脉细数无力等，治宜滋阴补肾固精为主，方用五子六味地黄汤（丸），本方由六味地黄丸（熟地黄、山药、山茱萸、牡丹皮、云苓、泽泻）与五子衍宗丸（枸杞子、菟丝子、覆盆子、车前子、五味子）合方而成，可作为汤剂服用，也可研细面制成蜜丸，长期服用。其中六味地黄丸为北宋儿科名医钱乙所创，此方脱胎于《金匮要略》的肾气丸，为滋补肝肾的名方，方中泽泻配熟地黄泄肾浊而滋肾阴、益精髓；茯苓配山药渗脾湿而补脾阴，兼滋肾；牡丹皮配山茱萸泄肝火而益肝阴，兼滋肾。全方三阴并补而重在补肾阴，三泻为辅而无滞腻之弊，补中有泻，以泻为补，此古人制方"用补药必兼泻邪，邪去则补药得力"之妙也，肾阴足则阴阳和，精自生，故能有子。五子衍宗丸滥觞于唐代的五子守仙丸，该方温而不燥，功擅滋补肝肾，填精益髓，是治疗男性不育，女性不孕的常用方，素有"古今种子第一方"之称。方中重用枸杞子与菟丝子以补肾益精，用覆盆子益肾精，五味子滋肾水，又加车前子利小便而固肾精，全方温润平和，久服之则肾中精气渐足，繁育有力。邵老将此二方合用，用于治疗肾阴不足型不育症，丸汤两用，常于守方久服后获得理想疗效。

本例患者婚后12年始终未能生育，虽视其形体健壮，饮食正常，后天之本无病，但其易于疲劳，记忆力减退，脉象细数无力，化验检查提示精液中无精子，此乃肾虚阴精衰惫也，为其不育之根源。肾主骨生髓，脑为髓之海，肾精不足，无以荣筋骨充髓海，故易于疲劳，记忆力减退；肾为水火之宅，内藏元阴元阳，肾阴不足无以制阳，则相火炽盛，故脉来细数无力。脉症合参，当辨为肾阴不足，无以藏精证。经云"精不足者，补之以味"，故先给予滋补肾阴、填精益髓之五子六味地黄汤10剂，服后易于疲劳、记忆力减退等症状明显改善，效不更方，继守丸剂连服4个月而终得子嗣。

病案2 李某，男，29岁。

初诊（1976年3月19日）：患者以婚后4年，未避孕未生育为主诉。患者结婚4年，妻子一直未受孕，经多家医院妇科检查未发现异常。患者本人身体健康，无有不适。近几个月来性交时举而不坚、早泄、小便频数、尿道口常有白色黏质分泌物，经某医院泌尿科肛诊和精液检查，诊断为：① 急性前列腺炎；②精子缺少症。患者特来邵老处诊治。

刻诊：患者平素嗜酒，视其体格较为瘦弱，饮食、睡眠尚可，口干舌燥，阳事举而不坚，早泄，小便频数，尿道口常有白色黏质分泌物，舌质暗红、苔薄白，脉细数。

诊断：不育症（精子缺少症）。

证候：素体阴虚，嗜食酒水，酿生湿热，流注下焦，扰动精室，湿热瘀浊互结，凝阻精窍溺道。

治法：清热利湿，化瘀通窍。

方药：清热利湿化瘀汤。

药物组成：蒲公英30 g，金银花20 g，连翘12 g，当归12 g，赤芍12 g，败酱草15 g，丹参12 g，炒穿山甲9 g，王不留行15 g，车前子12 g，云苓12 g，滑石12 g，莲须12 g，甘草6 g。15剂，每日1剂，水煎服，早、晚分服。

嘱患者忌食辛辣、油腻，戒酒。

复诊（1976年4月20日）：患者遵医嘱1个月内共服上方15剂后，小便通利，尿道口分泌物消失。根据病情，治疗以滋补肾阴、生精益髓为原则，处方改为五子六味地黄汤，药用熟地黄20 g，山药15 g，山茱萸12 g，牡丹皮10 g，云苓10 g，泽泻10 g，枸杞子15 g，菟丝子15 g，覆盆子10 g，车前子10 g，五味子10 g。10剂，水煎服，隔日1剂，早、晚分服。

复诊（1976年8月13日）：患者4个月内按上方共服汤药30余剂，身体未出现任何不适，其妻子已怀孕。

思路： 患者瘦人素体，阴亏有热，又嗜酒伤脾酿生湿热，流注下焦，肾与膀胱受邪，一则湿热蕴蒸精室伐伤肾阴，故见宗筋弛纵而不坚举，早泄而不持久；二则湿热扰动精室，败精离位与之互结变成瘀浊，凝阻精窍溺道之间，故成淋浊之变，而现小便频数，尿道口常有白色黏液溢出等症。口干舌燥、脉细数，皆为阴虚内热之象。患者邪盛正虚，精亏妄施，故难有子。其辨证乃虚实夹杂，本虚标实。肾阴不足为本，湿热下注、瘀浊凝阻精窍溺道为标。本例患者虽为本虚但无虚脱之患，因有湿热瘀血等邪气阻滞下焦，引发淋浊，存在合并症，而邪气当道实为当务之急，厚味滋腻助湿生热之品岂可先施，怎可犯实实之戒乎？其治必先扫清障碍，而后进补，方得无关门留寇之弊，故邵老针对本例患者病情采取"先活血祛湿热，后补肾虚"的治法，即先以清热利湿化瘀汤治愈淋浊，使邪去正安，再用五子六味地黄汤缓图肾本以治不育。

邵老指出：①根据多年临床观察，运用五子六味地黄汤（丸）治疗本病，不论服用汤剂或制成丸药，都必须坚持服用。一般服药3个月，体质弱、病情较重者，可服药半年。但连服1个月或20日后，应休息1周或10日，再继续服用。如遇感冒或有胃肠病时，则暂停服药。②运用五子六味地黄汤治疗男性不育症，若有合并症时，应先治其有关病症，然后再用滋阴补肾、生精固元之剂。③不育症若属肾阳虚证，其临床表现有性欲低下，阳痿不举，或举而不坚，精液清冷，腰膝酸软，畏寒怕冷，小便清长，大便溏薄，舌质淡、苔薄，脉沉弱无力。可选用赞育丹、右归丸和五子衍宗丸等来治疗。

第四章

诊余随笔

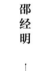

一、对哮喘辨证分型施治的点滴体会

众所周知，哮喘是临床常见的一种慢性不易根治的顽固病。凡患此病，大都反复发作，累及终身，直接影响着儿童、青壮年、老年的身心健康。近年来，我们对哮喘病加强了研究，找出治疗规律，使患者早日脱离疾苦而恢复健康，更好地搞好工作和学习，为社会主义生产建设服务。

对哮喘的研究，首先要明确其概念，了解其病因，探讨其病理，根据中医理论体系，结合实践体验，提出分型施治和针灸治疗方法，供诸同道参考，不当之处，请予指正。

（一）概念

"哮"与"喘"的区别：根据文献记载和实践中的观察，"哮"与"喘"的临床表现都是呼吸气急而喘促，仅有声者称哮，无声者称喘不同而已。《东医宝鉴》说"呼吸气促谓之喘，喉中有声者谓之哮"，又说"哮即痰喘甚而常发者"。从此说法，哮可兼喘，而喘不一定能兼哮。且祖国医学文献对类似名称颇多记载，如《素问·调经论》说："气有余则喘咳上气，不足则息利少气。"《金匮要略》说："夫短气有微饮。"《类证治裁》说："遇风寒而发者为冷哮为实，遇暑热而发者为热哮为虚，其盐哮、酒哮、糖哮皆虚哮也。"这些文献记载，名称虽然有所不同，但究其实，其症状表现，都没离开呼吸系统的气急喘促，因此，近代学者将"哮"与"喘"统称为"哮喘"。根据实践体会和见解，不仅"哮"与"喘"统称为"哮喘"，而且也可把上气、短气、少气和盐哮、酒哮、糖哮等列入哮喘的范畴。这些许多不同名称的建立，仅是在病势轻重缓急上、寒热虚实上、致病因素上的不同所异耳。

（二）病因

哮喘的病因虽然复杂，但归纳起来不外内因与外因两个方面。外因是指六淫（风、寒、暑、湿、燥、火）外在因素侵犯人体，内因是指正气（维持人体生命活动物质——气、血、津、液等）内在功能的衰退，这两大因素都可使人导致哮喘。但在一般情况下疾病的产生，是内因起着决定性作用。正如《素问·评热论》说："邪之所凑，其气必虚。"朱丹溪说："夫邪所客，必因正气之虚，然后邪得而客之，苟正气实，邪无自入之理。"古人这种说法，是认识到内在正气的衰退是形成疾病的主要因素，而外在因素仅是疾病发生的条件。这与辩证法观点之内因决定外因精神是一致的。但在特殊情况下，疾病的产生，外因也可起到一定作用。如某些传染病，致病力较强，在超出人们正常适应外在能力限度时，疾病即可产生。如《素问·遗篇刺法论》说"五疫之至，皆相传染，无问大小病状相似"，这就说明外因起到的致病作用。至于哮喘虽然不是传染病，但在某种外因的特殊情况下，也会使人发作哮喘。根据实践证明，认识到内伤、外感是哮喘的两大主要因素。

1. **外感**　凡六淫外邪侵袭人体发生疾病者，简称外感。外感引起哮喘，是以风寒为首要，因风寒侵犯人体肌表则毛窍闭塞，毛窍闭塞则肺气不宣，肺气不宣则呼吸不利，呼吸不利则气促作喘。凡因外感所致之喘，大都兼头身疼痛，恶寒发热。其次是暑、火、燥邪中人作喘。由于肺脏娇嫩，遇其三邪则易伤及肺阴，肺阴伤则使清肃失常致气无所主，气无所主则呼吸喘促，多兼口渴烦闷，身热汗出。正如《病因脉治》说："盖燥火灼人，则诸逆冲上，诸痿喘呕，诸气膹郁，肺家不宁，喘症作矣。"然湿邪为六淫之一，人受之则多伤脾，如人居潮湿环境，或感冒雨露及涉水，则易使脾阳被困，而伤失健运之力，健运力失则易使湿淫之气化为痰饮，痰饮流溢于肺则气道阻塞而喘息作矣。以上说明六淫外邪，都可使人作喘。所以陈修园说"愚按哮喘之病，寒邪伏于肺俞，痰窠结于肺膜，内外相应，一遇风寒暑湿燥火六气之伤即发"，此说实乃经验之谈。

2. **内伤**　凡七情（喜、怒、忧、思、悲、恐、惊）所伤，使人内在正气遭受破坏而发生病理变化者，简称内伤。然内伤发生哮喘，大都是人们在生活环境中，遇到异常变迁，使精神、情志受到抑郁，脏腑功能受到损害，从而使内在正气衰退，则令人发作哮喘。所以《医学入门》说："七情所伤，气急而无响声，惊忧气郁，惕惕闷闷，引息鼻张气喘，呼吸急促，而无痰声者是也。"这段记载是指明呼吸急促而无痰声的气喘。它如房劳过度伤肾，饮食不节伤脾，都是首先伤及内脏，故列入内伤来讨论。肾伤则气无根，气无根则不能摄纳，因而气浮越于上而作喘。正如《病因脉治》说："内有欲心妄动……煎熬真阴，精竭血燥，内火刑金，肺气焦满而喘逆作矣。"脾伤则水液不能四布，则使水液化生为痰，上入于肺，则喘急倚息。从以上说明七情所伤令人作喘，同时也指出脾肾失运失纳，也可导致喘症的发作。

此外，遗传、职业、大病后遗的哮喘，在临床中经常见到，我们也应加以注意。根据临床观察有不少病例，是大病之后而续发的。特别是儿童时期患发热性病，如麻疹、感冒、百日咳等而续发者尤多。遗传性哮喘又叫作先天性哮喘，即父母素患哮喘而遗传于子者，又从子传遗于孙，这就叫作遗传。职业与哮喘的关系多为歌唱家、音乐家、从事广播工作者，而这些工作都易伤气，气伤则气无所主故作喘，尤其形成肺气肿者不少。

（三）病理

中医对病理的研究，既以整体观念出发，又注重内脏功能的改变。所以《素问·阴阳应象大论》说："阴胜则阳病，阳胜则阴病，阳胜则热，阴胜则寒。"《素问·通评虚实论》说："邪气盛则实，精气夺则虚。"这样记载，不但说明了古人对病理发生和发展的认识，是从整体观念出发，而且也指出了阴阳盛衰和正邪虚实，是病理机制的转归。具体到呼吸系统的哮喘病，也离不开这个理论的指导原则。不过其病理与各脏腑之关系，有偏重偏轻，分别主次不同而已。哮喘病理虽本于肺，但与脾、肾关系亦甚密切，所以对哮喘病理的讨论，就注重于肺、脾、肾三脏。

1. **肺** 盖肺主气居上焦至高之位，为诸脏之首，内司呼吸，外合皮毛，有维护机体的生理作用。且呼吸系统的形成又以肺为主。凡声之发出，气之呼吸，无不本之于肺，因此，华元化说："肺者生气之原，乃五脏之华盖也，其性娇嫩与火为仇。"所以肺遇火则病。此外，由于肺脏娇嫩，遇寒同样受病，如人体失于调摄，形寒饮冷则易伤肺，从而说明不论热或寒，超过正常限度都可令肺发生病理变化，肺部发生改变，则肺气不得宣通，壅塞闭阻气道，影响呼吸，轻则作喘，重则哮吼。所以《灵枢·经脉》说"是动则病：肺胀满膨膨而喘咳……是主所生病者：咳、上气，喘渴……"。《诸病源候论》说："肺主于气，邪乘于肺则肺胀，胀则肺管不利，不利则气道塞，故气上喘逆，鸣息不通。"从这两段记载来说，古人早就认识到喘与肺的关系。根据实践观察，凡哮喘屡犯不已，久则肺叶弛张收缩无力，不能使肺部恢复常态，结果形成肺部膨胀，动则喘甚，登高更剧，愈犯愈勤，轻则失去劳力，重则危及生命。

2. **脾** 然脾居中焦而属土，为后天生养之本，职司运化，转输津液，分散精微，营养周身，以维持生理的正常活动。若饮食失节，或思虑过度，而脾运化功能就会受到损伤和破坏，致水湿、浊气不得运化和排泄，因而水浊留积于胃化为痰饮，上注于肺，久则胶固，凝结肺中，使肺管壅塞，影响呼吸，搏击有声而成哮喘。故《诸病源候论》说："肺病令人上气，兼胸膈痰满，气行壅滞，喘息不调，致咽喉有声，如水鸡之鸣也。"由此说明喘虽本于肺，但无痰之闭拒，则不易形成哮喘。同时也证实前人对"脾为生痰之源，肺乃贮痰之器"的认识是正确的。

3. 肾　夫肾居下焦而属水，主藏津液，又主纳气，为诸气之根。如肾中真阴不足，则虚火上扰，气逆于上，散浮于肺而作喘。《灵枢·脉经》说："是动则病……咳唾则有血，喝喝而喘，坐而欲起，是主肾所生病者，口热舌干，咽肿上气。"这段经文主要描述了肾中真阴不足，使虚火上炎，灼伤肺阴，以致口干咽肿，咳喘吐痰带血，一系列的阴虚表现，如肾中真阳不足，则火不能生土，土衰则无以生金，致肺金清肃之力失常，而呼吸迫促，故《圣济总录》说："肺气喘急者，肺肾气虚也，因中寒湿，至阴之气所为也，盖肺为五脏之华盖，肾之脉入肺中，故下虚上实，则气逆奔迫，肺叶高举，上焦不通，故喘急不得安卧。"这段很详细地叙述了肾不纳气的哮喘，同时也指出了肺、脾、肾致喘的相互关系。

总之，哮喘之病理，不外正气虚而邪气实，正气虚是指肺、脾、肾三脏功能的衰退；邪气实是指内郁痰饮邪火，外感六淫，和其他各方面的不良刺激。根据临床实践观察，研究其病理，是肺、脾、肾三者多相兼而少相离，从而说明肺、脾、肾致喘是互为因果的。脾肾虚喘无不关肺，且多见于久病或老年。但肺喘有虚有实且不一定涉及于脾、肾，而多见于骤病或青壮年。这种认识与古人所说"喘主于肺"的精神是一致的。

（四）分型施治

治疗哮喘不论针灸外治或药物内治，都必须遵守"发作治标，平时治本"这一基本法则。哮喘暴发，多为邪实，所以治疗应以除邪治标为主；喘平之后，或久病而喘未发作之前，应以扶正治本为主。如喘已发作，应当除邪，若反而扶正则喘益甚；喘已平应当扶正，若反而攻邪则正气更虚。张景岳说："未发时以扶正气为主，既发时以攻邪为主。"陈修园又进一步指出：对哮喘的治疗，大都皆注重于治标，凡风邪浊痰引起哮喘皆可治标，如日久不除，或年高气耗，有汗欲脱之象，多为少阴肾气之弱，非纳固肾气不可。总之，须要参证与脉，了解病之久暂，体质虚实，对症施治，庶无药石误投之弊，然言之匪艰，行之维艰，是在细心研究，以审情处之而已。这种至理名言，不但指出治喘须要辨证施治，而且更指出了细心处理和说易行难的勉励训言，这是我们应当遵守的。

治疗哮喘的分型，是根据祖国医学理论和历代医家成果，结合实践观察体验而提出的。

1. 风寒伏饮型　内有伏饮，外受风寒，喘兼恶寒，肢体疼痛，或表有微热，胸满呕逆，甚而咽喉痰鸣如水鸡之声，闻达于室外，脉象浮紧或浮缓，舌苔薄白滑润，治疗宜用解表行饮、镇咳平喘之小青龙汤（《伤寒论》方）。如痰饮伏积于内，慢性咳喘者，可加陈皮、茯苓、白果、杏仁。如外感已解，痰饮未除，留积胸胁作痛，或只能偏向一侧平卧者，可用葶苈大枣泻肺汤（《金匮要略》方）。如痰饮积于胸胁、咳唾胸胁引痛、干呕气短，喘而倚息，治疗宜用攻痰逐饮平喘之十枣汤（《伤寒论》方）。如因寒痰闭塞气道、呼吸不利、气逆作喘，治疗宜用降气平喘、温化痰湿之苏子降气汤（《太平惠民和剂局方》）。以上方药具有温散解表、宣通肺气、化痰行饮、温降理气之作用。

举例：患者，张某，女，33岁。于1963年3月30日初诊。患哮喘咳嗽、吐痰已3个半月，喘呈持续发作，日轻夜重，倚息难卧，住当地医院治疗两个多月，经常服氨茶碱、麻黄素，喝中药三十多剂，病势稍有好转，仍是不断发作，因此到某省医院医治，经胸部透视，两肺透明度稍见增高——肺气肿。于3月30日上午，来邵老处治疗。经诊断其脉症，符合内伏痰饮、外感风寒，治宜小青龙汤加减，连服2剂，咳喘好转，已停服自带之麻黄素等药。复诊又按前方照服2剂，咳喘基本停止，有时夜间仅感胸闷、气短、咳痰，为了巩固疗效，针药并用，至4月27日痊愈回故里。

2. 寒束痰火型　痰火素郁于内，复被寒邪外束，即寒包热之喘，此症多有恶寒发热、头身疼痛、阵咳面赤、痰黄稠黏、吐之不利、口干作渴。咳喘气粗，甚至鼻翼扇动，有汗或无汗，脉多浮洪或滑数，舌苔薄白或厚黄，此症治疗宜用辛凉疏泄。清肺定喘之麻杏石甘汤（《伤寒论》方）为主。如热甚阴伤，吐痰带血，喘咳胸痛，加川贝母、枇杷叶、沙参、黄芩、射干、牡丹皮、白茅根。如痰盛壅塞，胸膈满闷加瓜蒌、苏子、桑白皮、枳实。如肺胀咳喘上气，兼有烦躁，或面目浮肿，治疗宜用宣散壅塞之痰、清热定喘之越婢加半夏汤（《金匮要略》

方）。如风寒外束，痰火内蕴，较麻杏石甘汤证轻者，痰多气急，咳嗽哮喘者，治疗宜用清降肺气、化痰定喘之定喘汤（《摄生众妙方》方），加厚朴、紫菀。以上方药具有辛凉疏泄、清肺解表、宣通化痰、镇咳定喘之作用。

举例：患者，彭某，女，60岁。于1963年3月11日初诊。患哮喘持续发作已月余（有40年咳嗽史，1958年发作过1次哮喘），来治疗前一日复受风感冒，病情加剧，恶寒发热，头身疼痛，自己不能行、立，喘不能卧，口干作渴，吐白色稠黏之痰，脉象浮数洪大，舌苔薄白干燥，舌色深红，此是内郁痰火、外感风寒所致，当用麻杏石甘汤加减。隔日复诊，表证已解，咳喘已轻，但喘尚未完全停止，复诊不愿服药，改用针灸，隔日针灸1次，至3月21日，能自己来就诊，共针灸11次，咳喘完全消失，仅行走上楼感到胸闷气短，后又针灸数次，咳喘均止。

3. **脾虚湿痰型**　脾虚失运则清气不升，而浊痰不降，以致水湿留结于中，积聚成痰，上注于肺，壅塞气道，呼吸不利，喉中痰鸣，甚至喘不得卧，肢体倦怠，食欲减退，脉象沉缓无力，舌苔薄白或厚腻，治疗宜用健脾化湿之六君子汤（《外科发挥》方）加苏子、厚朴、紫菀、海浮石。此方为补脾消痰之妙方，所以李士材说：“治痰不理脾胃非其治也。”这种说法诚乃经验精辟论断。如脾肺俱虚，咳嗽痰喘，可用加味六君子汤（见《顾氏医镜》）。如脉迟肢冷，为脾阳不振，对水湿无运化之力，以致痰滞胸胁支满，目眩心悸，或痞满便溏而短气者，可用苓桂术甘汤，或用真武汤（二方均为《伤寒论》方）。以上方药具有健脾渗湿、温中消痰、降逆化痰、益气定喘之作用。

举例：患者，许某，男，50岁。于1963年3月4日初诊。患咳喘吐痰已5个月。闻香油味即感胸闷气喘，每日下午6时后，哮喘发作，腹胀如鼓，腰带难束，不能平卧，直到夜半，喘渐平息，在当地医院治疗，服氨茶碱、麻黄素等药，仅起当时之效，于是来我院门诊治疗。其脉象浮濡，舌苔薄白滑润，舌质淡红，咳喘发作时，喉中痰鸣，当诊断为脾虚湿痰所致之哮喘。初次针灸，不见效果，复诊改服加味六君子汤，前后共服4剂，喘痰均消，不见发作，两周后喘不发作，可以上班。

4. **肾虚失纳型**　肺为气之主，肾乃气之根，肾虚故不能纳气而作喘。但喘必呼长而吸短，此为下元肾气根微，动则喘必加剧。此症多见于久病体弱，或年老患者，脉象多沉细无力，治疗宜用补下元、固肾气之都气丸（《医宗己任编》方）缓缓图之。由于肾虚有阴虚、阳虚之分，临床必须辨别。肾阴虚喘，脉多细数，舌苔微或无苔，而质多为嫩红，口虽干而不渴，治疗宜用八仙长寿丸（《顾氏医镜》方）壮水以制阳光，而喘自平。如肾阳虚喘，脉多迟濡，舌苔薄白，舌质淡红或白无红色，甚至四肢厥逆，常常怕冷，治疗宜用金匮肾气丸，益火以消阴翳，而阳回气纳，喘息自止。以上方药具有补益肾气，纳固下元，壮水益火，镇逆平喘之作用。

举例：患者，陈某，男，30岁。于1963年4月4日初诊。患哮喘已14年，至1958年加重，1961年曾大吐血1次，于去年冬季喘发持续，当住某医院，透视拍片，两肺透明度增高，即肺气肿。在该医院治疗4个月，服氨茶碱、麻黄素喘不能控制，后注射可的松，亦只是当时有效，4月3日哮喘大发作1次，次日出院前来笔者处治疗，就诊时喘虽停止，但呼吸气促仍然存在，尤其动则更甚，每日早、晚咳痰较多，小便频数、量少，大便溏薄、每日两三次，素易感冒，肢体疲乏无力，食欲欠佳，而且尚有轻度浮肿，脉象沉迟无力，舌苔薄白，舌质淡红。根据此脉证，为脾肾阳气俱虚所致，当用金匮肾气丸方改为煎剂，前后速服4剂，不但控制了喘的发作，而且胸闷气促、行走无力之症，均较前有显著改善。同时食欲增加，一般情况均好，疗效尚称满意，治疗时间虽短不能肯定其长期疗效，但用金匮肾气汤加减，治疗脾肾阳虚之喘的疗效是肯定的。因此提出以作今后观察、研究之参考。迄今仍在治疗，对长期疗效，须待进一步观察。

以上四个类型的划分，是根据祖国医学八纲辨证而提出的，至于所提出的方药，俱是一些代表性方剂，只可作为临床指导原则。至于具体立方，必须依据患者病势临时情况，结合发病久暂、年龄大小、身体强弱、时令季节的气候变化等不同，遵守分型施治的原则，加减化裁、灵活掌握、进行处方、恰到好处，这样才能获得满意的效果，在处理患者的同时，特别重要的是鉴别虚实。张景岳曾这样说："一曰虚喘，一曰实喘，此二症相反，不可混也，然何以别之，盖实喘者有邪，邪气实也；虚喘无邪，元气虚也。"因此，对哮喘的治疗，不是注重攻邪，便是偏于扶正，或者攻补兼施。据临床观察，对实喘攻之立见效果，但对虚喘补之，未必即效，须耐心久治，逐步使病好转，而到痊愈。所以要注意坚持治疗，巩固疗效。

（五）针灸治疗方法

针灸治疗哮喘，据临床观察有一定疗效，特别是针灸对长期疗效的巩固，也获得了一些验证。今将选穴处方、操作方法和有关注意事项分述于下。

1. 选穴处方

主穴：大椎、风门、肺俞、膏肓。

配穴：大杼、灵台、患门、气喘。

主穴、配穴结合选择使用，对喘发作时有舒胸定喘之效，喘未发作时则能巩固长期效果。所以对巩固疗效时，单用主穴，不须再配其他穴位。然大椎、风门、大杼既可针又可灸，或针灸并用。而膏肓、患门、气喘、灵台均宜灸而不宜针。外感配用合谷。咳嗽、胸闷配用中府、太渊、尺泽；痰多、气逆配用天突、膻中、中脘、丰隆；虚喘配用肾俞、关元、气海、足三里。

以上穴位治疗哮喘，据临床观察，一般来说是有一定效果，所选用这些穴位，不但有宣通肺气、消痰降逆、镇咳平喘之作用，而且还有温固下元、强健体质、预防感冒和哮喘发作之疗效。

2. 操作方法

在喘息持续发作期，每日针灸1次；喘不发作，巩固疗效，应隔日针灸1次。每次取3～5穴，以提插、捻转平补平泻手法，且以针下得气（医者感到针下沉紧，患者感到针处有酸、沉、重、胀等感觉）为度。留针时间一般20 min左右，中间行针2～3次。灸法：以艾条温和灸为主，每次灸3～5 min，且以局部皮肤潮红为度，同时须结合患者耐受能力多灸或少灸。

3. 注意事项

（1）在针灸治疗时，必须鉴别患者阴虚或阳虚。阴虚：脉数、口、舌、咽喉干燥，或遇热发作，宜针不宜灸或少灸。阳虚：脉迟或浮濡，甚至肢冷汗出，遇寒即发，宜多灸少针。

（2）针灸疗程，一般1～3个月，根据病情也可延长或缩短。为了巩固长期疗效，在获得疗效的基础上，来年夏秋季，不论发作与否，须再针灸1个疗程，这样长期效果才能得到巩固。

（3）长期疗效标准：在针灸治疗见效后，通过1~2年的观察，经过冬季而喘不犯者，或遇感冒喘也不发者，方为获得长期效果。

（4）在针灸治疗过程中，须令患者注意一切哮喘诱发因素，如烟、酒、感冒、大荤、生冷食物，或个别患者对盐、油、醋、糖等食物敏感者，亦需要令其忌之。

（5）在治疗哮喘时，首先与患者说明此病是一种顽固病，治疗须有信心和耐心，与医者合作，听从医嘱，遵时按期治疗，才能达到预期效果。

（6）治疗哮喘，应以针灸为主，如有合并症，或年高体弱，或病久过虚，或在发作期，都可适当结合药物治疗，对巩固疗效，或无其他情况者，一般用针灸无须配合药物。

针灸举例1：患者，刘某，女，11岁。患哮喘有10年之久，遇寒凉即发，入冬加重，虽然屡经治疗，但时好时歹，未曾治愈。每次发作，呼吸气急，喉中痰鸣，喘不得卧，甚至口唇发青，四肢厥逆，其发作次数逐年加重，愈犯愈勤，且身体异常瘦弱。于1961年8月，用针灸治疗，仅用20余次，迄今2年。不但喘未发作，而且身体也恢复了健康。

针灸举例2：患者，罗某，女，30岁。患气喘胸闷有4年之久，经常胸闷气促，每入冬季，喘即加重，甚至喘发不能平卧，但无咳嗽吐痰现象，自1962年秋季，仅用针灸10余次，在冬季严寒季节里，不仅喘未有发作，且平时胸闷气短亦消失，迄今年余，身体恢复健康。

（六）结语

（1）此文既阐述了哮与喘的区别，又论及上气、短气、少气，以及盐哮、醋哮、糖哮等，同时对痰饮咳嗽亦概括之。

（2）对哮喘的引发因素，不但讨论了内因和外因，而且也论及了遗传、职业、大病后与哮喘的关系。

（3）哮喘的病理，虽与五脏六腑都有一定联系，但应以肺、脾、肾为主，特别是肺。

（4）中药分型施治和针灸治疗方法，是以中医阴阳理论为指导，结合实践中的体验而提出。

（5）以往治疗哮喘都是分散治疗，所以未曾注意总结，今年虽然开展了治疗哮喘的观察研究，但为时较短，对长期疗效有待观察。

载于《哈尔滨中医》，1963

二、艾条灸治尾骨端疼痛

尾骨端疼痛一症不是常见病，但临床经常遇到。据临床观察，此病多为妇女产后所得，也有坐久跌伤所致的，其症状除尾骨端疼痛外，其他部位检查没有病理征象。此病的特点是行走痛轻，坐则痛重，压痛明显，久坐站起时疼痛加剧，严重时则卧床不能参加生产劳动。

治疗此病先例，古代文献和近代医刊较少。我们治疗本病之初，本着循经取穴和邻近取穴的选穴原则，针刺长强、腰俞、下髎和水沟等穴，针后常于局部加拔火罐，虽能起到暂时止痛之效，然不持久。根据辨证求因，从因施治的原则，分析病情，多为体虚寒滞、气血凝结。治疗应以温经散寒、通阳止痛之艾灸。也就是说针之不宜，施之以灸。采用艾条灸治，令患者侧卧屈膝，使尾骨端充分暴露，便于对尾骨端痛处施灸。每次灸10 min左右，以局部潮红痛止为度，患者即有温和舒适感，灸后痛止。一般痛轻者灸1次即愈，重者每日灸1次，可以连灸2~3次。因此用艾条灸治尾骨端疼痛，已成为我们的治疗常规。

另外，可否采用艾炷灸？艾炷灸治本病，艾炷小，灸力弱，则痛不止；艾炷大，疗效较好，但会起疱、流水，又易引起局部感染，所以我们不用艾炷灸，而采用艾条进行灸治。

载于《河南赤脚医生》，1978

三、针灸治病选穴多少为宜

用针灸治病时，究竟选取多少穴位为宜？古今针灸著作没有统一规定。我的看法是：选取穴位应按照辨证论治原则和治疗的需要选取，不能够也不应该做统一规定。因为虽属同一种病，但患者的体质强弱、病程长短、病情轻重、对针灸治疗的适应程度，有千差万别。如果选取固定的统一穴位进行治疗，结果可能有的效果好，有的效果差，有的无效。所以，选用穴位的数目，应该因病、因人、因时制宜，需要多少就选取多少。本着辨证论治，保证疗效，不给患者增加痛苦的原则，尽量少选穴、少扎针。一穴有效，不用两穴，一针有效，不扎两针；每增选一穴，增扎一针，都要有根据。

有人说"针不伤人"，多选取穴位，多扎几针，可以提高疗效，其实不然。我在行医初期为患者治病，有时给患者扎了2针或3针后，疗效不明显，就再给患者增加几针，有时甚扎20～30针，但疗效仍不显著。为什么滥选穴位，滥扎针呢？这就是因为自己心中无数，不懂选穴、配穴的原则和规律，缺乏针灸理论知识和临床经验，盲目进行治疗的表现。随着针灸知识的增加，临床水平的提高，纠正了滥选穴、滥扎针的现象。"针不伤人"是没有科学根据的，针既可治病，又能致病。扎针不当，损伤机体组织，出现晕针，造成气胸，这些都是滥针伤人的表现。因此，绝不可以借口"针不伤人"，随意在患者身上滥选穴、滥扎针，增加患者痛苦，不但难以提高疗效，甚至还会降低疗效。

载于《河南赤脚医生》，1978

四、逍遥散加减临床治验七则

逍遥散处方初见于《太平惠民和剂局方》，是《伤寒论》四逆散的演化。本方由当归、白芍、柴胡、茯苓、白术、甘草、生姜、薄荷等药组成。原为散剂，现在临床多为煎剂，有时也制成丸剂服用。

本方中的柴胡疏肝解郁，当归、白芍养血柔肝，白术、茯苓、甘草健脾渗湿，生姜温中降逆，薄荷辛散，共起养血舒肝、健脾理气之用。

我们临床采用本方加减，对不少疾病疗效比较满意。

（一）腹部肿块

患者，赵某，女，34岁。1974年9月下旬来我院就诊。

病史：1个月前，患者左上腹部刺痛拒按，触之有鸡蛋大之肿块，并伴有失眠、多梦、性情急躁、食欲不振等症。经超声检查，可探到2 cm左右液平反射，疑为囊肿，又经某医院外科检查，提出"肿物稍硬，不活动"，并在病例上图示肿块位置。同时胃肠钡餐透视：食管、胃及十二指肠均无异常发现。处理意见：候床住院，手术探查。患者于术前来我院就诊。

患者面部淡黄，体质瘦弱，舌苔较厚，色黄欠润，舌质暗红，脉象弦数。左上腹可触及一肿块，大如鸡蛋，压痛明显、拒按。中医认为，证属肝脾失调、气血凝滞所致，治宜疏肝健脾、软坚化瘀。方用逍遥散去薄荷、生姜，加枳壳9g，川芎6g，生牡蛎30g，青皮9g，三棱9g，莪术9g，丹参30g等。患者服药后，自觉局部疼痛减轻，精神、饮食均有好转。连服上方25剂后，自觉肿块已消失。复去某医院外科会诊检查，肿块消失，按前方继服，以巩固疗效。前后共服40余剂，年余后随访，病未复发。

按： 本病属于中医"癥瘕"范畴。因肝脾失调，脏腑不和，气机不畅，气滞血瘀所致。故采用逍遥散加破积软坚，化瘀散结之剂而获效。

（二）原发性血小板减少性紫癜

患者，张某，女，33岁。1977年6月20日初诊。

病史：患者平素体弱，经常齿龈出血，半年前两下肢出现瘀点、瘀斑，此起彼落，小如针尖，大如铜钱，上肢较少；两乳胀痛，内有肿块；五心烦热，性情易于急躁；月经色紫、量少，经期延长；食欲不振，口干舌燥，头晕心悸。不断医治，效不明显。脉象细弦且数，两侧乳房可触及如杏核大肿块数个。查血小板80×10⁹/L，诊为：①原发性血小板减少性紫癜；②乳腺囊肿。治宜养阴凉血、和肝健脾，方用逍遥散去生姜加旱莲草15g，生牡蛎30g，生地黄15g，牡丹皮9g，连翘15g，侧柏炭12g，日服1剂，连服药50剂，患者病情逐渐好转，经化验，血小板上升至150×10⁹/L，齿龈出血，肢体瘀点、瘀斑均消失，乳房肿块已消80%。4个月后复诊，诸症悉除。继服上方数剂以巩固效果。1年后随访病已痊愈。

按： 本病属于中医"血证"范畴。根据病情分析，是肝郁化火、灼伤脉络、血热妄行，则血溢于外。此乃肝脾内伤，藏统失职，故以和肝健脾、养阴凉血、散结软坚立法，不但治愈了原发性血小板减少性紫癜，且五心烦热、经期延长、乳房肿块等症消失，获得满意效果。

（三）心动过速

患者，张某，男，49岁。于1977年10月经某医院诊断为室上性心动过速，住院3个月，病情仍不稳定，发作时心率160~200次/min，需要输液输氧，患者平素体质健壮，因工作引起情志不畅，发生此病，3个月来，反复发作。查其面色苍白，口唇发绀，呼吸气微，说话无力，脉搏疾。症属肝脾失调、心失所主，治宜和肝健脾、宁心安神。即逍遥散去生姜、薄荷，加生牡蛎30 g，龙骨15 g，另包朱砂、琥珀各1.5 g，分两次冲服。当晚服药后，心动过速即得到控制。连服10余剂，心率正常，痊愈出院，迄今年余，未见复发。

按： 心动过速原因甚多。根据该患者发病之诱因，为情志郁结，伤及肝脾，使肝失其条达疏泄，上犯于心，心神不宁，则发生心动过速。治宜疏肝健脾之逍遥散加宁心安神之品，故收事半功倍之效。

（四）乳腺囊性增生病

患者，顿某，女，30岁，于1976年2月26日初诊。

病史：乳房胀痛已年余。月经来潮时乳房胀痛，逐月加重。近2个月来，经后乳房胀痛不减，且波及满胸，性情急躁，饮食和睡眠亦受影响。

患者身体较瘦，触诊乳房有梭形硬结肿块，与皮肤胸肌均无粘连，脉象沉细弦数，舌质暗红，苔少欠润。此乃肝气郁滞、血瘀凝结所致。治宜疏肝解郁、调和气血为主，方用逍遥散去生姜、薄荷，加牡丹皮9 g，生地黄15 g，枳壳9 g，生牡蛎30 g，川楝子9 g，郁金9 g，丹参15 g。水煎服，并配合针刺内关、膻中、足三里、阳陵泉。针后胀痛即减轻；服药后，乳房胀痛基本消失，仅左侧乳房有轻微刺痛感。患者前后服药9剂，针5次，所有症状完全消失。年余随访，病无反复。

按： 本病属于中医"乳癖"范畴，乃情志不舒所致，故不论药物治疗还是针灸治疗，均以疏肝理气为主，佐以化瘀散结。

（五）癔症

患者，常某，女，35岁，1976年6月17日初诊。

患者家属代诉：患者精神异常已8个月。初病时，性情易于急躁，日渐加重，有时啼哭，精神痴呆，答非所问，有时烦躁不安，通夜失眠，饮食失常，某医院按精神病治疗20多日，无效。

患者脉象沉弦细数，口唇干燥，舌红，少苔、缺津。结合上述病情，本病乃思虑伤脾、肝郁化火、耗伤心阴所致，治宜舒肝解郁、滋阴降火、养心安神。方用逍遥散去生姜，加牡丹皮9 g，生地黄15 g，麦冬30 g，生牡蛎30 g，龙骨15 g，大枣5个，小麦30 g。水煎服。同时，深刺哑门、大椎，两穴交替，每日针1穴。计针3次，服药3剂，病情有所好转。继服上方，针刺大椎改为常规针刺，配用神门、内关、风池、三阴交。隔日针治1次，计针20余次，服药18剂，患者恢复正常。

按： 本病类似中医"脏躁"病。《金匮要略》曾云："妇人脏躁，悲伤欲哭，象如神灵所作，数欠伸，甘麦大枣汤主之。"由于本病始于肝脾所伤，导致心神不守，故用逍遥散合甘麦大枣汤，配以针刺，而获得满意效果。

（六）精神分裂症

患者，蔡某，男，53岁。于1976年3月12日初诊。

家属代诉：患者精神异常已十多年。初发病时，狂躁乱跑，语言错乱，夜不能眠，曾经2次住精神病院治疗。后从狂躁转为抑郁、喜静，不愿与别人接触，有时想自寻短见。

患者精神迟钝，但神志尚清楚，语言正常，不愿说话。据述，经常头晕、头痛、烦躁失眠。脉象沉弦无力，舌苔薄白，舌质暗红。此乃情志抑郁、化火伤阴所致。治宜逍遥散去生姜，加牡丹皮9 g，生牡蛎30 g，龙骨15 g，大枣5个，小麦30 g，水煎服。针刺大椎、风池、神门、内关，隔日针治1次。前后针6次，服药9剂，患者精神恢复正常，半年后随访，病未复发。

按： 本病迁延日久，从狂躁转为抑郁，此乃肝郁化火伤阴，正气不足所致。用逍遥散合甘麦大枣汤加减，并配合针刺，使肝郁得以疏泄，脾困恢复运化，气血调和，阴阳平衡，其病乃愈。

（七）农药中毒后遗症

患者，郑某，女，21岁。于1976年3月10日初诊。

病史：1974年秋季，患者连续2次农药中毒，后经常头晕、头痛、嗜睡，近2年甚至睡眠不醒，有时心悸、烦躁、失眠、多梦。

患者精神抑郁，站立无力，面色潮红，血压正常，脉弦微数，舌质红、少苔。本病乃肝阴耗损，治宜疏肝养血滋阴，方用逍遥散加生地黄15 g，牡丹皮9 g，生牡蛎30 g，龙骨15 g，菊花12 g，钩藤12 g，地骨皮15 g。水煎服。配合针刺大椎、风池、神门、内关、太阳、印堂。20余日，计针治6次，服药18剂。头晕、头痛逐渐消失，睡眠恢复正常。半年后随访，病已痊愈。

按： 本病属外邪侵袭，日久化火伤阴。肝血不足，不能上荣于头，则头晕头痛；

心阴不足，则睡眠异常。故用滋阴养肝之法，达到正盛邪去，邪去正复之目的。

载于《河南中医学院学报》，1979

五、原发性血小板减少性紫癜论治

血小板减少性紫癜是血液病中的一种常见病，有原发性（特发性）和继发性两种。继发性是指患有再生障碍性贫血、白血病、药物中毒等其他疾病引起者，本文不加讨论。这里仅探讨原发性血小板减少性紫癜。

（一）对于血小板减少性紫癜的认识

祖国医学虽没有血小板减少性紫癜这个病名，但类似症状的叙述，可散见于历代医学文献中。《诸病源候论》中载有"斑毒之病……发于肌肉，而赤斑起，周匝遍体"，《医学入门》斑疹门说："内伤发斑，轻如蚊迹疹子者多在手足，初起无头痛身热……"《医宗金鉴》论"杂病"中说"皮肤出血曰肌衄"。其所称肌衄，即包括本病。这些文献记载表明，前人对本病早已有所认识，而且对临床症状也有了较详细的记载。

据我们临床观察，本病的发生初起多见于下肢出现如米粒大小之瘀点，继而遍及全身，甚至连成片状的瘀斑；或伴有鼻和牙龈出血或其他出血，易导致严重贫血。瘀点、瘀斑的出现，其色泽大都开始鲜红，继而青紫，然后变黄而消失。紫癜的缓解与发生，往往交替出现，新旧同时并见。判断病情的轻重，不依瘀点的大小和病程的长短，凡脉象缓和、不疾不徐，体温不高，睡眠和饮食正常者为轻；若脉象大数，身热烦躁，失眠和饮食减少，病情易于发展；若贫血较重，脉象沉细欲绝，肢冷汗出者病重。

（二）分型辨证施治

1. **温毒内蕴，迫血妄行**　凡感受时邪，温毒蕴于营分，热邪迫血妄行，溢于脉外，肌肤之间出现大小不一、分布不匀的瘀点或融合成片状的瘀斑，脉象细数，舌红或绛无苔，或伴有鼻衄和牙龈出血，此乃血热妄行所致。根据"热淫于内，治宜咸寒，佐以苦甘"的治疗原则，若体温高、烦躁作渴者，方用竹叶石膏化斑汤（知母、竹叶、石膏、甘草、粳米、麦冬、犀角、玄参）；若体温正常，毒热蕴炽于血分，口干不欲饮者，用犀角地黄汤（犀角、生地黄、牡丹皮、赤芍），加金银花、连翘、阿胶、旱莲草、白茅根。此二方具有清热解毒、祛瘀生新、滋阴降火、凉血止血之作用。

　　患儿，董某，女，4岁。1971年秋季，其下肢出现如针尖大之瘀点，相继蔓延全身。经某医院检查，血小板计数50×10⁹/L，诊断为血小板减少性紫癜。住院40余日，并少量输血3次，无明显疗效。出院来郑州治疗，复经某医院检查，同意原来诊断意见。至10月中旬前来我院就诊。当时患儿瘀点分布全身，指纹色紫，手足心发热，舌绛无苔，体温正常。此乃热邪内蕴于血分，当诊断为"温病发斑"。处方：生地黄9 g，牡丹皮6 g，赤芍6 g，金银花9 g，连翘9 g，旱莲草9 g，阿胶6 g，白茅根15 g，犀角1.5 g（另研为末冲服）。连服3剂，全身瘀点消退，继服上方3剂，血小板计数升至130×10⁹/L。为巩固疗效，又连服多剂。至1975年随访，小儿健壮。

　　2. 肾阴不足，虚火上炎　肾主骨藏精，又主水而寓火，所以肾有肾阴和肾阳之分。若肾阴不足，则虚火必胜，上炎时则易发生鼻衄和牙龈出血，肢体往往出现瘀点、瘀斑，时起时消，反复不已。多伴头晕耳鸣，记忆力减退，腰膝酸软，或午后潮热，手掌、足心发热，面部潮红，盗汗咽干，舌红、苔少或无苔，脉象细数等一系列阴虚症候。治疗宜用六味地黄汤（熟地黄、山药、山茱萸、牡丹皮、泽泻、云苓），加川牛膝、麦冬、旱莲草、阿胶、仙鹤草、小蓟、白茅根、藕节。此方具有滋阴补肾、益水制火、导热下行、潜阳止血之作用。

　　患儿，晁某，男，15岁。自1973年春开始鼻和牙龈有小量出血，后发现肢体出现瘀点、瘀斑，肢体被碰，皮色即发青紫。经某县医院检查，血小板计数在（20～50）×10⁹/L，诊断为血小板减少性紫癜。经注射和口服维生素K、维生素G及仙鹤草素、安络血、激素等药物治疗，效果不明显。于1974年6月来我院医治，患者脉象细数，舌红无苔，掌心发热，牙龈出血，胸腹和下肢多处瘀斑，全身密布瘀点，并伴有头晕胀痛。诊为肾阴不足，虚火偏胜所致。处方：生地黄、熟地黄各15 g，山药15 g，山茱萸9 g，牡丹皮9 g，泽泻6 g，川牛膝9 g，茯苓9 g，麦冬9 g，水煎服。头晕痛时加犀角末1.5 g，菊花9 g，生牡蛎15 g；牙缝出血时加白茅根15 g，藕节7个。按此方加减，前后共服40多剂，临床症状逐渐消失，血小板升至130×10⁹/L。1976年夏随访，患者牙龈偶有血液渗出，肢体有时出现瘀点，但病势较轻。

3. 心脾劳损，气不摄血　心主血脉，有推动血液运行以营养全身的功能；脾主统血又主运化，具有统摄血液并维护血液正常循行的功能。如果思虑过度，劳损心脾，则易导致气血两亏，可使心脾失去主血和统摄血液的能力，以致血液不能循行常道，溢出脉络之外，渗于皮肤之间而发生紫癜；如果血液内出，则可兼见崩漏或便血，并伴心悸健忘、倦怠懒言、纳减失眠、消化障碍、饱闷便溏、面黄、舌唇淡红无华、脉弱无力等气血两亏的临床表现。治疗宜用归脾汤（黄芪、党参、白术、茯苓、当归、远志、枣仁、木香、龙眼肉），加龙骨、牡蛎、熟地黄、阿胶等。此方具有健脾养心、补益气血、宁心安神、收敛止血之作用。

患者，胡某，女，43岁。多年来月经量多，经期延长，小腹和下肢经常出现如掌大之瘀斑。经某医院检查血小板计数70×10^9/L，诊断为血小板减少性紫癜，多方长期治疗，无明显效果。患者于1971年秋就诊我院，脉象缓弱、舌淡面黄、心悸头晕、夜眠多梦、腰酸无力、下肢尚有数处如鸡蛋大之瘀斑。处方：黄芪24 g，党参15 g，茯苓9 g，白术12 g，远志9 g，炒酸枣仁12 g，当归12 g，木香3 g，龙眼肉15 g，牡蛎15 g，龙骨9 g，阿胶9 g，熟地黄15 g，水煎服。此方连服13剂后，继之单服阿胶250 g（每日煎服9 g）之后，经期、经量均恢复正常，瘀斑消失未现，1975年随访，近年未再出现紫斑。

4. 肝郁化热，血虚失藏　肝主藏血，有贮藏血液和调节血量的功能，若肝郁化热或肝血不足，就会失其藏血和调节血量的能力，可使血不循经，溢出脉络，渗出于皮下发生紫癜。若血上溢则见鼻衄、牙龈出血；下溢则便血或月经过多。肝郁多伴口苦胁痛、性急易怒、寐少多梦、脉多弦数。血虚则伴头晕目眩、面色㿠白、唇舌淡红、脉多无力。血虚治疗用胶艾四物汤（当归、川芎、白芍、熟地黄、阿胶、艾灰），加旱莲草、莲房炭、牡蛎；肝郁治疗用丹栀逍遥散（柴胡、白芍、牡丹皮、栀子、白术、茯苓、当归、薄荷），加生地黄、侧柏炭、茜草、藕节等。此二方虽为妇科血症常用之方，但加减选用具有和肝健脾、补血止血之作用。据临床观察，对本病的治疗有较好效果。

患儿，张某，女，2岁。自从1974年9月，下肢出现如米粒大之瘀点，相继遍及全身，经某医院检查，血小板计数26×10^9/L，诊断为血小板减少性紫癜。注射和口服强的松、青霉素、辅酶A、安络血，并输血，疗效不佳。于1974年10月5日来郑州某医院检查，血小板计数仅4×10^9/L，立即输血100毫升。次日检查血小板升至38×10^9/L，住院治疗月余，紫癜有时减轻，但血小板仍在20×10^9/L左右。来我院就诊时，患儿精神急躁，掌心发热，站立不稳，全身瘀点隐隐，此乃肝郁化热所致。处方：柴胡6 g，白芍9 g，牡丹皮6 g，炒栀子5 g，胡黄连5 g，白术6 g，茯苓6 g，当归6 g，旱莲草6 g，阿胶6 g，生牡蛎12 g，甘草3 g，此方服2剂，全身瘀点无明显减轻。改用处方：生地黄12 g，牡丹皮9 g，白芍9 g，旱莲草9 g，白茅根15 g，生牡蛎15 g，连翘9 g，侧柏炭6 g，小蓟6 g，茜草6 g，甘草3 g，连服2剂后，血小板计数升至130×10⁹/L，上方继服5剂后，症状全部消失。患儿家长于1976年2月来信说，回家后按原方连服数剂，血小板增至247×10⁹/L，患儿各方面均好。

（三）讨论与体会

血小板减少性紫癜是以皮肤和黏膜出血为主症。中医认为阴虚火旺、气血两亏、肝郁化热和温毒入营等不同因素都可引起本病的发生。治疗本病应从整体观念出发，以临床症状为主要辨证施治的依据，本着"有是症，用是药"的原则，进行选方用药。本病虽然是以血小板减少和出血为主，但根据其病程的长短、体质的强弱和病情的轻重等不同情况，在治疗方法和具体用药上就有很大差别。因此，对本病的分型辨证施治中，就分别采用了清热解毒、凉血止血、滋阴补肾、补益气血、肝健脾等治法。但这些治法在临床运用时，也不是一成不变的，而是根据病情的不同变化灵活应用的。有的用一法为主，有的二法互用，有的多法并用。在具体用药上，我们的体会是，宜重甘寒，少用苦寒。因为苦燥伤阴，寒凉伤阳，不利于本病。所以，我们在分型辨证施治中，就以竹叶石膏化斑汤、犀角地黄汤、六味地黄汤、丹栀逍遥散、胶艾四物汤和归脾汤等处方为主，结合临床所出现的不同症状，进行加减，化裁选用。遇到出血严重者，以"急则治标"或"标本兼治"的原则，视其出血的不同病因，随症选用不同止血药物，获得了较好效果。

在实践中我们体会到，治疗本病中，对于克伐伤正之汗、吐、下三法，始终均应禁忌。如果必须使用时，也只可以小剂量恰中病情为宜，以免对身体造成伤害。

载于《河南赤脚医生》，1980

六、张仲景是针灸辨证施治的典范

张仲景（约150—约219）是东汉时期的著名医学家。他立志医学，刻苦攻读《黄帝内经》《难经》。根据《素问·热论》的六经分证的基本理论，结合自己的临床经验，加以发挥，将六经作为辨证施治的纲领，把外感热病的发生、发展，错综复杂的证候演变规律，概括为六个类型，分别提出阴阳、表里、寒热、虚实八纲辨证的诊治方法，创造性地撰著了《伤寒杂病论》一书（后世分为《伤寒论》和《金匮要略》），对后世医学的发展有着很大贡献，所以历代医家称张仲景为"医圣"。

《伤寒论》内有397法（条），载有113方，专门阐述外感热病辨证施治，但其原则和方药也可通用于内科杂病。《金匮要略》共25篇，其中262方是以脏腑辨证主治的内科杂病。《伤寒杂病论》是我国最早的理法方药悉备的联系实际的重要古典医籍之一。为后世医家的临床辨证施治和方剂学的发展奠定了基础，所以被后世誉之为"方书之祖"。

张仲景又擅长针灸，在《伤寒杂病论》的条文中，专述针灸的就有40多条。在针灸临床辨证施治方面，给我们树立了典范。我们为了发掘继承，整理张仲景辨证施治的学术思想，有必要温习一下《伤寒杂病论》中有关针灸治疗和针药并用等方面的论述。

（一）预防

《伤寒杂病论》不仅是辨证施治一切外感热病和内科杂病的专著，而且具有"扶正祛邪""预防为主"的辩证法学术思想。如《金匮要略》云："夫治未病者，见肝之病，知肝传脾，当先实脾……"这里说的"治未病"，不是指治未病之人，而是指治未病之脏腑。就是说如果肝有了病，将要传脾，为了使脾不受肝邪的侵犯，所以在治疗肝病时，当先实脾。这种治肝补脾之法即扶正祛邪，是上工治未病的预防学术思想。

《伤寒论》第8条指出"太阳病，头痛至七日以上自愈者，以行其经尽故也；若欲作再经者，针足阳明，使经不传则愈"。太阳病邪多在表，如表邪不解，定传阳明之里。若预防表邪传里，应针足阳明胃经的合穴足三里。因为阳明是多气多血之经，针刺足三里可以增强体质，加强抗病能力，以达扶正祛邪的目的。据临床观察验证，在感冒流行时，针刺足三里预防感冒，往往可获得满意效果。

（二）针刺

针刺治疗伤寒热病，据我们临床观察和对《伤寒论》条文的分析，多用于三阳经实热证的治疗。例如：

第176条云："太阳少阳并病，心下硬，颈项强而眩者，当刺大椎、肺俞、肝俞，慎勿下之。"本条是指太阳病颈项强痛未除，而心下硬满，头昏目眩，少阳病又生，称为太少并病。针刺大椎和肺俞，可解太阳在表之邪热以消除颈项强痛，针肝俞可泻少阳之邪而消除心下硬满和头目昏眩。由于病邪尚未入阳明之里，故不可泻下，若误下则成结胸。

第147条又云："太阳与少阳并病，头项强痛，或眩冒，时如结胸，心下痞硬者，当刺大椎第一间、肺俞、肝俞。慎不可发汗，发汗则谵语，脉弦，五六日谵语不止，当刺期门。"本条与第176条病理与刺法都相同。前条言"慎勿攻下"，本条言"不可发汗"。此少阳病汗、吐、下俱在禁忌。若误发汗，出现脉弦、谵语，此热邪入于肝经；谵语五日不止，可刺肝之募穴期门，以泻肝热，谵语自止。

第221条云："阳明病，下血谵语者，此为热入血室。但头汗出者，刺期门，随其实而泻之，濈然汗出则愈。"阳明谵语，邪在气分为腑实。本条乃阳明热邪侵入血室，致肝热迫血妄行则下血，肝魂失藏、神无所主则谵语，血下夺而身无汗，热上蒸则头汗出。针刺肝之募穴期门，使肝之实热得泻，荣气得和，故濈然汗出而解。

第148条云："妇女中风，发热恶寒，经水适来，得之七八日，热除而脉迟身凉，胸胁下满如结胸状，谵语者，此为热入血室也，当刺期门，随其实而取之。"妇女感受外邪适逢经来，至七八日热除脉迟身凉当愈，反见胸胁苦满，又非结胸，脉迟、谵语，又非胃实，此乃邪热乘虚入于血室，治宜疏肝泻热。针刺肝之募穴期门，使热去血室得清，诸症自愈。

第308条云："少阴病，下利，便脓血者，可刺。"少阴下利病久，一般多属虚寒，治应温中固脱。但本条下利，便脓血属于热郁于阴分，可刺本经之穴，以泻其热，热去脓血自止。清代柯琴曰："便脓血，亦是热入血室所致。刺期门以泻之。病在少阴而刺厥阴，实则泻其子也。"

（三）艾灸

《灵枢·官能》指出："针所不为，灸之所宜……阴阳皆虚，火自当之。"据我们临床观察，凡是虚寒患者，或阴阳皆虚者，单用针刺治疗就不易获得疗效，如改用灸法或针灸并用，效果就比较明显。从《伤寒论》中的5条原文就可以看出，灸法皆用于三阴虚寒证候。例如：

第325条云："少阴病，下利，脉微涩，呕而汗出，必数更衣，反少者，当温其上，灸之。"少阴下利，脉微气虚，涩主血少，中寒气逆则呕，阳虚不固则汗出，中阳失运则便频量少。此乃阳虚气陷、阴阳两亏之证，治宜回阳升陷为急，可灸百会以温其上。同时也可施灸天枢、足三里，既有姜附回阳之功，又无辛燥伤阴之弊。

第292条云："少阴病，吐利，手足不逆冷，反发热者，不死；脉不至者，灸少阴七壮。"少阴吐利，理当逆冷，而反发热，是阳未衰，故不死。若脉不至，而是由于吐利，正气一时不能接续所致。虽有外热恐是假象，须防阳脱，宜急灸足少阴肾经的输、原穴太溪，阳通脉复而吐利自止。

第349条云："伤寒脉促，手足厥逆，可灸之。"脉促厥逆而非阳虚，乃阳气内郁不通，用灸法以通其阳而手足自温。

第343条云："伤寒六七日，脉微，手足厥冷，烦躁，灸厥阴，厥不还者，死。""伤寒六七日阳气当复，反见脉微，厥冷"，是阳衰阴盛，但不是危证，危在浮阳外越之烦躁。应急灸足厥阴肝经的输、原穴太冲以回阳。若阳不回，仍厥冷烦躁，则危殆立至。

第361条云："下利，手足厥冷，无脉者，灸之，不温，若脉不还，反微喘者死；少阴负趺阳者为顺也。"阴寒下利、厥冷无脉，此乃阳气将竭，急灸任脉的气海、关元可回将绝之阳。若灸后而温不复，脉不还，更加微喘，阳气欲脱者则危。若寸口无脉，而诊少阴脉之太溪以候肾气，趺阳脉以候胃气。二脉不绝，尚可医治。如趺阳脉盛于少阴，此乃胃气未绝，治可转安。故云："少阴负趺阳者为顺也。"

（四）针灸药物并用

病有兼证，法有兼治。针治其外，药治其内。明代高武说："针、灸、药三者得兼，而后可与言医。"张仲景在《伤寒论》原文中也有针药并用的记载。例如：

第24条云："太阳病，初服桂枝汤，反烦不解者，先刺风池、风府，却与桂枝汤则愈。"太阳中风服桂枝汤，应汗出表解。今表不解，反而增烦，非药不对症，因表邪盛，药不胜邪，应先针风池、风府，以疏通经络，祛散在表之风邪，再服解肌发汗之桂枝汤，使营卫调和，而表证得解。此仲景针药并用之法也。

第304条云："少阴病，得之一二日，口中和，其背恶寒者，当灸之，附子汤主之。"少阴乃属阳虚寒证。里无热而口中不燥不渴，表阳虚则背恶寒。治宜灸大椎、膈俞、关元，以温经扶阳，内服附子汤则壮阳消阴；灸药并用，奏效尤捷。

第121条云："烧针令其汗，针处被寒，核起而赤者，必发奔豚，气从少腹上冲心者，灸其核上各一壮，与桂枝加桂汤。"本条是误用烧针（温针）发汗，针处被寒气侵袭（感染），引起红肿色赤如核。下焦肾气乘心阳之虚，气上冲心而发生奔豚。应采用灸法于核上，以祛散寒邪，再与桂枝加桂汤，微汗解肌，使营卫调和而病自愈。

（五）认识

仲景先师所著的《伤寒杂病论》，是在《黄帝内经》《难经》理论基础上发展而来的。其对祖国临床医学的发展有着卓越的贡献。其最大的成就，就在于阐发《黄帝内经》《难经》之旨，不引古经，但又不离经意，理无不赅，法无不备。理论联系实际，不尚空谈，所以后世历代医家无一不奉之为圣书。就是明清医家对温病学说的创新，也是对《伤寒论》方法的继承和发展。

《伤寒杂病论》的辨证施治，不仅用于外感热病和内科杂病的临床实践，而且也用于针灸临床的指导准则。清代柯琴曾说："仲景先师著《伤寒杂病论》合十六卷，良法大备，此灵素已具诸病之体，而明针法之巧妙。"清代徐大椿也说："灵素两经，其详论脏腑经穴疾病等说，为针法言者十之七八。"由此说明，从《灵枢》《素问》到《伤寒论》无不是针灸方药并重。战国时期的秦越人、东汉时期张仲景和华佗等名医，无一不擅长针灸针药并用。至晋代和唐宋元明时期，针灸名人辈出，撰著了不少针灸专著。从而针灸医学得到了很大发展。清代后期（1822年），太医院取缔了针灸科，之后国民党反动派又采取了消灭中医的政策，致使针灸仅成为民间的一种疗法。但一些有志于针灸事业者，仍在研究，继承、发展、提高，不断推广。

新中国成立后，在党的中医政策指引下，针灸得到了空前发展。建立了针灸医疗教育和科研机构，培养高水平的专门人才，不断提高针灸学术水平，使中国针灸仍居国际领先地位。

对仲景先师辨证施治的学术思想，要认真学习，深入研究才能掌握和领会其辨证施治的理论实质，用以指导临床实践。

载于《张仲景研究》，1981

七、试论中医针灸治疗急症

（一）概述

针灸疗法广泛用于临床。其疗效已被中外学者和广大劳动人民所公认。实践证明，针灸对某些急症的治疗和危重患者的抢救也确有较好效果。查中国医学文献，可见历代医家在应用针灸治疗急症方面，积累了许多丰富的经验。

急症病种之多，涉及内、外、妇、儿等科，无论男女老幼，时有急症的发生，对人民健康威胁极大。一旦急症发生，治疗及时可转危为安，若失治或误治均可导致病情恶化，甚至危及生命。因此，我们中医针灸工作者，对危症的治疗，继承前人经验，发掘祖国医学宝藏，进一步研究、提倡和推广，已成为当务之急。

研究急症发生的原因，不外邪气实和正气虚两个方面的超极限。也就是说，不论外感热病（包括部分传染病），还是内伤杂病，在发生发展过程中，外邪过于强盛，或内在致病因素长期对机体的损害，都可能导致脏腑、气血、阴阳极度失其平衡和卫气营血的紊乱，而出现各种不同情况的急症。如中风、高热、昏迷、谵语、抽风、剧痛、出血、暴吐、暴泻、厥逆和疔毒痈肿等，一系列危重恶候，都属于急症范畴。

针灸治疗急症，必须遵守《灵枢·经脉》中"盛则泻之，虚则补之""陷下则灸之"，《灵枢·九针十二原》有"菀陈则除之"和"异病同治""急则治标"的辨证施治原则。

我们中医针灸工作者，对危重患者要有高度的责任感，不要有怕担风险、患得患失的思想。卫生行政领导部门对此项工作也应给予支持。这是治疗危症，取得胜利的必要条件和保证。关键问题是我们要在工作实践中创造条件，积极争取做好这一项工作。

（二）回顾

回顾一下，历代医家对针灸治疗急症的经验和事例，有助于提高我们的理论认识，为针灸治疗急症提供依据。

针灸治疗急症，早在《史记·扁鹊仓公列传》有记载：名医扁鹊行医路过虢国，恰遇虢太子患尸厥，经诊断后，"扁鹊乃使弟子子扬厉针砭石，以取外三阳五会。有间，太子苏。乃使子豹为五分之熨"。治愈了虢太子尸厥。故天下尽以扁鹊为能生死人。扁鹊曰："越人非能生死人也，此自当生者，越人能使之起耳。"此事例已被后人相传为医林佳话。

我国现存最早的古典医籍《黄帝内经》，对临床很多急症的病因病机、治疗方法都有很详细的记载，如《灵枢·厥病》载："真心痛，手足青至节，心痛甚，旦发夕死，夕发旦死。"还有"厥心痛，痛如以锥针刺其心，心痛甚者，脾心痛也，取之然谷，太溪"。这里所说的真心痛、厥心痛，类似现代所说的心肌梗死、心绞痛。采用针刺然谷、太溪，取其"心本于肾"之意。

仲景先师著《伤寒杂病论》，是一部治疗外感热病急症和内伤杂病的经典著作。除用白虎汤、承气汤、陷胸汤等方药治疗急症外，还论述了按摩人工呼吸，蜜煎导法和针灸治疗急症。如《伤寒论》第221条："阳明病，下血谵语者，此为热入血室，但头汗出者，刺期门……"和第361条："下利、手足逆冷，无脉者，灸之……"此二条均属急症，一是热邪过盛，二是阳虚极限。为后世阳证宜针、阴证宜灸，治疗急症，开辟了先河。

晋代皇浦谧著《针灸甲乙经》，是我国现存最早的一部针灸专著。对中国针灸学发展起到了承先启后的作用，对国际也有一定影响。本书论述针灸治疗急症较多，如"身热狂走，谵语见鬼，瘛疭，身柱主之""小儿惊痫，瘛疭，脊急强，目转上插，筋缩主之""小儿脐风，口不开，善惊，然谷主之"等记载，迄今，我们采用这些穴位治疗癫狂、谵语、角弓反张，牙关紧闭等急症，仍有较好的效果。

晋代葛洪著的《肘后备急方》是一部简便易行治疗急症的专著，除用"易得之药"外，其中记载针灸109条，灸法就有99条，堪称倡导灸法治疗急症的先驱。如"救卒中恶死方"中"灸其唇下宛宛中，承浆穴，十壮""灸鼻人中三壮也""灸脐中百壮也"等。又"治卒霍乱诸急方"中载："卒得霍乱，先腹痛者。灸脐上，十四壮，名太仓……先洞下者，灸脐边（天枢）……先吐者，灸心下二寸（巨阙）……先手足逆冷者，灸两足内踝上（三阴交）。"这些方法，迄今用于感寒饮冷的急症，获效仍然理想。尤其对于基层、医药缺乏之山区农村，尤为适宜。

唐代孙思邈的《千金方》对治疗急症记载颇多。除汗、吐、下、清、温诸法外，并提倡综合疗法，尤其重视针灸。如书中载："凡卒心痛，汗出，刺大敦出血立已。"对角弓反张、尸厥、半身不遂、吐血、卒癫、大小便不通等急症，分别列有针法、灸法以备临床救急之用。尤其"鬼门十三穴"治疗癫狂，为后世医家重视，被不少文献所转载。

金代张子和著《儒门事亲》，他善用汗、吐、下法以攻邪，故有"攻下派"之称。除用药物外，还重视针灸、砭刺、熏洗、熨烙、按摩、导引、气功等法，尤其注重于刺络放血治疗急症，且有运用锋针多、放血部位多、出血量多的特点。从他的30个医案来看，都属于实热急症。如治一妇女，舌肿满口，诸药不效，以针砭之出血，五七度肿减，三日方平。又如一喉闭，肿痛不能言，微刺两手拇指、去甲角如韭叶的少商穴，以锋针刺出血而愈。再如黄氏小儿面赤肿、两眼不开，以锋针刺之，除两目尖外，乱刺数十针，出血三次乃愈。张氏刺络放血疗法，治愈了许多疑难症，可补一般针刺疗法的不足，对后世产生了巨大影响。《针灸大成》专论了针刺放血的急救作用，并称此法"乃起死回生之妙诀"。

明代杨继洲著《针灸大成》，其内容丰富，流传最广，影响中外，是总结明代以前的经验和成就的针灸专著。其中诸证法及其30个医案中，包括了不少急症，如妇女产后恶露未尽，受风而患血厥，针三阴交；痢疾针中脘、章门；痫病针中脘、鸠尾；热结舌胀满口，点刺舌下和指端出血；背痛初起，赤热肿痛，早期隔蒜灸之；呕血针曲泽、神门、鱼际；心痛刺曲泽、内关、间使、神门；不识人（昏迷）针水沟、临泣、合谷；脊反折（角弓反张）取哑门、风府；口噤不开取颊车、下关承浆、合谷；等等，对急症的治法，迄今我们临床选用这些穴位，对上述急症的治疗仍是不可缺少的有效穴位。

从上述对前人治疗急症经验的回顾，说明了我国医学乃是一大宝库，应该努力继承、发掘、整理、提高，使其发扬，更好地为人民健康服务，为祖国四化建设做出应有的贡献，这是我们责无旁贷的终生任务。

（三）认识

（1）倡导中医针灸治疗急症的重要意义。由于过去针灸曾受到历史条件的限制，近因某些因素又使针灸治疗急症受到一定影响，认为针灸只可治疗某些疾病，连我们从事针灸工作者也不注重对治疗急症的研究，使这一有效办法，湮没不彰。如果我们再有模糊认识，不去倡导、研究、推广，使针灸工作的路子就会越走越窄，甚至针灸治疗急症，就会湮没在我们这一代。所以提倡针灸治疗急症，决不可等闲视之。

（2）继承学习前人的经验和文献，要有历史唯物主义的辩证观点。前人的经验和文献，应该学习继承，这是肯定的。但由于前人经验和文献，受当时历史条件的限制，其中不可避免地存在着一些唯心的不健康的内容。在针灸文献中也有不同程度的反映，这是历史条件造成的，我们要认识到"瑕不掩瑜"。其中精华还是主要的，而中国针灸医学仍不失其是伟大宝库的一个重要组成部分。所以，对此要有一个正确认识。

（3）针灸治疗急症决不可有"万病一针"的思想。因它不是万能的。虽然我们倡导针灸治疗急症，但不可忽视采用相应的综合治疗措施。如病情出现严重缺氧时应及时给以吸氧，脱水严重的定要及时补水。同时也可以考虑运用中药改革剂型的"参麦针""清热解毒针"和"增液针""养阴针"等。据临床观察证实，既安全有效，又无毒副反应，同时，也可考虑与多种急救药配伍应用，具有明显改善微循环、增强部分体液免疫功能和解热抗炎等作用。至于临床常用的安宫牛黄丸、至宝丹、紫雪丹等传统有效药物，在倡导针灸治疗急症中，也是不可缺少的必备药物。总之，一句话，就是一切为了人民健康。但在治疗时，必须明确诊断，根据病情实际需要，选择适当的治疗方法。严禁药物乱投，杂法乱用，避免违反辨证施治原则，适得其反。

（4）中医针灸治疗急症有悠久的历史，且积累有丰富的经验。现在为什么提出倡导针灸治疗急症？大家都了解，针灸在历代都不断得到发展，但至清代后期取缔了针灸科，国民党统治时又采取消灭中医政策，致中医针灸受到极大摧残，百余年中不但没有得到发展，还遭到令人痛心的打击。新中国成立后，中医针灸工作迎来了科学的春天。在党的正确政策领导下，得到空前发展，且对国际也有所影响。针灸本属我国古老医术，现在国际上已成了一门新兴医学。特别是国内外对针灸理论的研究，现已成为多学科共同研究的一个课题。唯对针灸治疗急症，我们针灸同道尚未列入议事日程。因此，现在提出倡导针灸治疗急症的研究，供诸同道参考。不当之处，请予指正。

载于《中华针灸进修学院院刊》，1986

八、仲景针灸学说初探

张仲景是一位针灸与药物并用的医学家，其针灸学说源于《黄帝内经》，充实于自己的临床实践，对后世针灸学的发展起到了推动作用。他自称"宿尚方术"，而"方术"即指"导引吐纳，针灸膏摩"。在《伤寒杂病论》中，直接与针灸有关的条文达69条，其内容反映了仲景针灸学说的观点；论中明确指出的穴位有风池、风府、期门、巨阙、大椎、肺俞、肝俞、劳宫、关元等9个。他提出的针灸宜禁等，今日仍不失其指导意义。本文就其针灸学说，略加论述，权作初探。

（一）阳证宜针，阴证宜灸

阳证宜针，阴证宜灸，是仲景针灸学说的主要内容之一。以《伤寒论》为例，属于正确治疗的针灸条文计18条。其中属于三阳篇的共11条，而针刺法占10条，余下1条为灸法，即桂枝加桂汤条（第117条）。此条虽列于太阳篇，却是针对寒邪而设，用温热之法以治之，与阳证宜针、阴证宜灸学说并不相悖；属于三阴篇的共7条，其中灸法占6条，余下1条为用针法，即第308条"少阴病，下利，便脓血者，可刺"。此虽属少阴病，却是邪陷血中，实热亢盛，故用实则泻之之刺法，与阳证用针、阴证用灸学说甚为合拍。《伤寒论》中属于刺灸误治条文共21条。其中见于三阳篇者共17条，误治的原因均与热灸有关；属于三阴篇者共1条，即第284条："少阴病，咳而下利，谵语者，被火气劫故也。小便必难，以强责少阴汗也。"此虽属阴证当灸，但此条其证为虚，故灸之为逆。属于其他篇者共3条，均为伤寒化热传里而误用热灸致成坏证者。

可见，仲景认为，阳证用针、阴证用灸乃属施治之正局，而阳证用灸则易出现变证、坏证，阴证用针则往往属于特殊情况，乃施治之变局。

（二）阳盛阴虚，忌用火灸

所谓火灸，包括艾灸、熏熨、温针、烧针等。仲景认为，阳实证不宜用火治，如《伤寒论》第118条："脉浮热甚，而反灸之，此为实。实以虚治，因火而动，必咽燥，吐血。"又如《伤寒论》第117条："太阳病，以火熏之，不得汗，其人必躁。到经不解，必清血，名为火邪。"说明太阳病不能以火熏取汗，阳实证使用火灸法，其治为逆。

至于阴虚的热证，火灸自属禁施之列。如《伤寒论》第284条云："少阴病，咳而下利，谵语者，被火气劫故也，小便必难，以强责少阴汗也。"说明少阴受邪，本可用温药扶阳兼祛邪，今误用火法迫使汗出，则阳未复而阴已伤，故产生了变证。可见阴虚之病，即使需要扶阳，也不能用火法，以免误治。又如《伤寒论》第119条云："微数之脉，慎不可灸，因火为邪，则为烦逆，追虚逐实，血散脉中，火气虽微，内攻有力，焦骨伤筋，血难复也。"说明阴虚之人，筋骨本失濡养，今用灸法，火气虽微，却易伤津，以致阴虚更甚，促使疾病恶化，故宜慎用。

阳证虽然忌火，但也不是绝对不可用，如《伤寒论》第48条云："二阳并病……设面色缘缘正赤者，阳气怫郁在表，当解之熏之。"因阳热在表，法当透散，故可借解表熏洗之法以透热，不可将"阳盛阴虚，忌用火灸"之说教条化。

（三）未病先防，已病早截

张仲景继承了《黄帝内经》的预防思想，并予以发展，提出了未病先防、已病早截的观点。他的未病先防，包括未病之前，要注意摄生保养，抵御外邪侵袭，使不发病；而既病之后，要及早治疗，先治未病之脏，如"见肝之病，当先实脾"之类。《金匮要略·脏腑经络先后病脉证第一》谓"若人能养慎，不令邪风干忤经络，适中经络，未流传脏腑，即医治之。四肢才觉重滞，即导引、吐纳、针灸、膏摩，勿令九窍闭塞"即其意也。"已病早截"，就是对疾病的传变进行截断治疗。如《伤寒论》第8条云："太阳病，头痛至七日以上自愈者，以行其经尽故也；若欲作再经者，针足阳明，使经不传则愈。"仲景认为，疾病若不进入脏腑，那么就会在经脉之间相传，此时就会有一个六日一周的循环规律。至第七日传遍六经，就会出现向愈的转机，若不出现这种转机，则有可能出现第二次循环。为了截断第二次循环，即可针刺足阳明经，使其不传而获痊愈。

（四）和汤合药，兼施针灸

仲景虽然长于方药，但却认为有的病应该针灸与药物并用。如《伤寒论》第24条："太阳病，初服桂枝汤，反烦不解者，先刺风池、风府，却与桂枝汤则愈。"说明针灸与药物各有所长，两者并用，其效果往往比单用一种方法为好，临证施治，当择善而从。如他在治疗"热入血室"时，既有以方药为主的，如小柴胡汤；也有以针灸为主的，如针刺期门等，皆是根据不同病情而取各法之长，以提高疗效。对于这一思想，他在《金匮要略》中有明确的论述："妇人之病……审脉阴阳，虚实紧弦，行其针药，治危得安。"强调了针灸与药物合用的重要性。

仲景在针灸方面的学术思想对后世产生了深远影响。如宋代许叔微针灸师法仲景，取效颇显，他记载的"热入血室刺期门""妊娠刺劳宫""太阳病欲传经针足阳明"，以及"阴毒渐深"灸关元等，张元素提出用"井""原"穴治疗伤寒病的一系列方法等，都是对仲景针灸学说的进一步发展。近代承淡安所著《伤寒论新著》，更将《伤寒论》有关条文结合针灸疗法论述发挥，使伤寒杂病的针灸疗法更趋全面。由此可见，仲景针灸学说对后世针灸学有深远影响。

注：文中条码依赵开美复刻宋本《伤寒论》

载于 《国医论坛》，1987

九、张从正刺络泻血学说初探

张从正不仅善用汗、吐、下治疗疾病，尤娴于针灸刺络泻血法，从而突出表现了其"攻破""祛邪"思想在针灸学中的运用，兹予论述于下。

（一）倡邪祛正安说，擅刺络放血法

张从正刺络泻血的学说，是继承《灵枢·九针十二原》"菀陈则除之"的治则发展而来的。《素问·针解》提出："菀陈则除之者，去恶血也。"故历代医家将泻血作为祛邪的一大治法，如唐代秦鸣鹤为高宗刺百会、脑户出血治风毒上攻，头目昏眩；刘河间主张寒凉清火，创"八关大刺"泻热，长于放血疗法。张从正师承河间之术，进一步发展了此法，取得了较大成就。

张从正这一学术思想，与亲身体验分不开。他曾患目赤病，或肿或翳，作无止时，羞明隐涩，肿痛不已。眼科学家姜仲安云：宜上星至百会，速以𬭚针刺四五十，刺攒竹穴、丝竹空穴兼眉际一十刺，及鼻两孔内以草茎弹之出血。来日愈大半，三日平复如故。张从正受此启发颇深，对不少实热目疾采用此法，每每取效。他感慨地说："学医半世，尚阙此法，不学可乎！"从这里说明了张从正重视放血疗法的学术思想。

（二）重视经络气血多少，泻络特点是"三多"

张从正十分重视经络理论，指出："治病当先识其经络。"尤其是掌握十二经气血的多少用来指导刺络放血法。他认为："出血者宜太阳、阳明，盖二经血多故也。少阳一经不宜出血，血少故也。"血多之经刺之，能祛邪而不伤血，血少之经刺之，则使血受伤而正气不足，有助长邪气之虞。如他治疗一小儿面赤肿两目不开，"以铍针刺轻砭之，除两目尖外，乱刺数十针，出血三次乃愈"。两目尖为少阳经所循，血少故不宜刺。又如"背疮初发……以𬭚针于肿焮乱刺出血""一省橼，背项常有痤疖，愈而复生，戴人曰：太阳血有余也，先令涌泄之，次于委中以𬭚针出紫血，病更不复作也"。项背处乃太阳经循行所过之处，太阳经有热，故发疮痈痤疖，张从正即采用泻血祛热邪的方法，使邪祛正安。从此也可以看到张从正刺络泻血法，既是继承了《黄帝内经》的学术思想。又是有临床经验的。

张从正审证精详，胆识过人，在针灸临床实践中，形成了自己独特的泻络风格，即运用𬭚针多，放血部位多，出血量多。

《儒门事亲》中记载刺络放血的医案为19例，注明用𬭚针者有10案，占一半以上，其余9案，虽未说明用何种针放血，但看来仍与𬭚针有关。𬭚针即《黄帝内经》所称九针之一的铍针，末端如剑锋而针体较宽，适用于祛除瘀阻之恶血，故张从正多采用𬭚针。在具体操作上，方法很多，有直接用𬭚针刺出血的，如《儒门事亲·卷六》中，吕君玉之妻风搐反张案，即用𬭚针刺百会穴；也有将𬭚针磨尖刺局部的，如该书卷三的舌胀案，卷六的湿癣案即是；还有用𬭚针作刀使用，将病变部位的皮肤十字划破，如该书卷八胶瘤案；尚有先烧铍针，然后趁热刺患处的，如该书卷七背疽案等。其刺的力量或轻或重，刺的范围或宽或窄，针刺的次数或多或少，均据临床的具体情况而定。

张从正放血部位之多也很惊人，多者竟达百针以上，如治背疽，"以铍针烧疽晕，刺数百针"；治湿癣，于"癣上各刺百余针"；治背疮初发，"以铍针于肿焮处，循红晕周匝内，密刺三层"，竟难以数计。除了在病变部位处放血之外。还在穴位上放血，如对目疾实热，红肿赤痛者，必刺神庭、上星、囟会、前顶、百会五穴放血，这种方法可达到"血之翳者，可使立退；痛者可使立已；昧者可使立明；肿者可使立消"。此外，还有不定位的放血，如该书卷六目赤案，"刺其手中出血，及头上鼻中皆出血，上下中外皆夺"。

《儒门事亲》中记载出血量用"盏""杯""升""斗"计数，亦有"大出血""其血出尽""血出如泉"等描述。如治疗一妇抽搐目眩、角弓反张，"以铍针刺百会穴，出血两杯愈"。治一妇人木舌胀，连刺三日，"计所出血，几至盈斗"。治一女孩背疽，"刺数百针，去血一斗，如此三次"。在刺出血时，一般不用止血法，而让血尽量外流，尤其是黑紫色的血，一定要让它流尽或血色变为正常而止。在张从正看来，体内恶血本为致病之邪。出血即祛邪，必使其出尽，方能邪祛正安。

（三）遵经旨，善发挥

张从正能遵经旨不拘旧法，敢于实践，大胆创新。如《黄帝内经》治疗疟疾，是采用"先其发时如食顷而刺之"的方法，而张从正却能根据具体情况加以创新使用，如《儒门事亲·疟非脾寒及鬼神辨》记载："会陈下有病疟二年不愈者……正当发时，余刺其十指出血，血止而寒热立止。"因为此时的病情是由于前医拘于疟疾即脾寒的观点，施用大剂温热药的结果，张从正认为内热猖盛，不祛内热不能制疟，故选在发作时施术，足见其学而不泥，创新有据的精神。另外，《黄帝内经》病机十九条，原并无具体治法，张从正根据临床实际，予以补充，如他说"诸风掉眩，皆属于肝……可刺大敦""诸痛疮痒，皆属于心……可刺少冲""诸湿肿满，皆属于脾……可刺隐白""诸气膹郁，皆属于肺……可刺少商""诸寒收引，皆属于肾……可刺涌泉"。用井穴通经泻热，是与张从正攻邪论的观点一致的。

张从正娴于刺络放血，胆大却又不孟浪，在施术时有明确的禁忌证，他认为刺络放血法主要是用于各种实热大证，而虚寒证则不宜使用，如他说："如人因闪挫膝肘腕大痛，医者不察，便用铍针出血，如未愈者再三刺血，血出即多，遂成跛躄。《黄帝内经》曰'足得血而能步'，血尽安得步哉？"又如："雀目不能夜视及内障，暴怒大忧之所致也，皆肝主目，血少，禁出血。"除此之外，张从正还举出了具体禁忌，在出血之后，应忌"兔、鸡、猪、狗、酒、醋、湿面，动风生冷等物及忧愤劳力之事"。这些方法都是《黄帝内经》有关刺禁认识的发展。

张从正刺络泻血学说，对后世影响颇大。明代名医薛立斋根据张从正治喉痹放血的经验治好了不少喉痛证，著名针灸家杨继洲在《针灸大成》中专论刺络泻血的急救作用，认为"一切暴死恶喉，不省人事"，须急以三棱针"刺手指十二井穴，当去恶血"，并称其法"乃起死回生妙诀"。清代傅山刺眉心出血治妇人产后血晕，叶天士刺委中出血治咽喉肿痛，郭志邃放血治"痧症"，可以说都是刺络泻血术的应用与发展。

载于《河南中医》，1987

十、略论王惟一对针灸学的贡献

——重铸铜人的重大意义

王惟一（约987—1067），又名王惟德，北宋著名针灸医学家。宋仁宗天圣年间曾任太医局翰林医官朝散大夫，殿中省尚药奉御，骑督尉等官职。对我国针灸医学的发展有着不平凡的建树。为后世人所公认的贡献有三：①奉命主持编撰了《铜人腧穴针灸图经》；②雕刻《铜人腧穴针灸图经》碑石；③铸造立体铜人模型。这三者都是我国针灸发展史上的创举。不仅促进了我国针灸医学的发展，而且对国外针灸学的发展也有着较大影响。现就王惟一的著作、碑石和铜人三大贡献及现在重铸铜人的重大意义，略述如下。

（一）针灸著作

王惟一撰著《铜人腧穴针灸图经》三卷，总结了过去历代医家的针灸学经验，对经络、穴位进行了详细的考定。自天圣元年（1023年）到天圣四年（1026

年）编成。腧穴总数比《针灸甲乙经》增加了青灵、厥阴俞、膏肓俞三个双穴和督脉的灵台、阳关两个单穴。并补充了一些腧穴的主治作用，与较早针灸文献相比，增添了不少内容。如上星穴增补了能治"痰症振寒，热病汗不出，目睛痛，不能远视"，承山穴增加了能治"腰背痛，霍乱转筋，大便难，久痔肿痛"；风府穴增补了能治"头痛鼻衄"；委中穴增补了"委中者，血郄也，热病汗不出，足热厥逆满，膝不得屈伸，取其经血立愈"等。此外，还补充了历代许多名医的针灸治验事例。

本书附有正、侧、背位三人图各一幅，十二经脉图十二幅。这十五幅针灸经穴图，也是我们现在所见到的较早的珍贵图谱。对腧穴主治头、面、肩、背、腹、胁等划分，而对四肢穴位，仍按十二经脉的次序排列。这样，一方面使人易于了解和掌握经络学说，另一方面又便于临床医疗实践的应用。这是王惟一在《铜人腧穴针灸图经》的整理上所做出的成就和贡献。

（二）雕刻《铜人腧穴针灸图经》石碑

为什么王惟一撰写了《铜人腧穴针灸图经》又雕刻成碑石呢？这就要从宋代印刷术发展说起。大家都知道，印刷术到宋代时有了很大的进步，《铜人腧穴针灸图经》虽然问世，但由于印刷数量有限，不仅购书难，而且不易保存。这样，在一定程度上仍然限制了针灸医学的普及和发展。当时王惟一大概鉴于此因，为使自己的著作能永垂后世，广为流传，于是，结合他的"厉石"专长，创造性地将《铜人腧穴针灸图经》雕刻于石，便于学者观摩。碑石刻成之后，放置于首都汴京（今开封）大相国寺仁济殿（原名针灸图石壁堂），昭示于众［约天圣五年到天圣八年（1027—1030年）］。

元代初年，始迁往北京，放置于皇城的东明照坊太医院三皇庙的神机堂内。经过一百多年的时序变迁，石刻已磨灭不清，字迹模糊难辨，在明代修筑京师城垣时，宋代天圣年间雕刻碑石被毁，充当了修筑城墙的砖石，埋于明代城墙之下。直至1965年和1972年，这些沉睡了几百年的石碑，才由北京市文物管理处在配合拆除明代北京城墙的旧址时，将宋代天圣石刻发掘出土，得以重见天日，受到了政府和文物考古工作者的极大重视。经过修复整理，将五块残石置于北京"通史展览馆"展出。宋代天圣石刻的出土，为我们研究宋代的文化，提供了重要依据，对王惟一《铜人腧穴针灸图经》的研究，也具有非常重大的意义。

（三）铸造立体铜人孔穴模型

立体铜人孔穴模型的创铸，有着划时代的意义。宋代铸造了两座世界上最早的医学模型，这充分体现了我们祖先的聪明才智和中华民族灿烂的古老文化的成就。由于铜人造型生动、形象逼真，大大地补充了书籍和石碑的不足，对针灸的教学、医疗和研究都有着指导意义，有力地推动了针灸医学的迅猛普及和长足进展。

王惟一创铸立体铜人孔穴模型，其旨在于教学和考试医生之用。据《续资治通鉴长编》卷一〇五记载，这两座铜人模型是"天圣五年（1027年）冬九月壬辰，医官院上所铸腧穴铜人式二，一置医官院，一置相国寺……"到南宋时，这两座铜人模型，一座流入襄阳，不知所终；一座在宋金战争中，为金人掠去，后转入元人手中。宋以后，历代统治阶级对宋铸铜人都视为"国宝"，非常重视。

《齐东野语》虽为野史，然周密离王惟一所处年代不远，且书中多是记述一些耳闻目睹的真人真事，内容基本可靠。此书中对铜人的材料、构造、作用、用法及其去向等都做了进一步的描述。据周密《齐东野语》记载，其舅父章叔恭说："昔在襄州，尝试针铜人全像，以精铜为之，脏腑无一不备，其外俞穴，则错金而书名于旁，背面二器相合，则浑然全身，盖旧都以此试医者，其穴则涂黄蜡，中实以汞，俾医工以分析寸，按穴试针，中穴则入而汞出，稍差则针不入矣。"再如，《扶沟县志》称，当地有一名医，叫宁守道，"精针灸法，应召入京，针铜人中选，授太医院大使"。可见，所谓"盖旧都用此以试医者"亦非虚构。用铜人考试医生，据文献记载，直到明代，仍在沿袭这一方法。

根据历史事实和文献资料，宋铸两座铜人模型的下落，至今仍属不解之谜。至于明清两代，公私铸造铜人很多。现存留于世者（包括流传于国外者），多为明清两代所造，与宋代王惟一铸造的铜人是难以比拟的。

总之，王惟一的针灸著作、雕刻碑石、铜人模型是对针灸学的三大贡献。特别是他的石碑和铜人，不仅由于工艺精、技巧高而引起人们的关注，就其学术价值来说，也非一般。他首创了医学模型的先河，树立了医学模型的典范，开拓了形象教学的道路，提高了针灸教学的效果，促进了经穴理论的规范化，为推动针灸医学的发展，做出了不可磨灭的杰出贡献。

（四）重铸铜人的重大意义

重铸针灸铜人是根据当前国内外针灸医学发展趋势的需要。在各级党、政领导的关怀和支持下，经过科学技术专家们的辛勤劳动，胜利完成了这一艰巨而光荣的历史使命。在此，我向各级领导和同志们表示热烈的祝贺和衷心的感谢。

完成针灸铜人的重铸工作，其重大意义在于：

1. 推动针灸医学的普及，发展和提高　大家知道，我国是针灸的起源地，所以被誉为"针灸的故乡"。由于针灸有理、法、方、穴、术的完整理论体系，和长期以来积累的丰富的实践经验，且具有简、验、廉的特点，因而得到广大人民群众的欢迎。在针灸发展的历史中，曾有这么几个阶段：从《黄帝内经》到《针灸甲乙经》是理论奠基阶段；唐、宋、元、明代是我国针灸发展的隆盛阶段；新中国成立后是我国针灸医学的空前发展阶段。

新中国成立后，党和政府十分重视祖国医学事业的发展，制定了一系列的方针、政策，使中医针灸也得到了很大的发展。从当前来看，全国高等中医院校20多所，有2/3以上的院校建立了针灸系，在全国还有一些针灸专业班，并建立了针灸学院和针灸医院，以培养针灸专门人才。近几年，大学毕业生和研究生不断充实到医疗、教学和科研单位，使针灸专业队伍日益壮大，医疗单位的针灸床位有所增加，从事针灸的医务人员也已有了相应的技术职称，这些都标志着我国针灸的发展是空前的。

此外，世界卫生组织也很重视针灸，我国联合建立了四个国际针灸培训中心。近几年为120多个国家，培训了1 000多名针灸医生。

以上情况说明我国中医针灸事业有了很大的发展。但根据我国的实际，还远远不能满足需要。我国是一个拥有十多亿人口的大国，农业人口占80%以上，当前农村基层中医针灸医务人员却少得可怜，特别是偏远山区，更是寥寥无几，这与农民就医难的问题有着密切的关系。如何解决和发展农村基层中医针灸人员的问题，应该引起各级领导的足够重视，这是一个亟待解决的重要问题。

其次是当前医疗单位从事针灸的人员及床位虽然有所增加，但和临床的要求还有较大差距。具体到针灸工作人员，除少数大、中专毕业生外，有相当一部分是从护理或其他专业转医的，这些同志经过多年的临床实践，积累了不少的经验，已成为针灸队伍的一支重要力量。但我们还应该看到，由于基础理论的欠缺，直接影响到技术水平的提高，所以，我们的同志就要加强系统地基础理论学习，不断提高针灸队伍的素质，以适应日益发展的形势需要。

我们对祖国的医学，要"继承发扬，整理提高"。继承是基础，整理是手段，提高、发扬是目的。这次重铸针灸铜人模型，就是继承发扬的具体体现。对今后的教学、医疗和科研，以及热爱针灸，自学成才的同志都具有很大的指导作用。

2. 适应国际针灸发展的趋势 针灸起源于我国，早在1 000多年前就传到了国外。特别是新中国成立后，在党的正确路线指导下，针灸事业不断得到发展，在国际上的影响越来越大，我国针灸现已成为世界医学的一个组成部分，许多国家出现了"针灸热"，运用针灸治疗疾病已在六大洲的120多个国家和地区开展。1979年6月在北京召开的"全国针灸、针麻学术讨论会"，就有30多个国家和地区的150多名代表。1984年8月召开的"第二届全国针灸、针麻学术讨论会"，外国学者增加到50多个国家和地区的430多名代表。今年（1987年）决定11月在北京召开"世界针灸学会联合会"的成立将有更多的国家参加，预计代表人数要超过800人。以此说明了我国的针灸对世界医学的影响。

当前，在国际上，针灸学术组织很多。历史最长，影响最大的是1943年成立的国际针灸学会，总部设在法国巴黎，有60多个成员国。20世纪50年代就和我们有了联系，1979年我国正式与该组织接触，曾派人参加过他们的会议。这是一个和我国关系较为密切的组织。

针灸在我国历史悠久，并且有一套完整的理论体系，历代又积累下了丰富的实践经验，所以我国的针灸历来是居于世界领先地位，被世界誉为"针灸的祖国""针灸的故乡"。作为一个中国的针灸工作者，是值得骄傲和自豪的。但是，从当前针灸的发展趋势来看，由于一些发达国家的科学进步，医疗器械先进，在某些方面，我们不及他们。这只是暂时的，我们只有承认落后，才会努力创造条件赶上甚至超过他们。

这次针灸铜人重铸成功，为国争了光，对保持我国在世界针坛的领先地位做出了卓越的贡献，并将对国际针灸学术的发展产生深远的影响。

重铸针灸铜人，确实是件非常艰苦的工作，为了能够真正地反映宋代天圣铜人的原貌，参加这项工作的同志，曾到国内很多地方考察了宋代的建筑和塑像，作为借鉴。在制作过程中，同志们同心同德，克服了重重困难，经过他们的共同努力，终于完成了针灸铜人的重铸工作。在此，我再次向参与这项工作的同志们表示亲切的慰问和祝贺。

谢谢大家！

载于《开封市重铸宋代天圣针灸铜人落成典礼资料》，1987

十一、针林大师，医界楷模

承淡安先生是我国近现代的针灸学家和热心中医针灸事业的教育家。他为弘扬我国针灸医学，东渡考察，探索新知，著书立说，创办针灸学校，对我国针灸医学的发展和国际针灸医学的促进，都有着较大贡献。

承淡安先生世代业医，幼蒙庭训，继承家技，为医德和医术奠定了坚实基础，尤其他立志远大，留神《灵枢》，精究针术，对针灸学术有着较深的造诣。先生在壮年行医时，用针灸治病，选穴处方，立法施术，理明技精，用针所治多验，如针所不及者再予方药，加之先生医德高尚，仁济为怀，为人治病不重报酬，贫者病厄往往施诊给药，因此，受到人民群众的尊敬。

我国针灸历史悠久，历代不断得到发展，但至清代后期，太医院针灸科被关闭，在百余年中衰退未振。当时，贫病交迫，民不聊生，先生悯之："先发大慈恻隐之心，誓愿普救含灵之苦"，并思针灸治病经济、安全、有效、能不药而愈病，普济贫病，舍此莫属。先生为了力挽狂澜，振兴绝学，不忍针灸医学淹没失传，克服一切险阻，在20世纪30年代初，创办针灸研究社于无锡，启迪全国有志之士共同研究，学者因受先生善诱的感召，研究情绪高涨，远近学者从师者众多，近者登门亲聆教益，远者函邮提问答疑，口传函授，谆谆教诲，几年时间，参加研习者数千人，使全国针灸界的形势为之一新。

先生具有丰富的临床经验和学术理论水平，为了发展我国针灸医学教育，不断新的探索。当闻日本医界研究针灸甚力，不畏艰辛，东渡扶桑，亲往考察，与邻邦医林高士相互切磋，进行学术交流，欲借助现代医学新知，以阐发我国针灸医学之理。归国后，即在无锡扩建学社、创建针灸专科学校、创刊针灸杂志，并重视图书馆和医院的建立，使针灸专科学校初具规模。不幸日本发动侵华战争，学校遭到破坏，先生离无锡入四川，在成都一带行医教学，培养学生，发展针灸学术，未尝稍懈。抗日战争胜利，新中国成立，颁布了中医政策，先生素志实现有望，即在苏州重整旧业。为使针灸学术理论进入新的境界，先生凭其卓越的才学和多年的勤奋探索，呕心沥血，不遗余力，著书立说，先后撰写针灸学术论著达数十余种之多，普及医林，其功甚伟，在前后30多年中，为祖国培养出数以万计的针灸专门人才，可谓桃李满天下，信誉遍世界。现在我国针灸学术的发扬光大，影响国际，与先生过去多年的倡导有一定关系。

余生在农村，幼读私塾，1927年16岁时，拜在当地老中医郭玉璜先生门下学习中医，以中药治疗杂病，1935年加入无锡针灸研究社，受教于海内针灸大家承淡安先生学习针灸，从此，临床治疗疾病多以针灸药结合，据疗效观察较单纯用药为优，同时结合辨证，宜药者用药，宜针灸者用针灸，或针灸药并用，大大提高了临床治疗效果。

回忆我在50多年行医过程中，特别是自1958年调河南中医学院任教30多年来，从事针灸教学、医疗、科研和指导硕士研究生等取得的一些成绩，都与承师淡安先生学术思想的影响有很大关系。先生素怀继承祖国医学志，坚定振兴针灸事业心，忘我无私，一心奋斗，值此纪念先生诞辰九十周年之际，撰此短文以表方寸永志也！

　　　　　载于《纪念承淡安先生诞辰九十周年暨国际针灸学术研讨会》，1989

第五章

「世纪老人」的养生经

邵经明教授经历了一个多世纪的岁月，享年103岁，堪称"世纪老人"。为缅怀先生一生的成就，特总结他的养生经验，一窥这位"世纪老人"的养生经。

曾经有患者向邵老请教长寿之道，他笑眯眯地回答："乐悠悠，无忧虑，不生闲气，多吃红烧肉。"这也是邵老恬淡心态的一种明证，他的长寿之道也都体现在这一笑一答中。因此他的长寿养生经可以从五个方面阐述：德行、情志、饮食、运动和起居。

一、以德养生

《礼记·大学》中提出"德润身"的理念，其寓意深刻，充分体现了中国古代先人们对道德修养的崇尚和追求。只有培养良好的道德品质，方可使人的行为更加优雅高尚，并带来内心的平静和满足。故道德具有滋润身心的效果，是一切养生的基础和起点。孔子曰："知者乐，仁者寿。"《论语·雍也》在孔子看来，仁德之人必定长寿，并多次对其弟子强调"大德必得其寿"，就是说养生要从养德开始，要修身发扬人的善性，清除心理障碍，取得心理平衡。明代的吕叔简说："养德尤养生之第一要也。"即养生最首要的就是修养道德。邵老一生都在践行着"以德养生"，他的"以德养生"观主要体现在医德、师德、公德三个方面。

（一）医德

邵老是一名医德高尚的医生，他从医80余载，救治的患者不计其数，对待每一位患者都像对待自己的亲人一样。他常说："作为一名医生，要急患者之所急，痛患者之所痛，视患者如亲人，老者如父母，同年如兄妹，儿童如子女，同情他们，关怀他们。"还说："医者，济世活人之道，应以仁慈为本，恻隐为怀，普救群众疾苦而为乐"。把《大医精诚》中的"凡大医治病，必当安神定志，无欲无求，先发大慈恻隐之心，誓愿普救含灵之苦"当作自己的座右铭。他对患者体贴入微，经常亲自搀扶患者上下床，帮助其脱、穿衣服，尤其对贫困患者更为关心和同情，常不收诊治费或解囊相助。邵老这种对患者仁慈厚爱之心是他高尚医德的体现，他的长寿更是"仁者寿"的具体体现。

（二）师德

邵老一生中只做了两件事：一件事是治病救人，另一件事是教书育人。治病救人需要的是医者仁心，无怨无悔；教书育人需要的是"春蚕到死丝方尽，蜡炬成灰泪始干"的奉献精神。邵老恰恰把这种无私奉献的精神发挥到了极致，把自己的全部时间和精力投入到了这两种事业当中去。邵老在几十年的从教生涯中，不仅是良师，更是益友。他将学生当成自己的儿女，关心他们的日常生活。学生有了思想问题，他总会耐心开导，坦诚相见，把学生从苦闷中解脱出来；学生病了，他常常亲自探视和治疗。一次得知一位学生病倒在床，他不顾自己年迈和他人劝阻，拄着拐杖，上五楼看望学生，并为他悉心治疗，对学生深切的关爱之情，无不感动着在场每一个人。他的一位学生在上海读书期间，邵老听说其生活艰辛，遂托人带去棉衣和现金，令学生感佩至今。邵老不仅传授给他的学生专业知识，而且更注重培养他们的为人、处世、做学问的能力。邵老对他的学生及弟子无微不至的关心和呵护，充分体现了邵老作为一位"仁者"的高尚品德，他的长寿说明了"仁德之人必定长寿"的道理。

（三）公德

邵老在生活中是一个极其节俭的人，但他却始终热心公益事业，在力所能及的情况下，帮助需要帮助的人。他总是默默地捐款捐物，却从不声张。1989年他一次性交党费1 000元，受到中共中央组织部表扬；1990年曾为黄河中医药研究奖励基金会捐款1 000元；1999年为了更好地培养师资力量，鼓励优秀教师和品学兼优的大学生，他毫不犹豫地将自己多年积攒的10万元人民币全部捐给了河南中医学院，设立了"邵经明教育奖励基金会"。2008年汶川发生大地震，年至期颐的邵老又交特殊党费1 000元，以表达对灾区人民的深切同情。除此之外，在日常，凡周围同事、学生、患者等，谁有了困难他都会予以接济，就是这么一个谦恭朴实的老人用自己的实际行动为大家树立了榜样。他尽自己所能为社会、为人民贡献自己所有。邵老的这种无欲无求的奉献精神感动着他身边的每一个人。

二、情志养生

中医认为人有喜、怒、忧、思、悲、恐、惊的情志变化，简称"七情"。其中的喜、怒、忧、思、恐为五志，怒伤肝、喜伤心、思伤脾、忧伤肺、恐伤肾，说明五志与人体的五脏关系密切。只有培养健康的精神、稳定的情绪，才能避免不良情绪对人体健康的影响。邵老深谙稳定的情绪对健康的重要性，在生活中常常以保持精神、情感及心理上的健康为目标，不断地修身修心，以保持一贯的恬淡虚无，精神内守，才能得以寿过百岁。

道家主张静以养神，如《老子·第十六章》云："致虚极，守静笃，万物并作，吾以观复。"即是说人们要让自己内心清静，虚寂达到极点，才能"涤除杂念，体尽天道"。"清静"是指精神情志保持淡泊宁静的状态。邵老崇尚道家思想中的养生观，他认为调神摄生贵在静养，清静养神一方面有利于防病祛疾、促进健康；另一方面有利于抗衰防老、益寿延年。邵老认为清静养神应该做到少私寡欲、用神专一、处世乐观三个方面。

（一）少私寡欲

就是要对自己的"私心"和"贪欲"进行自我克制并清除。邵老认为减少私欲，则能减轻思想上不必要的负担，使心胸开阔，襟怀坦荡，有助于心神的清静内守，保持身心健康。他常说："无求无欲无失望，来去随缘少徒劳。"他曾为建立河南中医学院针灸医院到处奔走、呼吁，做了大量的工作，他的书法作品有写道："为事业不求人赞誉，做工作但愿无愧心。"这句话正是他无欲无求、一心忘我的工作写照。他做人低调，在生活中极为简朴，十几年中经常穿着一套洗得泛白的中山装和一双手工做的布鞋，家里的陈设也比较简陋，除了一张木板床和写字台、两把十几年的布沙发外，家里再无其他家具。他不仅自己节俭，还常常告诫子女也要勤俭节约，杜绝浪费，他的子女们也都秉承了这种良好的家风，以勤俭为美。邵老淡泊名利养生观符合道家"清静无为""恬淡虚无""无为无不为"的思想，是他得以长寿的主要秘诀之一。

（二）用神专一

作为一名针灸大家，邵老的"用神专一"主要体现在临床实践活动中。在为患者针灸治疗过程中，邵老强调既要医者全神贯注地体会针下感觉和观察患者反应，注重捕捉"得气"之感，又要令患者心定神凝地体会针感，专心注意于病所，以促使气至。即要求医患双方"必一其神，令志在针"，只有如此，才可把握好经气活动变化，实现预期的治疗效果。邵老的用神专一、心无杂念、内心清静，有利于用神守神，亦是长寿之道也。邵老门诊患者颇多，甚至节假日都不休息，高强度的工作尤其耗神，为了保存体力，做到用神专一，他常常利用短暂的休息时间静坐来收敛身心，调控情绪，休养心神，以此达到精神内守、固护正气。正是几十年如一日的坚持，才使得邵老九十多岁坐门诊时仍然精力充沛，应对自如。

（三）处世乐观

俗话说"乐观是长生不老丹"。乐观必然促进健康，人要健康长寿，就要调节情绪，保持愉快乐观的心情。邵老为人处世豁达开朗，幽默风趣。有些患者因为敬畏邵老的名气，初次找他看病时常常拘谨，不能很好地表述自己的病情，他常开些小玩笑，使患者紧张的情绪得到放松，同时也能敞开心扉地向邵老讲述病情。每当患者向邵老请教长寿之道时，他总是乐呵呵地说："乐悠悠，无忧虑，不生闲气。"他也常教导子女、学生及弟子们说："为人要厚道，心胸要宽阔。"他认为在生活中要保持平和的心态、达观的处世态度，不为那些非原则的无端琐事而烦恼焦躁，从而使自己心安神静，保持良好而稳定的心态。正如《寿世青编·养心说》所云："未事不可先迎，遇事不可过忧，既事不可留住，听其自来，应以自然，任其自去，忿惕恐惧，好乐忧患，皆得其正，此养之法也。"懂得幽默之人，必定心情和顺而快乐，故凡是具有良好心态和乐观性格之人，焉能不长寿！

古有"寿从笔端来"的说法，指出了书法和养生的关系。宋代诗人陆游说："病体为之轻，一笑玩笔砚。"所以，书法被认为是养生之首。书法不仅能调节情绪，促进人的身心健康，而且能通过活动手指来调和气血、活络关节、平衡阴阳，有益于防治疾病，强身健体。闲暇之余，邵老最喜欢的事情就是练习书法、养花养草。他认为写写书法、养花养草是陶冶情操的好方法，老先生最爱写"精""气""神"三字，他的字如行云流水，苍劲有力，每当邵老凝神静气，运笔挥毫之时，一切烦恼瞬间烟消云散，正如唐代和尚皎然诗中所说："浊醪不饮嫌昏沈，欲玩草书开我襟。"除了练习书法之外，邵老最喜欢养护他的花花草草。邵老将家门前的一小块空地作为他的小花园，经他手栽培的盆景花卉，绿意浓浓，生机益然。书法、花草可以舒畅情志，给人美的享受和性情的陶冶。心花一放，百脉皆通，气血和畅，病安何来？徜徉在这美妙的意境中，人焉不寿？

三、饮食养生

饮食是人体生命活动的物质基础，"民以食为天"强调的是饮食对人生存的重要性。不仅如此，自古以来饮食更是中医大家养生长寿的重要途径，如《素问·生气通天论》云："是故谨和五味，骨正筋柔，气血以流，腠理以密，如是则骨气以精。谨道如法，长有天命。"中医在养生方面，对饮食营养的食品种类亦非常重视。如《素问·藏气法时论》云："五谷为养，五果为助，五畜为益，五菜为充。"现代科学对人体营养方面的研究指出：主食宜粗细粮搭配，吃饭宜七八分饱，不甜腻，多食蔬菜，适当地吃些水果、瘦肉、蛋类、鱼虾等，使人体需要的蛋白质、各种微量元素等营养和需要之品适当，才能维持身体健康。

邵老享年103岁，历经列强侵略、战乱频繁、民不聊生，迎来新中国成立、社会主义建设等各个时期，特殊的历史时期造就了邵老一生勤俭朴实的生活作风，一套中山装、一双布鞋是他的衣着，一块红烧肉、一碟青菜是他的饮食。红烧肉和青菜的搭配是邵老的挚爱。但邵老讲究饮食有节，每周只吃2～3次。他常说："年龄大了吃太多肉不好消化，可以多吃些青菜。"所以他每次只是浅尝辄止，从不放任自己的口腹之欲。正如《论语》云："肉虽多，不使胜食气。"意思就是席上的肉虽然多，但不能超过吃饭的量。

常言道：药补不如食补。人们的日常生活离不开每日三餐，所以适量的饮食、均衡的搭配是保证健康长寿的基本途径，日常生活中应注意不能暴饮暴食，同时也要平衡饮食，五味搭配，粗细搭配，荤素搭配，只有这样才能保持五脏功能活动正常，从而健康长寿。邵老饮食全面，从不挑食，既吃得山珍海味，也吃得咸菜窝头，各种五谷杂粮、蔬菜水果他都不挑剔，但邵老懂得养生之道，注意节制，每次饭只吃到八成饱，他常告诫同龄人："饮食自倍，脾胃乃伤。老年人肠胃及脏腑功能减弱，吃多了就容易留有积滞，引起相应病证"。《素问·藏气法时论》云："气味和而服之，以补精益气。"谷肉果菜应合理搭配，才能补益精气津血，以利于人体的健康。同时辛、甘、酸、苦、咸应五味调和，进食要有规律，要适时适量，反对暴饮暴食、饥饱失常。邵老一直赞同"药食同源"之说，他认为食疗、药膳对人体健康是有利的，有些既是药品又是食品的食物，如山药、大枣、黑木耳、桂圆、莲子、核桃、百合等可以适当多食用一些，这样既可补益气血，又有营养价值。邵老一生都在坚持"饮食有节、膳食平衡"的原则，这些都是他健康长寿的重要保证。

四、运动养生

生命在于运动，运动不仅可以强筋壮骨，增强机体的功能；而且适当的身体活动是健身祛病、延年益寿的灵丹妙药。延续几千年的运动养生即是以自身运动的形式，配合呼吸法，来疏通经络、调畅气血、调和脏腑，以达到强身健体、延年益寿的养生方式。道家养生术中的导引、吐纳等都是运动，在运动机体的基础上强调静以养神。

邵老常常利用空闲之时静坐吐纳来调养心神，以保证心力充沛。东汉著名的医学家华佗独创的五禽戏健身法是世界上第一套医疗保健体操，他依据中医学阴阳、五行、脏象、经络等理论，在总结了前人模仿鸟兽动作以锻炼身体的基础上创编而成的。五禽戏不是单一的健身运动体操，而是统一形体运动和身心疗法的综合锻炼方法，注重"调身、调息、调心"三者配合，因此，具有很好的健身祛病、延年益寿的作用。邵老年轻时候只要有空闲时间，总是要练上一段五禽戏。他虽然工作繁忙，仍要求自己做到"脑子要用，手脚要动，宽厚待人，淡泊名利"。"脑子要用，手脚要动"就是我们常说的运动养生，邵老认为人要保持健康的身体，就应该进行适当的体力及脑力劳动，这样才能使肢体维持正常的功能活动；使大脑保持正常的思维活动而不至于出现迟钝或萎缩，正所谓"用进废退"。如《千金要方》云："养性之道，常欲小劳，但莫大疲及强所不能堪耳。"邵老重视日常运动养生，到了晚年每日还坚持打太极拳。太极拳是一种适合全民的养生运动，它是一种调息、调心的养生活动，同时也是一种有氧运动，既能强身健体，又能颐养性情，是一种身心合一的锻炼方法，颇适合老年人健身养生。林嬿钊在《当代全国名老中医起居养生经验调查研究》中提出，众多名老中医提倡并且自身践行的养生方法几乎无一例外地首推散步和太极拳。实践证明，长时间地坚持练太极拳，则有助于调理脏腑器官，疏通百脉，达到阴阳平衡的状态，进而防治疾病，延年益寿。《素问·宣明五气》云："久卧伤气，久坐伤肉。"

适当的运动能振奋阳气，通达全身气血，可令精神抖擞。孙思邈则在《备急千金要方》云："食毕当行步踌躇……则食易消，大益人，令人能饮食而无百病。……饱食即卧，乃生百病，不消成积聚；饱食仰卧，成气痞，作头风。"他认为饭后散步可促进脾胃运化，保证食物更好地吸收，有益健康，预防疾病，这也契合了"饭后百步走，活到九十九"的民间俗语。

邵老几十年如一日地坚持饭后散步，常常围绕着河南中医学院的操场边走边看，有时遇到熟人就停下来聊上几句，有时会关切地询问旁边背书的学子们的学习情况，他常常劝诫年轻人在努力学习的同时，一定要积极锻炼身体，没有健康的体魄一切都无从谈起。邵老退休后还一直坚持门诊应诊，刚开始他每日步行上班，后来腿脚不灵便了就坚持拄拐杖上班，再后来就是坐轮椅上下班。对于一位针灸医生来说，门诊应诊对体力和脑力都是高强度的锻炼。所以，邵老在耄耋之年仍精神饱满，容光焕发，思维清晰，声音洪亮，动作灵活。从邵老的身上我们可以看到运动养生要坚持适度、多样的原则，持之以恒，坚持不懈，这样才能达到健康养生的目的。

五、起居养生

自然界是一个有机的整体，人们生活在自然界，属于自然界的一部分，是自然界运动物质存在的一种形式，机体时时刻刻都受着自然界的影响。人和天地万物合成一个有内在联系的不可分割的整体，人体生命活动，内部器官的运动变化，受整个自然界运动变化的影响和制约。如《素问·宝命全形论》云："人以天地之气生，四时之法成。"《灵枢·顺气一日分为四时》云："春生、夏长、秋收、冬藏，是气之常也，人亦应之。"《素问·移精变气论》云："失四时之从，逆寒暑之宜，贼风数至，虚邪朝夕，内至五脏骨髓，外伤空窍肌肤。"

《素问·生气通天论》云："阳气者，一日而主外，平旦人气生，日中而阳气隆，日西而阳气已虚，气门乃闭。是故暮而收拒，无扰筋骨，无见雾露。反此三时，形乃困薄。"《素问·上古天真论》云："上古之人……起居有常，不妄作劳。故能形与神俱，而尽终其天年，度百岁乃去。"首先提出了"起居有常"的养生理念，说明起居要有规律，这样才能保持身体健康，延年益寿。道家非常注重养生，认为人之修养应顺应自然环境、四时气候等变化，保持与自然界的平衡协调统一，以保养生命的最佳状态，预防疾病的发生。《道德经·第二十五章》云"人法地，地法天，天法道，道法自然"，要求人们顺应社会、自然之规律行动。《庄子·养生主》云："缘督以为经，可以保身，可以全生，可以养亲，可以尽年。"说明做事顺应自然，就可以心态平和，可以修身养性，可以高寿善终。

邵老就是一位生活规律、起居有常的人。他认为人们的生活起居应该有规律，符合"四时五脏阴阳"，才能避免疾病的发生，保持身体健康。只有人的生活起居顺应春生、夏长、秋收、冬藏的自然规律，才能保持人体各种功能的正常。不仅在一年四季中要顺应自然，在一天之中亦应如此，做到起居有常、活动有度，这样才会享尽天年，长命百岁。邵老作息很规律，从不睡懒觉。通常早上5：30起床，打坐练功30分钟，然后在院子里打太极拳、散步，7：00吃早饭。饭后便开始每天忙碌的门诊，中午小憩之后，2：30又开始下午的工作，晚饭之后看《新闻联播》，然后散步，10：30之前睡觉。每日三餐粗茶淡饭，从不挑剔，遇到改善一下伙食，吃顿红烧肉，即使再喜欢吃邵老也从不贪食，总是遵循着"早吃饱、午吃好、晚吃少"的原则。有时适当吃些水果，偶尔吃点女儿给买的小零食就很满足了。正是因为邵老顺应自然规律，与自然界同步地生活，保持了自身阴阳的平衡，达到身心的平和、宁静，才能预防疾病的发生，颐养天年。

通过从德行、情志、饮食、运动和起居等五个方面的阐述，可以窥见邵老"乐天安命"的人生态度、"悲天悯人"的慈悲心肠和"顺应天时"的生活方式，这就是他长寿的真正秘诀，也才成就了他大仁大智，大德大寿。学习他的长寿经验也就要学习他对待人生、对待自然、对待世界的态度，唯如此才能看到他长寿的真正秘诀所在。

附录一

弟子感悟

一代宗师邵经明

卜算子
——致邵经明教授

少师人和堂，

名成杏林苑。

悬壶济世七十载，

盛赞遍中原。

望重自德高，

技湛四方传。

已是桃李满天下，

诲人犹不倦。

这是一位鹤发高龄的老人；这是一位悬壶济世的老人；这是一位德高望重的老人；这是一位淡泊宁静的老人。他就是我校首批国家级名老中医之一，享受国务院政府特殊津贴的邵经明教授。

（一）少师人和堂

1911年3月，邵老出生于河南省西华县，幼读私塾八年，16岁赴西华县东夏亭镇人和堂药店作学徒，对《雷公药性赋》《汤头歌诀》等医学启蒙书籍，无不熟读背诵，并学会了中药的炮制及丸、散、膏、丹的研制方法。东家看他人小志高，遂向清末举人名老中医郭玉璜推荐，拜在郭老先生门下研读岐黄，日间随师应诊。5年间，在名师指导下，以《医宗金鉴》为蓝本，熟读并背诵《伤寒论》，对其他杂病歌诀，如《四言脉诀》，也都一一精读熟记。随郭老师满后，又师从承淡安先生专攻针灸，学业倍进，声名渐起，遂在西华县开设"鹤龄堂"悬壶应诊，针灸药并用治疗各科杂症。

（二）名成杏林苑

邵老读书学习勤奋刻苦，拨灯攻读、精心著述，不论阴晴寒暑，几十年来不间断。学术上取得了很大成就，曾参加全国高等中医院校统编教材二版、三版《针灸学》和《各家针灸学说》的编写，任《中国针灸大全》副主编，著有《针灸简要》《针灸锦囊》《针灸防治哮喘》等书，在国内外各级刊物上发表学术论文60余篇，并参加《当代中国针灸临证精要》《中国针灸治疗学》《针灸临证指南》《现代针灸医案选》《中国当代针灸名家医案》《名医名方录》等书部分内容的撰写。近几年，他又利用诊余假日，结合自己几十年的行医体会，为农村基层医生写出25万字的《中医知要》，内容包括中药、方剂、四诊、治疗、针灸等方面知识。

（三）望重自德高

邵老一生淡泊名利，一心救治患者，应诊时坚持"三个一样"，即干群一样，工农一样，亲疏一样；诊病时聚精会神，对患者的任何陈述和询问从无半点敷衍和搪塞；为年老及行动不便患者针灸时，他经常搀扶患者上、下床，帮助患者脱、穿衣服；每遇棘手之症，总是反复思考，想方设法救治。曾有一位19岁的女患者，有哮喘史17年，多处诊治无效，患者悲观失望，痛苦异常，后经介绍，求治于邵老。邵老对该患者针药并用，多方开导，精心调治，一直亲自诊治，直到患者喘平，哮鸣音消失，心律正常。

邵老非常推崇孙思邈《大医精诚》中的几句话："凡大医治病，必当安神定志，无欲无求，先发大慈恻隐之心，誓愿普救含灵之苦。"并谆谆教导我们说："这段话你们要认真学习，深刻领会，牢记在心，把它作为你们一生为医的指导方针。"邵老教导语重心长，值得后学者铭记在心。

邵老现虽已88岁高龄，仍每日在医院应诊，早出晚归，有求必应，从不计报酬之多寡。他曾一次性交党费1 000元，受到中共中央组织部表彰，还为黄河中医药研究奖励基金会捐款1 000元。他以医济民，厚德薄利，不为身谋，唯为病家着想的高尚医德，深为医患人员所称道。

（四）诲人犹不倦

邵老认为："勤奋是事业成功的保证，自学是你最好的老师。学习之道，贵在有恒；知识获得，贵在积累。"邵老积累知识的途径基本有四。

1. **背诵**　邵老认为熟读背诵一些经典著作，可以加深记忆，拓展思路，有利于指导临床实践。他不仅自己博学强记，而且也要求学生重视背诵。1958年，邵老为河南中医学院第一届学生讲《中医诊断学》，讲至切诊时，重点讲授《四言脉诀》，他要求学生书写后挂于教室四周，人人熟读背诵，那时全院早晚可闻朗朗读书声。现虽已过几十年，当时的学生不少已晋升为高级职称，但谈起此事仍记忆犹新，感到收获很大。

2. **积累资料**　邵老认为积累资料是写作和研究的基础。因此，在读书时，每有心得必随手录之；即便在卧间餐时，偶有所悟，也认真录之；临床应诊时，对初诊患者及典型病例均详细记载。他把平时摘录的读书笔记、卡片、病案，不论内容如何，文字多少，一概珍视，分类收藏，并持之以恒，积累了大量资料。

3. **教学**　邵老很赞赏"己愈予人己愈有，己愈教人己愈多"这句话，认为教学过程就是增长知识的过程，无论哪一级教学，只要认真对待，都能给自己很大帮助。他对教学一丝不苟，为备好一节课，曾查阅大量书籍、杂志，这样也使得他的知识得到不断的积累。现在，邵老虽不再担任教学任务，但每遇新生入学，学生实习及各种培训班，总是乐意为学生做专题讲座。

4. **写作**　邵老认为，在学习、研究的过程中，背诵、积累资料、教学等方法只是写作的基础，而写作则是学习、研究内容的集中整理阶段。通过写作巩固起来的知识，往往更加集中、深刻、系统和有条理。因此，邵老不仅自己勤于写作，一生写下大量论文、著作、读书笔记，而且也经常督促学生要人人做到读书及临证笔记，书写心得体会等，为写作奠定基础。

邵老治学力求渊博而专精。他认为，为医首先要打好基础，在具有全面的理论知识和临床知识的基础上，再重点抓住几个病，深入学习，系统研究，加以创新和提高。否则，就很难学得专、学得深，但专了以后，还要深入学习与本专业有关的各种知识，通过博学来达到精深。

每当提到邵老所获得的荣誉时，邵老总是付之淡淡的一笑，这笑中包含的是对名利的淡泊，也是对创业艰辛的感慨，只有邵老自己最清楚。

邵老在专业特长之外还对书法情有独钟，他写的字，或行云流水，或苍劲昂然，无不书尽他耄耋之年闲云野鹤之意。

也许有一天，邵老拄着拐杖从你身边经过时，你并不会在意这位衣着朴素的老者，但他的的确确就是我们的一代宗师邵经明老先生。在此我们也深深地祝愿邵老身体健康，医学之树长青。

（朱彦岑）

济世活人，要大医精诚

回想起来，那是1990年金秋十月的一天下午，一位精神抖擞的老者来到我们这些刚刚步入到河南中医学院针灸系的大学生面前。

老者坐定后，用他那慈祥的目光环顾大家，每一个同学的手似被一只无形的手抚慰了一下，教室里一片寂静，大家都用期盼的眼神看着他。老者像是猜透了我们的心思，笑容依然，说道："同学们，我叫邵经明，70年前，也像你们一样，有很多梦想，但我选择了中医针灸，选择了济世活人！"教室不再平静，同学中有人惊讶地"喔"出声来，互相询问着什么。

邵老依然用他那特有的慈爱之音娓娓向大家介绍着中医针灸，介绍着一根银针的无穷威力和无尽的魅力，我像着了迷一样听着，被感染到童话般的境界中，刚进中医学院那种懊丧和不屑一顾的心理状态被洗涤得干干净净。

"做一名医生，做一名针灸医生，你手里拿的是一根很小的针，但却握着患者的生命。责任重大啊！"老者说到这里神情严峻，"每于临证之前，必发大慈恻隐之心，做大夫一定要做一名好大夫，做大医啊！"我们为之所动，为自己今后所要学的专业油然而生一种责任感和使命感！

外面秋日的阳光特别灿烂，几片红叶从窗口飞落到我的课桌上，看着叶片上鲜明的纹理，无私无欲地奉献完自己的光合作用后，还要以明亮的红色展示大自然的美丽！不由自主地看了一眼老人侃侃而谈的神色，他不就是在展示祖国医学的博大精深吗！

十多年过去了，我从一名学生成长为一名中医高校的教师和医生，每当手握针柄授业传道或施治患者时，心中的感慨是无限的；每当患者的病痛被解除后，心里的成就感是难以形容的；每当一批批学生毕业走向社会时，我都会和他们谈及我们的邵老，谈及济世活人和大医精诚，因为邵经明教授的精神已渗透到我的心里，做医生做教师都要有博大的胸怀！

（魏玉龙）

略谈邵经明教授针刺手法经验

邵经明教授是当代中医针灸学家，业医六十余载。在长期医疗实践过程中，对进针、行针、补泻手法等方面积累了丰富经验。现将邵老有关针刺手法的经验整理于下，藉供参考。

（一）注重指力，善于单手进针

邵老向来重视指力，他认为指力是针刺手法的基础，针刺操作过程，从持针、进针到行针、补泻手法，直至起针，无不与指力密切相关。要想使一根针在自己手中运用自如，做到进针不痛，起针不觉，得心应手，就必须在指力上下功夫，刻苦练习，坚持不懈。几十年行医生涯中，邵老不仅注重在实践中摸索各种手法，而且也重视运气与针刺的结合，临床针刺时，则以意领气，发气于指，以加速针下得气。

关于进针手法，古代十分强调双手进针，如《标幽赋》说："左手重而多按，欲令气散；右手轻而徐入，不痛之因。"现在临床上也常用爪切、夹持、提捏、舒张、针管等进针方法，这些方法对顺利进针、减轻疼痛均有一定作用，对初学者尤为适用。由于古人过分强调双手进针，特别是《难经·七十八难》提出："知为针者信其左，不知为针者信其右。"以致后人多局限于双手进针而少有创新，为临床操作带来了诸多不便。邵老在长期临床实践过程中，摸索出两种单手进针法，具有简便、快速、省时、无痛等优点，不仅可以提高针刺效率，且易促使针下得气。一为注射式进针法，即医者右手拇、食二指夹持针柄（如为较长毫针，可持针身中下段），快速刺入皮下，此法可用于四肢及肌肉丰满处穴位的进针；二为指压捻入式进针法，即医者右手拇、食二指持针柄，中指指尖抵压应针穴旁，拇指捻动针柄，将针迅速刺入皮下。该法多用于内有重要组织器官、血管及皮肉浅薄处穴位的进针。邵老认为，单手进针必须在具有较强指力和腕力的基础上方可应用，针刺穴位要准，下针宜快，手宜轻，力宜重，如此才能进针无痛，得气迅速，疗效显著，使患者乐于接受。

（二）重视得气，提倡气至病所

1. 催气手法 邵老认为，针刺必须得气，这是取效的基础。凡得气速者效亦速，得气迟者效亦迟，不得气者则无效。因此，针法宜首重得气，若针后不得气者，则要施行一定手法催促经气速至。邵老临床常用的催气手法有以下几种。

（1）进退法：右手拇、食二指夹持针柄，拇指向前搓针，同时向下用力，使针向下略插为"进"；拇指向后捻动，同时将针向上微提为"退"。催气时，一进一退，一搓一捻，交替进行，至得气为止。

（2）捻捣法：右手拇、食二指夹持针柄，拇指向前轻微捻动针柄，同时一上一下地捣动，如雀啄米状，直至得气为止。

（3）探寻法：若针刺达到一定深度仍不得气，可将针轻轻上提退至皮下，分别向穴位四周反复上下探寻，直至得气为止。

（4）颤指法：右手拇、食二指夹持针柄，手腕及手指自然地轻微颤动，做小幅度、快频率的进退震颤动作，使针身发生轻微颤动，以促使得气。

（5）搓针法：右手拇、食二指夹持针柄，食指保持不动，拇指向前或向后用力搓针柄，如搓线状，直至得气为止。

2. 行气手法 邵老认为，针刺得气后即可起到一定的治疗作用，但要进一步提高疗效，还应施行一些行气手法来激发感传，促使气至病所。邵老常用的行气手法有以下几种。

（1）倒针朝病法：右手拇、食二指夹持针柄，若要使针感沿经脉向上传导，则针尖须向上斜刺；若要使针感沿经脉向下传导，使针尖须向下斜刺。如针刺足三里，欲使针感传向足部，针尖须向踝斜刺；欲使针感传向腹部，针尖须向膝斜刺。

（2）运气逼针法：针刺入腧穴得气后，右手拇、食二指紧持针柄，固定不动，同时结合运气，以意领气，通过拇、食二指把气发至针体，促使针感趋向病所。

（3）按截关闭法：右手拇、食二指夹持针柄，用左手拇指贴近针刺部位（不欲使经气传导的方向），用力按压，以截住经气，使之向预定方向传导。如针合谷治牙痛，用左手拇指按压合谷下方，右手持针，针尖朝向病所，使针感循经上行，则牙痛可立止。

（4）搓捻推针法：针刺入腧穴得气后，将针轻轻提起朝向病所，俟得气后，拇指用力向前搓推针柄，达到指腹后横纹时，即轻轻退回，然后再用力向前搓推第二次，如此连续搓推几次，直至针感传向远处为止。

（5）接气通经法：该法最宜于远部取穴时使用。如治疗坐骨神经痛时，针刺环跳，若针感向下不能过膝，可在该经阳陵泉再刺一针，针感即可达到足趾部。针刺足三里治疗腹部疾病，欲使针感上传腹部，可依次在梁丘、髀关、梁门三穴针刺，则可使经气接续并通达全经，引气达腹部。

3. 强调体质，擅长热感手法 邵老认为，针刺补泻效果主要取决于机体状态、针刺手法、腧穴特性三者，而针刺手法及腧穴特性是外因，患者的机体状态是内因，是产生补泻效果的关键。针刺的对象是机体，由于患者体质有强弱、病症有虚实、病位有浅深、病性有寒热、机体反应有迟速，因此，临床运用补泻手法时，应当细心体验患者对针刺的感应性及病性虚实、体质强弱、病程久暂等因素，然后适当地调整补泻手法，如方向、深度、强度等，使补泻强度与疾病证候、机体反应性相适应，才能激发机体的调节作用，起到补虚泻实的功效。否则，如果把针刺补泻手法神秘化，治病时墨守成规，不考虑患者的体质、病情及机能状态，只机械地套用某些补泻手法，就难以达到预期效果。如临床上治疗同一疾病，运用同样手法，但由于患者体质及病情不同，则针下感觉及补泻效果常有很大差别。正如《灵枢·小针解》所说："粗守形者，守刺法也；上守神者，守人之血气有余不足，可补泻也。"

邵老临床实践过程中，将针刺与运气融为一体，创造出一种热感手法，颇有效验，具体操作：针下得气后，拇指向前、食指向后搓捻，同时用力下插，至一定深度后，拇指向后、食指向前搓捻，同时用力上提，如此上下提插、左右捻转数次后，将针插至应刺深度，待气复至，右手拇、食二指紧持针柄，意在拇指向前，固定不动，聚精会神，以待热感，同时结合运气，以意领气，通过拇、食二指把气发至针体，以促使针下产生热感。据临床观察，施用上法后，多数患者可产生热感，有的出现于局部，有的循经感传，有的热及全身，甚至出汗。邵老曾治一12岁女学生，膝关节疼痛多日，针内、外膝眼，行热感手法，患者感整个膝部发热，疼痛顿止。又如一女性患者，50余岁，患坐骨神经痛月余，表现为自左胯至大腿后侧、小腿后外侧剧痛难忍，行走困难，伴下肢寒冷，舌淡红且滑润，苔薄白，脉沉迟无力，证属寒痹，宜温经散寒、通络止痛，取环跳、委中、阳陵泉、足三里，其中环跳得气后行热感手法，患者当即感到腿有温热感，好像一股暖流，从胯下传至足，起针后，疼痛大减，凉感也减轻，可站立行走，按此法连针3次而愈。

（朱彦岑）

邵经明先生学习《伤寒论》的方法和体会

邵经明先生系河南中医学院针灸推拿学院教授，行医七十余年，其治学严谨、学识经验俱丰。先生一生崇敬仲师，对仲景学说研究颇深，擅用经方、针药并用治疗疑难杂症。笔者自毕业任教以来，一直跟随先生身边从事针灸教学、临床、科研工作。先生刻苦学习、熟读经典、自强不息的治学态度和方法对我启发帮助极大。兼以先生熏陶，对我学习《伤寒论》奠定了坚实基础。现根据先生学习《伤寒论》方法与体会及临床实践中的验案，整理成文。由于水平有限，实难反映先生真貌，不当之处请予指正。

（一）强调熟读原文，有利于加深理解和运用

邵经明教授的一生，是苦读中医经典著作的一生。先生自幼习医拜读仲师《伤寒论》。锲而不舍、苦心钻研，遇到疑难问题，必诘其奥理，非悟不休。先生16岁时就背熟了《伤寒论》中有法有方的重要条文，他虽年逾九旬仍然背诵许多原文。他常说："历代医家注释《伤寒论》者甚多，但各有得失，只有熟读原文，才能领悟仲师真意，不致偏差，只有熟读才能加深记忆，拓展思路，便于临床实践。"由于他原文记得纯熟，所以每当他讲学、言谈提起《伤寒论》或结合临证时，总能脱口而出，而且准确无误。他向徒弟谈起学习《伤寒论》的方法时说："《伤寒论》文辞简洁、意味深长，非熟读深思不易明了。故学习《伤寒论》条文，不要急于先看各家注释，要把条文的内容仔细推敲，自己加以理解。注意前后条文的联系，然后再看注释，看其中哪些和自己的解释是相同的，哪些是不相同的，如果不这样去做，我们先看了注释，就受它的影响，束缚了自己的

思想。医生学经典就像建设奠基一样，地基不牢固，房必倾覆，如果经典著作学不好，也就谈不上临证能运用得好。"所以先生常向徒弟提出三要求：①强调熟读第100~180条有法有方的重要条文，特别是六经提纲。②要多积累临床资料。③认真记好学习笔记。他是这样说的，也是这样做的。

邵经明先生之所以对仲景学说有深刻的理解，是他具有较全面的古文知识和训诂学的修养。以《伤寒论》为代表的许多经典著作，多为秦汉时代文章，其文辞古奥、简略，加之未分节断句，给后学者带来不少的困难。因此，先生在学习《伤寒论》中尤重视古文知识基本功的训练。他常辅导徒弟多钻研一些有关帮助学习、理解、推敲古典医籍的著作和工具书，强调掌握古文句读、古韵、语法、语译方面的基本知识。还教徒弟们学会使用工具书的方法，尤其对使用一些字典、词典都做了比较详尽的讲解。这对徒弟们自学和阅读古典医籍等都发挥了很大的作用，从而提高了阅读古典医籍的能力，进一步加深了对《伤寒论》的理解运用。

（二）临床辨证，擅用经方

先生常说："读书重要，使用更重要。读仲景书必用仲景方，不用仲景方，读一辈子书也学不到仲师之法。"这确实是他一生治学经验之谈。先生强调，运用经方既要忠实原文，又不要被其束缚，"尊古又不泥于古"。所以运用仲景方贵在审病机、明方义，运用其理法方药，扩大应用范围。他常说："学会《伤寒论》，统治百病。"先生行医70余年来，其临证坚持运用经方治病，屡获奇效。所以他体会较深，运用灵活。他一生中治病经验颇多，归其要者，有如下三点。

1. 运用经方，辨证分型治哮喘　邵经明先生从20世纪30年代开始针药并用治疗哮喘病，在数十年临床实践中，方法不断改进，用穴不断筛选，初步探索出了一些治疗规律。尤其是运用药物方面，辨证分型治疗哮喘。例如，凡外感风寒、内有伏饮而引起哮喘者，治疗以小青龙汤为主，而往往获得疗效。正如《伤寒论》原文指出："伤寒表不解，心下有水气，干呕发热而咳……或喘者，小青龙汤主之。"此方为外散风寒、内除水饮，表里双解之剂。临床运用：若痰饮伏积于内，慢性咳喘者可以加陈皮、茯苓、白果、杏仁等。先生曾治一妇人内伏痰饮、外感风寒的咳喘患者，咳喘吐痰3个月余，喘呈持续发作，昼轻夜重，倚息难卧，住院两个多月，仍不断发作。按其症状以解表行饮、镇咳平喘之法，与小青龙汤，2剂，咳喘均有明显改善。为巩固疗效，针药并用6日后获痊愈。再如，先生治一男性内郁痰火、外感风寒的咳喘患者。咳喘持续发作已月余，诊前一日感冒、高热，病情加剧，恶寒发热，喘不能卧，吐黄色黏稠之痰，诊其脉象浮数洪大。治以清宣肺热之法，给予麻杏石甘汤加川贝、枇杷叶、沙参、黄芩、射干，2剂，隔日复诊，表证全解，咳止喘平、热退，获满意效果。凡属脾阳虚、水湿停聚而致痰湿壅滞胸胁支满、咳嗽痰喘者，治用茯苓桂枝白术甘草汤为主，以健脾渗湿，温化痰饮而获效。

2. **运用经方，治疗杂病** 邵经明先生根据《伤寒论》《金匮要略》前后贯通之特点，把其中的方药广泛运用到各科证治中，均取得满意效果，他不是把经方死板板地扣在某个病症上，使经方不能施展其应有的作用，而总是在六经辨证纲领的指导下，随证施治、灵活多变地加以应用。如五苓散在《伤寒论》中为化气行水、表里同治之方；本方重在化气行水，无论有无表证，只要是膀胱气化失常、水饮内停、小便不利者，即可加减应用。按其化气行水之法，先生曾治一男性患者，58岁，肺癌后期腹水。症见腹部胀满、下肢浮肿、小便不利、色黄，大便难，食欲不振，口不渴等。与五苓散加五皮饮，3剂，配针刺天枢、中极、阴陵泉、足三里、三阴交等穴。治疗后，患者腹水大减、小便增多，继服6剂，腹水消失，大小便正常。以上一例验案虽患肺癌未能治愈，但先生巧妙运用五苓散加味配合针刺，很快使腹水消失，说明证与法、用药是符合的。如十枣汤与大陷胸汤治疗胸膜炎、胸腔积液等，形气实者用之甚效，形气虚者可与党参、白术、茯苓等合用，消补兼施，也可奏效。其他如柴胡加龙骨牡蛎汤治疗神经官能症，白头翁汤及葛根芩连汤治疗热性泻痢；乌梅丸治疗胆道蛔虫病及久泻属于寒热错杂者，均获良效。这些都是先生巧妙而灵活地将《伤寒论》中的方药广泛应用于治疗各种杂病的例证。

3. **擅长针、灸、药物并用** 仲景先师既是立法设方的鼻祖，又是辨证施针、灸的大师。先生在仲景辨证施治的学术思想指导下，临床重视"刺以泻实、灸以补虚"的原则，擅长针、灸、药物并用之法治病，不断扩大临床应用范围。先生说："病有兼证，法有兼治，针治其外，药治其内。"明代高武说："针、灸、药三者兼得，而后可与言医。"张仲景《伤寒论》原文中也有针、灸、药并用的记载。如第24条云："太阳病初服桂枝汤，反烦不解者，先刺风池、风府，却与桂枝汤则愈。"太阳中风服桂枝汤，应汗出表解，今汗出表不解，反而增烦，非药不对症。因表邪盛，药不胜邪，先针风池、风府以疏通经络驱散在表之邪，再服解肌发汗之桂枝汤，使营卫调和，而表证得解，此仲景针药并用之法。先生曾用这一针刺方法应用于治疗感冒、流感、头晕、头痛等病之邪在太阳者，功效满意，如能配以药物，双管齐下，效果可相得益彰。正由于针灸可以补药物之不足，故不少病都采用两者结合应用。如少阴阳虚寒证，可运用灸法加附子汤治疗。针药并用远不止于此，不能尽举。先生说："医者临证应详审八纲，慎察诸证，遵先师之训，度先师之法，方能胸有成竹，而效若桴鼓。"

可见读仲景书运用其方，必须在原文上下功夫，特别是在关键处仔细推敲。陈修园曾说："经方愈读愈有味，愈用愈神奇，凡日间临证立方，至晚间一一于经方查对，必别有神悟。"又说："其文义高古，往往意在文字之外……唯是汉文，语短味长，往往一二虚字中寓意实理，且于无字中运其全神……读者最宜于此处着眼。"陈修园之言颇为中肯，为学习仲景之书和运用其方指出了正确方法。

总之，邵经明先生之所以在学术思想方面取得深邃的造诣和卓越的成就，这与他刻苦学习、熟读经典、治学严谨、坚持临床实践创新的精神是分不开的。正如先生所说："只有熟读才能加深记忆，拓展思路，便于临床实践。"并说："掌握应用《伤寒论》六经提纲，理解重要条文，临床则易辨别寒热虚实。这就是辨证施治的关键。"先生一生精研《伤寒论》，重视临床辨证施治，擅长针、灸、药物并用治疗疑难杂症之经验，是值得我们学习和发扬的。

（王民集）

大医人生大医路　　名师情怀名师风

——悼一代针灸大师邵经明教授

2012年10月8日早上，国庆长假第一天上班，闻知百岁老人、针灸大师邵经明老师仙逝的噩耗，心中难抑伤感之情。一个多月以来，邵老的音容笑貌时常在脑海中浮现，想为邵老写一篇悼念文章的冲动一直萦绕于心，多次动笔难以成文，深感邵老平静、淡泊、大爱、多彩、辉煌的大医人生，很难用一篇文章所表达。遵编辑部之约，谨以此文献给敬爱的邵经明老师。

（一）大医仙逝，丰碑耸立

邵经明老师，是我校针灸硕士研究生导师、首批全国老中医药专家学术经验继承工作指导老师、国务院特殊津贴获得者、全国著名针灸大家、新中国针灸事业和河南中医学院针灸专业的奠基人，更是一名优秀的中国共产党党员。

103岁，一个多世纪的岁月。邵老从20世纪清朝末期的1911年3月诞生（那一年也是辛亥革命爆发的时间），直至2012年10月7日晚溘然辞世，历经民国成立、列强侵略、战乱频繁、民不聊生，以及迎来新中国成立、社会主义建设等各个时期。百岁老人邵经明教授的一生就是一部近现代中国史。邵老是学校的开院元老，从河南中医学院1958年成立时调入，他见证了学校半个多世纪的发展历程，邵老的一生也是和学校同甘苦、共成长的一生，邵老的名字必将永远镌刻在河南中医学院的发展史上。邵老一生致力于中医药事业，其为人、为医、为师、为学，尽显大家风范，深受民众爱戴，早已在学界同仁、全校师生的心目中矗立起一座丰碑，一座苍生大医之碑、针灸大师之碑。邵老的仙逝，在学校、学界乃至社会各界引起了强烈反响。学校家属院经常见到的那位和蔼可亲的老人、坚持门诊坐诊的老人、推着轮椅也要上班的老人是学校的骄傲和财富，也是广大师生的精神寄托。到邵老家中吊唁的人络绎不绝，老人的离去使众人无不感到深深的失落。

国家中医药管理局发来唁电：惊悉著名中医学专家邵经明教授因病不幸逝世，谨致沉痛哀悼。邵老是著名针灸大家。他教书育人、诊治疾病，献身于中医药事业，为中医药学的继承和发展奉献了毕生精力，做出了重要贡献。他治学严谨，教学有方，医术高明，医德高尚，深得广大同事、学生和患者的爱戴和尊敬。邵老的不幸逝世，是我国中医药界的重大损失，也使我们失去了一位德高望重的长者。让我们化悲痛为力量，继承和学习邵经明教授的优秀品质，进一步弘扬祖国传统医学，为振兴中医药事业做出更大的贡献。

中国针灸学会、北京中医药大学等十余所中医药高校、国内二十余家针灸推拿学院和针灸研究所、河南省教育厅、河南省卫生厅和河南省中医管理局，以及邵老的生前友好等也向学校发来了唁电，给予邵老以高度评价：邵教授的一生，是献身中医事业，执着追求，锐意进取，成就斐然的一生；是志在教书育人，立言立行，桃李芬芳，硕果纷呈的一生；更是勇挑治校重担，披坚执锐，开拓创新，功绩卓著的一生，他以自己的睿智、宽厚和敬业精神，赢得同道由衷的钦敬。失去这样一位前辈，让我们感到无尽遗憾与惆怅。邵老逝世，不仅是河南中医学院的巨大损失，而且是全国中医教育界难以弥补的缺憾，国内同仁无不为之痛惜之至。邵教授虽然离开了我们，但精神和风范永存，我们缅怀他的辉煌业绩，更敬佩他一生为中医教育事业奋斗不息、鞠躬尽瘁的高尚情操。

邵老一生桃李满天下，有不少学生在国外发展。闻知导师辞世，学生们悲痛不已，痛哭失声。从英国、美国、瑞士……从四面八方发来唁电、打来电话，痛悼恩师。许敬生教授等向邵老献上了寄托哀思的挽联："心连广宇，厚德铸鹤体，为医为师丽天地；志存大道，博学养松形，亦儒亦仙昭日月。"

2012年10月11日上午，邵老的遗体告别仪式在郑州殡仪馆举行，由校长郑玉玲教授主持，校党委书记孙建中介绍邵老生平。不少单位的领导和同志、邵老的学生，从各地赶去参加告别仪式，学校党政班子成员、各部门教工代表，以及邵老的生前友好、学生和亲属等一同为一代针灸大师送行。

（二）大医人生，启迪后学

邵经明，字心朗，号常乐老人，1911年3月出生于河南省西华县，自幼聪颖好学，私塾积累了深厚的国学根基，16岁到西华县东夏亭镇人和堂药店当学徒，学习中药炮制、膏丹丸散制作之术。苦读《药性赋》《汤头歌诀》等中医启蒙书籍及《黄帝内经》《伤寒论》等中医典籍，拜师清末举人郭玉璜门下学习并正式坐堂行医，后师从针灸大家承淡安主攻针灸。以其学术之真传，苦学冥思，理法方药之融通，于1930年代初即悬壶济世，先后在西华、周口等地开设鹤龄堂，在中原声名鹊起。1950年代初进入周口镇联合诊所，1952年进入周口镇人民医院工作，先后被选为周口地区政协委员、周口地区人大代表。1958年河南中医学院成立之际，他被调至学校任教，成为河南中医学院首批教师。历任针灸教研室副主任、主任、针灸系名誉主任等职。

平实简单的履历，很难看出一代大医风范和名师情怀。作为邵老的学生、同事和后学，我们知道邵老高深的内涵，其德、其言、其行，无不给人以人生启迪；必须深入了解，方能透视邵老的大写人生、大爱人生和大医人生；必须认真领悟，方能体味邵老人生中蕴含的大医之道。

1. 大医之道，贵在德高　从邵老的一生，我们会看到一个具有博大胸怀、和蔼可亲、不屈不挠、古道热肠、充满爱心、道德高尚的大医形象。正应许敬生教授在邵老"九十大寿"上为邵老献上的对联："一根银针，一腔真情，一心一意育桃李；一支艾炷，一团火焰，一生一世济黎民。"

邵老从医八十余载，《大医精诚》名言"凡大医治病，必当安神定志，无欲无求，先发大慈恻隐之心，誓愿普救含灵之苦"一直都是他的座右铭，他用自己功力深厚的书法，书写该句多幅，分别装裱悬挂在自己的家中和诊室。闲暇之余，他还和弟子一起反复诵读，勉励自己、要求后学。他经常奔走乡间街巷，为群众送医送药，年近期颐仍坚持每天坐诊，即使上班拄拐杖，下班徒弟用轮椅推回家，也从不误点，决不让患者多等。他常说："作为一名医生，要急患者之所急，痛患者之所痛，视患者如亲人，老者如父母，同年如兄妹，儿童如子女，同情他们，关怀他们。"邵老还说："医乃济世活人之道，应以仁慈为本，恻隐为怀，普救群众疾苦为乐。"邵老不仅是这样说的，而且一直都这样身体力行。他为自己及门下弟子确立了"三个一样"原则，即"干群一样、工农一样、亲疏一样"。远道穷困患者登门求治，邵老曾在家中挤出一块地方供患者治疗之用，并提供吃住，直到痊愈而归。患者不便来诊，邵老为使患者能够及时得到治疗，不顾高龄，拖着年迈之躯挤公交车送医上门。

邵经明从教五十余年，诲人不倦，治学渊博而精专，传承通今博古，以扎实的基本功亲传弟子，其间历经磨难，他没有放弃对中医针灸事业的执着追求，再大的劫难也未能动摇他对事业的坚定信念。每当回忆起不堪回首的历史，他无怨无悔地说，历史磨炼了他的性格，让他在发展针灸的道路上脚步更坚实，信念更坚定。

在学生眼里，他是良师益友，是长者楷模。而他则将学生视为亲生，十分关心日常生活。学生有思想问题，他总要耐心开导；学生有病，他总要亲自探视治疗。曾有一位学生病倒在床，邵老得知后不顾年迈体弱，拄着拐杖，上五楼看望，并悉心治疗。其名师情怀、名师风范，感动感染着身边每一个人。

古人云：静以修身，俭以养德。邵老就是这则古训的忠实践行者。去过邵老家中的人会惊讶其生活的节俭：坐的是旧沙发，睡的是木板床，用的是20世纪60年代的旧木箱、旧书柜，看的依然是80年代的旧电视。然而，正是这位勤俭持家的老人，从60年代起便将十元、八元的稿酬，三元、五元的坐诊补贴积攒起来存入银行，在1999年，他毫不犹豫地将10万元全部捐给河南中医学院，学校设立了

"邵经明教育奖励基金会"，基金用于奖励优秀教师和品学兼优的大学生。还是他，反复叮嘱不要报道，不要宣传。这10万元凝结着邵老对中医药教育事业的殷殷深情，倾注了邵老对河南中医学院建设和培养后起之秀的满腔热血。还是这位老人，在1989年曾一次性交党费1 000元；1990年为黄河中医药研究奖励基金会捐款1 000元；2008年汶川地震，年至期颐的他又交特殊党费1 000元，以表达对灾区人民的深深同情；百岁寿诞，老人收到了3万余元现金，悉数捐给学校。平时，周围同事、学生、患者等，谁有了困难他都会300元、500元地给予接济，老人用行动为大家树立了榜样。

2. **大医之道，贵在学博**　邵老深厚的私塾渊源和国学基础，扎实的中医药和针灸功底，丰富的临床实践经验和人生阅历，构成了一代大医学识渊博的学术发展平台。

他在学习、治学和研究等方面都力求知识渊博，追根溯源，对学生的要求也是要学好传统理论，并且能够博古通今，融会贯通。他强调为医须打好基础，常告诫学生："学习之道，贵在有恒；知识获得，贵在积累。"邵老日常学习十分注重背诵，不仅自己博闻强识，而且要求学生勤于背诵，苦练基本功。授课时，邵老强调理论与临证要紧密结合，他的讲述，概念准确、条理清晰、层次分明、重点突出，并能够引经据典，言简意赅，深入浅出，举一反三。学生们评价说："邵老的课就像一门艺术，每字每句都是精神的享受——平等的交流，知识的熏陶，学问的提高。"

邵老临证，也体现了"博采众长"。邵老精于针术，工于汤药，临床讲究方精穴简、理明证清、效专力宏，重视中西合璧、四诊同参、针药并用、内外兼治。加之他勤耕不辍，谦虚好学，博古采今，使得他在诊治疾病中师古而不泥古，治法自出机杼，独树一帜。或用针或用灸或用药或针药并用，广开思路，不拘一法。他不仅针灸取穴精当，效专力宏，而且处方用药精简，疗效显著。

3. **大医之道，贵在精专**　邵老的大医人生，给我们很多启示。在其学术发展上，充分体现了"学识当渊博、学术宜精专"的基本思想。

邵老的学术快速发展和学术地位的确立，是在调入中医学院之后。针灸被确立为他的专业和学科，针灸的精专成为他的事业目标，以针灸为主法开启教学、临床和研究之门，已经成为他的新的事业追求。

正是如此，邵老有了明确的针灸研究方向，有了精专的研究目标，为了针灸事业的发展，为了针灸教学和人才培养，为了针灸的学术进步，几十年来邵老挑灯攻读，笔耕不辍，精心著述，在学术思想上有了长足发展，在理论研究上取得了巨大成就。他曾参编第2、第3版全国高等中医院校教材《针灸学》《各家针灸学说》等；担任《中国针灸大全》副主编；参加《当代中国针灸临证精要》等多部专业书籍的撰写；他还总结自己多年的临证经验，编著《针灸简要》《针灸锦囊》《针灸防治哮喘》（获河南省教育委员会科学专著二等奖）等书；为使农村基层医生也能更全面地掌握和运用中医药，他利用诊余假日，结合自己几十年的行医经验，编写《中医知要》一书，内容包括中药、方剂、针灸、治疗等方面，达25万字之多，语言浅显易懂，医理深入浅出，便于基层同仁学习和掌握。发表学术论文60余篇，其中两篇与哮喘研究相关的论文曾在国际性学术会议上宣读。

4. 大医之道，贵在创新 创新是发展的源泉和生命力。大医之大，在乎承古；大医之大，尤在乎创新。邵老具有渊博的国学积淀和深厚的医学基础，这就为他成就大医奠定了坚实基础。难能可贵的是，邵老还具有强烈的创新精神。

在长期的行医实践中，他积累了大量的诊治资料，不满足于单纯的疗效，更注重细心体味、认真感悟、反复研究、不断出新。他勤于观察，善于总结，勇于探索，不断进取，摸索出许多行之有效的临证经验，尤其在"三穴五针法"治疗哮喘的研创方面更是独具匠心，疗效非凡，堪称"针界奇迹"，这也成为邵老奠定学术地位、成为针灸大师的专业基础。

邵老从20世纪30年代起采用针灸治疗哮喘，经过五十余年的艰苦探索，反复筛选穴位，不断改进方法，总结出了一整套防治规律，研创出一种收效迅速的治疗方法，该法以肺俞、大椎、风门作为治疗哮喘的主穴，被人们称为"邵氏五针法"。邵老主持并完成的"针灸防治哮喘的临床观察与实验研究"课题，1991年通过专家鉴定，荣获河南省科技进步三等奖、河南省教育委员会科技成果二等奖。1992年、1993年还举办了两期该项科技成果推广应用学习班，使技术得以传播推广。2007年国家中医药管理局已将"邵氏五针法"作为中医临床适宜推广项目向全国推广，学界已将该技术编入本科教材中。

（三）大医名师，后继有人

斯人已去，精神永存，大医仙逝，后继有人。数十年间邵老为中医药发展培养了无数栋梁之材，不少学生已成为针灸界的领军人物，还有不少在国外从事针灸医教研工作；邵老还带教了不少日本、韩国、瑞士等国家留学生，为中医针灸走向世界做出了突出贡献。大医人生大医路，名师情怀名师风。学生们从邵老那里学到的不仅是专业知识，更多的是为人、处世、做学问的道理，邵老的德、行为我们诠释了大医精诚的精神内涵。

我们欣喜地看到，邵老去世后，我校针灸推拿学院、国家局重点学科——针灸推拿学科的老师们、邵老的学生们特意开设了纪念邵老的系列学术讲座，邵老的学术思想必将得以传承弘扬。

河南中医学院的校训是"厚德、博学、承古、拓新"。回顾邵老的大医之路，也正是一条厚德之路、博学之路、承古之路、拓新之路。校训中蕴含着深刻的大医精神，必将激励后学奋力前行。

有道是：寿星悄然驾鹤行，华夏杏林殒巨星。丹心一片献岐黄，银针数枚济苍生，三穴五针拓新路，四季百年育精英，自古大医有几多？丰碑永记邵经明。

（许东升）

邵经明教授重神学术思想探讨

邵经明教授受教于承淡安先生，是首批全国老中医药专家学术经验继承工作指导老师，享受国务院政府特殊津贴的全国著名中医针灸大家，河南省针灸学会第一届主任委员，为针灸事业的发展做出了贡献。其重"神"思想，有着重要的临床意义。在邵经明教授逝世1周年之际，以此文缅怀大师，勉励我辈后学。

（一）守神与治神

"神"是生命活动的主宰，中医学中广义的"神"指人体生命活动的外在表现，有主宰和协调各脏腑组织器官机能、协调人体与外环境的作用；狭义的"神"指人的意识、思维、情感等活动。因"神"对人体有着重要的意义，故应内守而不失，谓之守神。

《素问·宝命全形论》提出治神，"故针有悬布天下者五……一曰治神，二曰知养身，三曰知毒药为真，四曰知制砭石小大，五曰知腑脏血气之诊"，治神深受历代医家重视。王冰在注解《黄帝内经·素问》中认为治神指医者在给病患施针治疗时要"凝神致志，无营于外物"；马莳在《黄帝内经灵枢注证发微》中认为，即便平时，医者也要养神导气，使自己神气旺盛，以便针刺施治；张介宾在《类经》中认为，医者治神，既可有助施针治疗，又可助于诊断疾病，使辨证准确。

《针灸学》教材指出，治神包括在针灸施治前注重调治患者的精神状态，针灸操作过程中，医者专一其神、意守神气，患者神情安定、意守感传，邵经明认为治神又称调神、守神，更加强调的是调治精神。由于当今临床受到社会多种因素影响，医、患均能做到调神者，已属难能可贵。

承为奋、承邦彦、夏有兵等承门弟子曾经对承淡安先生重神思想进行过总结，承淡安先生在著作中多次提出针刺治疗中要注意治神，既要通过长期有意识的锻炼（亦即"练气"），逐步做到能较好地控制和掌握自己的意志，并将这种控制能力合理运用到针刺治疗过程中，又要在针刺过程中集中自己的注意力，妥善控制患者的注意力，其目的一为减轻进针时的痛感，二为提高针刺疗效。承淡安还提出练气和练指力同为针灸家必备的基本功，而针灸家之练气，不必如修道家、养生家严格，可以为不拘形式的弹性练习。针灸临床中，治疗前精神疏导；进针时医者要正神，沉着冷静，而且要努力分散患者受针时的注意力，以防晕针；行针时"心无外慕，如待贵人，不知日暮"。

邵经明16岁时拜于清末举人郭玉璜老中医门下学习中医，之后受教于承淡安先生，博学精研，非常重视神，他认为治神、守神在临床中有重要作用，在学术研究、医疗实践、日常生活中身体力行，逐渐形成了重神的学术思想。于治神方面，重视医者日常养神，讲究修为不辍、日常养生练功不辍，以养医者自身之神。邵经明教授的临床诊治也重视养患者之神，倡导根据患者神气合理运用针、灸、药，用穴精简，用药平和。于守神讲究针刺治疗前务必静心安神，明确诊断；针刺治疗中务必宁神定志，注重细节，善始善终，其中捕捉"得气"感、随时把握经气活动变化是关键；针刺治疗后务必体察患情，配合精神疏导。

（二）邵经明教授的重神观

邵经明教授的重神观主要见于三方面：一是医者平素要通过修为养自身之神，这是治神的重要内容；二是要认真体察与患者疾病紧密关联的患者心理、工作、生活等情况，为调患者之神打下基础；三是施治过程中重视对得气的把握，以气为要，密意守神。三方面相辅相成，缺一不可。

1. 修为不辍，以养医者自身之神　在中国传统文化中，修为是成为大家的必要途径，修为是治神的重要组成部分，通过修为，以实现"恬淡虚无，真气从之"。基于这种训练，提高自身素养并客观把握患者状态，从而为进一步的针灸诊治做好准备。邵经明教授重视医者素养，身体力行，其职业生涯中处处闪耀着敬业、克己、慎独的光芒，主要表现在德行、敬业、养身三方面。

德行修为方面，邵经明教授以孙思邈《大医精诚》中"凡大医治病，必当安神定志，无欲无求，先发大慈恻隐之心，誓愿普救含灵之苦"为座右铭，淡泊名利，心清志远，谦虚谨慎，平易近人。尽管个人生活俭朴，但对中医教育执着热爱，20世纪90年代，他将一生积攒的10多万元人民币捐献给河南中医学院，并成立了"邵经明教育奖励基金会"，基金用于资助优秀学生和优秀教师，以激励后学发奋学习、钻研业务。邵经明教授常说"作为一名医生，要急患者之所急，痛患者之所痛，视患者如亲人，老者如父母，同年如兄妹，儿童如子女，同情他们，关怀他们""医者，济世活人之道，应以仁慈为本，恻隐为怀，普救群众疾苦而为乐"。对患者和学生抱诚守真、披心相付，对患者是活人名医、慈祥长者，对学生是谆谆良师、坦诚益友。

对待工作和学术，邵经明教授格外敬业，工作中遇到棘手问题，常冥思苦想直至深夜，从未有半点疏忽；对复杂病例，潜心研究、精心推敲，务求完善诊治方案；临证时仔细观察，在治疗过程中不曾有半点懈怠。医者治神，不可不明医道，诚如《灵枢·病传》所言："要乎哉问也！道，昭乎其如旦醒，窘乎其如夜瞑，能被而服之，神与俱成，毕将服之，神自得之。"治神明道有赖于医者持之以恒、坚持不懈地修持学习。邵经明教授一生勤奋学习，治学力求渊博而精专，悉知传统医学理论，并且能够通今博古，融会贯通；信守"学习之道，贵在有恒，知识获得，贵在积累"；提醒后学不可喜多好滥，应抓住几个病深入学习、系统研究，方可学有所成，自有造诣。他并总结出积累知识的经验：勤于背诵、广集资料、教学交流、善于写作。

　　邵经明教授非常重视日常养生练功。"知养身"(《素问·宝命全形论》),即精通养生的道理。"不知养身,置针于无用之地,针家不可不知"(张介宾《类经·十九卷针刺类》),王冰认为:"夫知养己身之法,亦知养人之道矣"。古之针灸大家无不重视养生,"圣人抟精神,服天气而通神明"(《素问·生气通天论》),通过养生而实现治神,神足、气盛、形健,而为下一步的诊断治疗打好自身素养基础,务求实现最客观细致的诊断和最佳的治疗效果。养生手段历来很多,有调息、运气、导引、运动等。承淡安先生认为练气为针灸家必备的基本功,以求得治病速愈,可以采用不拘形式的弹性练习法,不拘于一招一式,但要求日积月累,持续不断,方能有成。邵经明教授于日常养生练功,有独到的体会,经常抓紧点滴时间"闭目养神",并辅以调息。邵经明教授擅长书法,常常练习不辍,最喜欢写的是"精气神"和"凡大医治病,必当安神定志,无欲无求,先发大慈恻隐之心,誓愿普救含灵之苦",所书之字也透出从容、淡定、豁达和"精气神"来,常有人求书以收藏。中国书法讲究丹青调配、浓淡布局,尤重字的框架结构变幻及笔力、气势,本质在于追求"意",可调摄情志、调养身体,使得身心兼顾、意气相会、神形统一。

　　2. 体察患情,以调患者之神　临床疗效的取得,与患者本身的神志状况也有密切关系。邵经明教授临床施治中从不忽视体察患情,认为体察患情不仅包含充分利用中西医知识,辨证与辨病相结合,以正确诊断并给出合理治疗方案,也包含关心患者、体贴患者、与患者多沟通,建立良好的医患关系,医患互信,以尽可能更多地了解影响病情的各种因素。《素问·汤液醪醴论》中讨论到:"形弊血尽而功不立者何?岐伯曰:神不使也。""知养身"是《黄帝内经》中提到的针灸治疗原则,王冰在《黄帝内经素问注》中认为"知养身"既指医者自养,也指医者对患者进行调养。充分体察患情,正确判断患者的神气与状态,在诊治的全过程高度重视顾护患者之神,不仅是医者素养的体现,也是医者对患者进行调养并取得疗效的依据。邵经明教授倡导根据患者"神气"合理运用各种疗法而无拘泥,或针或灸或药或针药并用以调护患者之神;善于配穴处方,用穴精简而不庞杂以调护患者之神气;用药平和,尽可能药味少、药量小,以调护患者之神;广开治路,从无门户之见,不妄论他医之是非,以防扰乱患者心神,以调护患者之神。如邵老善针药并用治疗慢性前列腺炎,常用的腧穴有肾俞、膀胱俞、关元、中极、大赫、足三里、三阴交；常用自拟经验方为：当归12 g、川芎 10 g、赤芍12 g、丹参20 g、炒山甲9 g、王不留行15 g、茯苓15 g、败酱草15 g、黄芪30 g、甘草6 g。针药并用，穴、药皆看似平淡无奇，却配伍严谨有据，看似药量不大，却分寸得当，共奏活血化瘀、软坚固气之功，每获良效。

医患双方配合的好坏决定着疾病的康复，而患者一方是主要的，尤其是对于病情重、病程长的患者，调整、改善其精神状态是治疗过程中不可或缺的关键环节，其中体察患情更是基础。邵经明教授接诊患者遵循干群一样、工农一样、亲疏一样的"三个一样"原则，无论贫富贵贱，一视同仁。对患者的任何陈述从没有半点敷衍与搪塞，经常亲自搀扶患者上、下床，帮助其脱、穿衣服，这些都为医患建立互信，从而体察患情、进行调神，为帮助患者养神奠定了基础。在1998年邵老门诊曾治一顽固性呃逆，患者为壮年男子，因精神受刺激而得病，患病3年多方求治不效，经介绍到邵老门诊求治。邵老非常重视对该患者的心理疏导，常把他安排在距离诊桌最近的治疗床上，诊疗之余，常与其拉家常、说笑话，并叮嘱见习生勿得与该患者多言病情，多聊些其他的事情以移情。该患者经治，不足1个月即痊愈。

3. 施治过程中的守神与得气 邵经明教授于施治过程中重视守神与得气，强调针刺治疗前务必静心安神，明确诊断，他常告诫弟子门人要谨遵《针经》"深居静处，占神往来，闭户塞牖，魂魄不散，专意一神，精气之分，毋闻人声，以收其精，必一其神，令志在针"旨意，体察患者的神气状态，确定合理的调治方案；"告之以其败，语之以其善，导之以其所便"，善于跟不同的患者沟通，使其树立信心，遵守医嘱，配合治疗。

邵经明教授认为针刺施治过程中"气"与"神"关系最为密切，"气"由"神"御，"神"以"气"彰。他强调，通过控制得气达到治神。而经气的活动变化是微妙的，有时并不易察觉，只有在思想高度集中、意念集中于手下、形神合一之时方能察觉，"刺之要，气至而有效""气速至而速效，气迟至而不治"，而补泻的时机又常常稍纵即逝，因此治疗中务必宁神定志，善于捕捉"得气"感，只有如此，才可能把握好经气活动变化，实现预期的治疗效果。

邵经明教授探索出许多催气及行气手法，比如用捻捣、颤指等手法强刺激可使急性剧烈疼痛或痉挛疼痛消失；用进退、探寻、运气逼针等手法促使针感出现、激发感传等。尤为可贵的是因日常注重"养神"，邵经明教授将针刺与运气融为一体，提出热感手法，大大增强了临床疗效。具体操作方法是：针下得气后，医者将针轻轻提至皮下，然后分段缓缓刺至应针深度，待气复至，左手拇、食指紧持针柄，意在拇指向前，固定不动，聚精会神，以待热感。同时结合运气，以意领气，通过拇、食指把气发至针体，以促使针下产生热感。

（三）结语

邵经明教授的重神包含治神和守神。治神包括医生和患者两方面，是指医生平时的修炼、对患者的对证调理和思想疏导；守神是针灸治疗时聚精会神。治神是守神的基础，守神是治神的体现。从承淡安、邵经明重神思想可看出，重神即尊重生命，是针灸技术和学术发展的重要保障；对神的把握程度反映出医者水平的高下；重视修为、摒弃浮躁是成为针灸大家的前提。重神思想对针灸教学也有指导意义，让学生平素知神、养神，很好地领会针灸精髓，为将来从事针灸工作打下扎实基础。

（马巧琳，高希言，邵素菊等）

针灸学精诚大医——邵经明教授

邵经明教授是我国著名的针灸学家，首批全国老中医药专家学术经验继承工作指导老师，全国第一批中医学术流派传承工作室创始人，享受国务院政府特殊津贴专家，河南省中医事业终身成就奖获得者，是河南省针灸事业发展奠基人和带头人。邵经明教授一生熟读经典，崇尚大医精诚，以其慈悲佛心、鹤龄道身、谦恭儒事，终成一代精诚大医。

天地之道，乃道法自然，为医之道，乃大医精诚。唐代孙思邈《备急千金要方》开宗明义用一整卷九章论大医"精诚"之道。指出大医习业，须谙医理，熟读方书，涉猎经史，大医修为当慈悲、静心、谦恭。知识渊博、品德高尚、医术精湛，方可谈病、论诊、处方、用药，此乃大医精诚之道。河南中医学院邵经明教授一生熟读经典，崇尚大医精诚，以其慈悲佛心、鹤龄道身、谦恭儒事，终成一代精诚大医，千古流芳。

（一）谦恭成儒事

"为医之法，不得多语调笑，谈谑喧哗，道说是非，议论人物，炫耀声名，訾毁诸医，自矜己德，偶然治瘥一病，则昂头戴面，而有自许之貌，谓天下无双，此医人之膏肓也。"邵老一生和蔼可亲，谦逊大度，博极医源，谙熟经典，热衷临床，善于总结，其学术之思想和临证之经验流淌在邵老著述的字里行间，待后学品悟。

邵经明教授 1911 年 3 月出生于河南省西华县。幼读私塾，16 岁拜于清末举人郭玉璜老中医门下学习中医，之后又受教于现代针灸学家承淡安先生。邵老自幼聪颖好学，八年私塾积累了深厚的国学根基。16 岁拜师学医，学习崇经典、尚博精。熟背《雷公药性赋》《汤头歌诀》等中医启蒙书籍，苦学中药炮制及膏、丹、丸、散研制方法，谙熟《黄帝内经》《针灸甲乙经》等经典，精研《伤寒论》《金匮要略》，励志《大医精诚》。

1. 临诊强调明确诊断，精于辨证　邵老认为疾病多错综复杂，尤其疑难杂症，常诸脏皆疾，导致临床见症变化纷纭，临床诊断须细加辨识。一旦误诊，轻则延误病情，重则危及生命；准确明晰的诊断是治疗疾病的前提。邵老更精于辨证，诊治疾病四诊合参，重视患者体质，强调"不同质的矛盾，只有用不同质的方法才能解决"的辩证法思想。

2. 习针重视指力和自身体验　邵老认为正确而熟练地掌握针刺手法，必须有一定的指力作基础，这是进针顺利，减少疼痛，提高疗效的保证。练习指力，除常规方法外，邵老更强调全身功力的修炼，以一身之精气神运达刺手和押手。为体验针感，邵老推崇自身试针，以找新穴，探针感。

3. 用针强调患者反应，明辨强弱　邵老将针刺手法的刺激量结合患者情况分为强、中、弱三种。强刺激在针入一定深度后，用大幅度捻转、提插，辅以飞旋、震颤手法，适合体质较强，耐受能力大，感觉迟钝，肢体瘫痪和有剧烈疼痛的患者。中刺激在针入得气后，以较轻的捻转、提插，辅以刮针、弹针手法，适用于体质和病情一般的患者。弱刺激在针刺留针期间，略加捻转、提插，使患者仅有酸、沉感觉，适合体质弱，耐力差，反应敏感，久病极度虚弱的患者。值得注意的是，邵老强调针刺的强弱是相对的，医生操作的强、中、弱仅是一方面，更应重视患者本身对针刺的敏感程度。有的患者对很轻微的刺激，就产生强烈的针感；有些患者用很强的刺激，针感仍不是那么明显。因此衡量刺激的强弱，不能仅看针刺手法的强弱，还要看患者接受刺激的客观反映。

4. 针刺补泻取决于患者机体的状态 针刺的补泻，主要决定于患者机体的反应能力，针刺只不过一种外界因素，通过对于机体的刺激促使机体向着好的方面转化。如人体内的功能减弱，针刺应使其向着恢复和增强的方面转化，刺虚者须其实；功能亢进时，需要通过刺激使其趋向平衡，刺实者须其虚。如何给予恰当的外界刺激，就是在掌握机体状态的同时，把握好腧穴功能与手法强弱。

5. 腧穴功能分为相对"特异性"和"双向性" 邵老认为凡腧穴本身有补或泻的作用，称之为"特异性"，如气海、关元、足三里、命门、肾俞等穴本身就有强健作用，而十二井穴、委中、曲泽等穴针刺出血就可祛邪泻热。凡腧穴本身既可用于补又可用于泻，称之为"双向性"，如合谷既可发汗又可止汗，内关既可止吐又可催吐，内关配郄门既可用于心动过速又可用于心动过缓，内关配足三里既可降压又可升压等。临床针刺补泻时，一定要很好地把握腧穴功能。

6. 刺灸擅长针刺，结合病情采用不同方法 邵老临床擅用针刺，但更强调依据患者情况，或选择不同的刺灸方法，或针药并用。邵老除针刺外，认为慢性虚弱患者，应配合或单独艾灸；呼吸、消化系统疾病和疼痛性病证宜配合火罐；淋巴结结核、腱鞘囊肿、流痰等外科疾病和风湿痹证、皮肤病等宜用火针深刺或浅刺；急惊风、咽喉肿痛、肢体麻木等宜三棱针放血；神经性皮炎、肋间神经痛、头痛可皮肤针叩刺。邵老主张根据病情选择一种刺灸法，不宜同时应用多种治疗方法。针药并用也是邵老的临床特色之一，认为针灸治病虽然很多，但不可能所有疾病都可治疗，如遇不适宜针灸治疗的疾病，不可勉强施治，应实事求是改用药物或针药配合，用药推崇仲景经方，药少量小。

7. 选穴处方精要，长于远近配穴 邵老常用穴位为 94 经穴和 25 奇穴与新穴，针灸处方，一次配穴常3～5个，可根据病情分组选穴，或在治疗中不断更换穴位，尤其对初诊患者，不仅选穴少，且刺法轻，并事先做好思想工作，防止晕针。邵老擅长远近配穴，总结有"各部疾病远近配穴举例表"，近多远少，如鼻病印堂、迎香、合谷，胃病中脘、胃俞、内关或足三里，生殖病中极、关元、三阴交等。

8. 治疗明辨缓急，病证结合 邵老擅治疑难杂症，对复杂病情，治疗分缓急分别进行，急者先治，缓者后治，在其独创的"三穴五针法"治疗哮喘中，急性发作则每日治疗1次，缓解期则隔日治疗1次。邵老临诊中西医知识并重、病证同时治疗，其《针灸简要》推荐的 65 种病证中有 36 种为典型的西医病名，29 种为中医病名或症状。

邵老集"仁义为友，道德为师"终成"大医精诚行宇宙，慈悲普济满乾坤"之大儒大医。如今，邵老已驾鹤而去，但其慈悲、静心、谦恭之佛心、道身、儒事，流淌出的上善若水，泽被我们感悟"唯一无条件的善，乃是延伸出去的洞见，扩大吾人对万物终极性的了解"。

（二）慈悲怀佛心

苍生大医，"先发大慈恻隐之心，誓愿普救含灵之苦。若有疾厄来求救者，不得问其贵贱贫富，长幼妍媸，怨亲善友，华夷愚智，普同一等，皆如至亲之想，亦不得瞻前顾后，自虑吉凶，护惜身命。见彼苦恼，若己有之，深心凄怆，勿避崄巇、昼夜、寒暑、饥渴、疲劳，一心赴救，无作功夫形迹之心"。这是邵经明教授的座右铭，更是他一生为人民服务的真实写照。

邵老心地宽厚善良，临证一丝不苟，待患者体贴入微，尤其对贫困患者更为关心和同情，有求必应，常不收诊治费，或解囊相助。1938年，蒋介石为了阻挡日军南下，密令扒开黄河导致百万粮田受淹，加之当时蝗、旱之灾，数不尽骨肉同胞流离失所。时邵经明正在周口应诊，为此景动容。他倾囊而出，用自己辛苦积攒的钱买麦子、豆饼，拉回老家分给乡亲以度灾厄，此举使得村庄的百姓能够在这次灾难中幸存下来。至今乡亲们提起此事仍赞不绝口。他在周口、西华行医期间，不少乡邻因贫苦无钱看病，皆免费救治，此善举在方圆几十里广为流传，有口皆碑。邵老曾诊治一女童，其大脑先天发育不全，生活不能自理，父母举债四处求医，皆被定为不治之症，这对生活原本拮据的他们是雪上加霜，贫穷与绝望将这个家庭推向崩溃的边缘。邵老接诊，不仅免费为女童治疗，还鼓励其父母不要放弃。在他坚持针治 3 年后，奇迹发生，女童终于张口表达自己心意，可以照顾自己。在邵老85岁生日时，女童全家前来祝贺，女孩拜认慈祥和善的邵老为爷爷，结下了一门"亲戚"。

邵老慈悲为怀之心不仅对患者，待所有需要帮助的人都是关爱有加。他曾为黄河中医药奖励基金会捐款，却从未声张；1989 年他一次性交党费1 000 元，得到中央组织部表扬；1999 年他毫不犹豫地将自己多年积攒的10万元全部捐给了河南中医学院，用于奖励优秀教师和品学兼优的大学生。学院感激邵老之义举，专门设立了"邵经明教育奖励基金会"。2008 年汶川地震，年至期颐的邵老又交特殊党费1 000 元，以表达对灾区人民的深切同情。平时周围同事、学生、患者等，谁有了困难他都会给予接济。学生在上海读书期间，邵老听说生活艰辛，遂托人带来棉衣和现金，令学生感佩至今。

邵老一生助人为乐，以他的善举感染人。他是良师，是益友，更是尊敬的长者。他将学生当成自己的儿女，十分关心日常生活。学生有了思想问题，他总要耐心开导，坦诚相见，把学生从苦闷中解脱出来；学生病了，他总要亲自探视和治疗后才放心。一次得知一位学生病倒在床，他不顾自己年迈和他人劝阻，挂着拐杖，上五楼看望学生，并为他悉心治疗，对学生深切的关爱之情，无不感动着在场每一个人。邵老早年的一位徒弟跟随邵老学习多年，学成出师自立门户。不料回到家乡，受到当地无赖的刁难。邵老听说后，马上赶了过去，以他德高望重的善举化解了矛盾，还为徒弟赊了一车药，并亲自送到他的店里，使他顺利开张行医。邵老慈悲为怀，正如他自勉墨宝："医者，济世活人之道，应以仁慈为本，恻隐为怀，普救群众疾苦而为乐。"

（三）静心养道身

"凡大医治病，必当安神定志，无欲无求"而"夫大医之体，欲得澄神内视，望之俨然，宽裕汪汪，省病诊疾，至意深心，详察形候，纤毫勿失，处判针药，无得参差"。这是邵老诊治患者当安神定志的一贯心态，也是邵老长命过百的养生秘诀。

邵老用针谨遵《灵枢·终始第九》"深居静处，占神往来，闭户塞牖，魂魄不散，专意一神"之大法，强调针刺治疗前务必静心安神，明确诊断。大医欲意守神气，须先养医者之神，方能临诊守医者之神。邵老一生修为不辍，以养医者自身之神，重在简、淡、静。生活中简单节俭，心态上淡泊名利，修为上宁神静息。邵老虽久负盛誉，日常生活却粗衣陋食，十分节俭。一套中山装、一双布鞋是邵老的衣着，一块红烧肉、一碟青菜是邵老的饮食，一把旧藤椅、一张方桌是邵老的工作台，还有旧木床、旧木箱、旧书柜、旧电视，就是这种没有奢华的简洁，却让邵老充满了大医的气与神。邵老一生勤奋敬业，却淡泊名利。邵老曾告诫学生，学问不是学术头衔的代名词，学问是仁爱、谦和、品格、勤奋以救治患者的能力。邵老为当时河南中医学院针灸医院兴建时即兴题字"为事业不求人赞誉，做工作但愿无愧心"，正是这种心清志远的恬淡，让邵老汇聚了救治苍生疾苦的凝神定力。邵老日常重视养生练功，"夫知养己身之法，亦知养人之道矣"。邵老中年时曾喜欢每天凌晨、晚上练习打坐，或繁忙时抓紧点滴时间闭目养神，数年如一日，后来又爱上了太极拳，坚持每天早晨、晚上散步。这种调息定志的养神之法，成就了邵老神足、气盛、形健的以意领气针法。

邵老诊治患者更重视体察患情，以调患者之神。邵老倡导根据患者"神气"合理运用或针或灸或药或针药并用之疗法，以适患者之神；善于用穴精简，以调患者之神；精于用药平和，以护患者之神；不论妄他医之是非，以固患者之神。邵老在针刺手法上强调"手法属于外因，机体状态是起主导作用的内在因素"，"衡量针刺刺激的强弱，不能只看刺激手法的强弱，更要看患者接受刺激的客观反映"。在治疗上邵老认为"针灸的治疗作用，在于通过对穴位的刺激来激发和促进机体的自身调节功能，达到祛邪扶正治疗疾病的目的。就是说用针灸治病，既要掌握针刺手法操作，又要辨别病人体质虚实和耐受针刺的能力，宜针、宜灸、宜补、宜泻，才能解决疾病'有余'和'不足'，要根据患者实际情况来确定，才能达到良好的疗效"。这正体现了邵老以大医静心守神、救护苍生病患散神的精诚妙道。

邵老高寿 103 岁，来自他静以修身，俭以养德。如果说邵老有什么长寿秘诀的话，"恬淡虚无，真气从之，精神内守，病安从来"是最好的注释。邵老对自己心清，待患者志远，用邵老自己的话来说，就是"脑子要用，手脚要动，宽厚待人，淡泊名利"。邵老用简以驻神、淡以凝神、静以养神的神足、气盛、形健的道身普惠了苍生病患，也诞生了又一个鹤龄大医。恰似邵老 1992 年墨宝："拯黎元于仁寿，济羸劣以获安。"

邵经明年谱

1911年

3月14日，邵经明出生于河南省西华县齐庄。

1919—1926年

邵经明先后在西华县齐庄、谢堰，淮阳县孟庄私塾上学。

1927—1936年

邵经明在西华县东夏亭镇人和堂当学徒，师从于郭玉璜举人学习中医，并随师出诊、代师出诊。1933年即独立应诊。1935年参加近代著名针灸大家承淡安在无锡举办的针灸学社（针灸学校函授班），师承于承淡安先生。

1937—1940年

邵经明在西华县东夏亭镇挂牌"大龄堂"药铺，开业行医。

1941—1943年

邵经明在西华县城开设鹤龄堂诊所悬壶行医。

1944—1952年

邵经明将鹤龄堂诊所迁至周口镇三义街行医济世，救治乡邻。

1952年2月—1954年7月

邵经明响应政府号召，组织联合诊所，与他人组建了周口镇第二联合诊所（所长由西医何杰医生担任）。

1954年8月—1958年1月

邵经明在周口镇人民医院从事中医内科兼针灸工作。在此期间，当选过周口卫生工作者协会副主任、周口人民代表、周口人民委员会常务委员、周口政协常务委员。

1954年

10月，邵经明在周口举办的中医进修班担任针灸教学工作。

1955年

1月，邵经明参加周口市整顿卫生院工作。

8月、9月，邵经明被两次抽调到河南省许昌专区中医进修班，先后担任两期《伤寒论》教学和全面辅导工作。

1956年

邵经明在周口市人民医院工作期间，被评为"先进工作者"，并出席了全市劳动模范颁奖大会。

1958年

2~7月，邵经明在河南省中医进修学校第十一期"师资教研班"学习。

8月，邵经明在河南省中医进修学校学习结业后留校任教，成为河南中医学院的首批教师，任中医系针灸教研室副主任。

1959年

9月，邵经明在《河南中医研究资料汇编（第一辑）》上发表了题为《治疗结核性膝关节炎（鹤膝风）一例介绍》的论文，由河南人民出版社出版。

10月，邵经明在《河南中医研究资料汇编（第二辑）》上发表了题为《对鼓胀（肝硬化）的点滴体会》的论文。此书第一辑、第二辑均由河南中医学院、河南省中医中药研究所合编。

1960年

4、5月，邵经明到河南省固始县力集乡参加防治浮肿病工作。

邵经明与杜韵堂合编中等医学专业学校试用教材《中医学基础》，由河南人民出版社1961年出版。

1963年

10月，邵经明在《哈尔滨中医》第5期上发表了《对哮喘分型施治的点滴体会》。

11月，邵经明参加了由上海科学技术出版社组织的全国中医学院教材《针灸学》第2版的编写工作。邵经明与参加编写的专家们一起大胆创新，引入针灸方解，改变了长期以来针术秘而不宣、习者无所适从的状况，成为大家公认的好教材。

1964年

邵经明在学习毛主席著作活动中，被河南中医学院评选为"学习毛主席著作积极分子"。

2月，邵经明在江西中医学院主办的《中医函授通讯》第11期发表了题为《介绍针药治疗肠粘连》的论文。

1965年

3~5月，邵经明被河南省卫生厅派往南阳县茶庵区卫生院帮助开展医疗工作。

4月2日，邵经明在《河南日报》发表了《活学活用，改造思想》的文章。

8月，《河南日报》对邵经明为南阳县当地患者治病的事迹进行了报道。

1969年

1月，邵经明到安阳县曲沟公社参加农业劳动。并带领学生到蒋村公社，设立门诊为群众治病，抽时间深入农村送医上门，为农民防病治病。

12月，邵经明参加了由七人组成的教学改革小分队，赴济源县克井公社，为当地农民治病和培训赤脚医生。对143名赤脚医生进行培训时，在没有教材的情况下，连夜编写《针灸讲义》，由学生刻印。

1970年

邵经明在济源培训赤脚医生工作结束后，回到河南中医学院（当时搬到禹县）正常工作，任中医系针灸教研室主任。

1972年

4月，河南中医学院迁回郑州原校址。学院举办西学中班，即西医离职学习中医班。邵经明立即带领其他三位老师，在培训赤脚医生的《针灸讲义》基础上加以补充，作为教材讲授。

1973年

5月，邵经明在《赤脚医生杂志》第5期发表了题为《针刺拔火罐治疗哮喘》的论文。

1974年

8月，河南中医学院由郑州市人民路搬迁到文化路的河南农学院，即河南农业大学老校址。

邵经明应《河南赤脚医生》编辑部之邀，结合自己的临床实践体会，撰写了《谈谈针灸疗法》，至1976年，共发表了21期。

1975年

河南中医学院举办首届中医针灸进修班，邵经明担任《针灸学》的讲授。

1月，邵经明在《赤脚医生杂志》第1期发表了题为《针刺四缝穴治疗小儿疳症（49例疗效观察）》的论文。

1976年

4月，邵经明在《河南中医学院学报》第2期发表了题为《针治癔病、精神病11例的临床观察》的论文。

1977年

8月，邵经明出席在郑州举办的"河南省防治研究气管炎棉协组西学中"座谈会。

邵经明在《郑州科技》第3期发表了《针灸疗法的新成就》，为专辑单行本，作为内部学术情报与全国有关单位和同行进行交流。

10月，在河南省卫生厅领导的大力支持下，将邵经明发表在《河南赤脚医生》的21期文章修订整理为《针灸简要》一书，全书15万余字，印发8 000册，作为内部资料，分送全国有关单位和同志进行学习交流。

11月，邵经明在《河南日报》发表了题为《为发展医学科研贡献力量》的文章。

1978年

邵经明在《河南赤脚医生》杂志发表了题为《艾条灸治尾骨端疼痛》的论文；在第8期发表了题为《针灸治病选穴多少为宜》的论文。

9月，邵经明出席了在庐山召开的"全国针灸研究工作座谈会"，大会交流了《针灸治疗周围性面神经麻痹60例疗效分析》一文；该文当年被《河南赤脚医生》第11期录用发表。

12月，邵经明在《郑州科技卫生》发表了《一九七七年针灸临床资料综述》，为专辑单行本，作为内部学术情报与全国有关单位和同行进行交流。邵经明在《河南中医学院学报》第4期总结了自己的临床经验，发表《针灸验案四则》一文。

1979年

5月，首届"中华全国中医学术会议"在北京西苑饭店召开，该会议分别成立了中华全国中医学会和全国针灸学会。邵经明当选为全国针灸学会第一届委员会委员。

6月，邵经明在《河南中医学院学报》第2期发表了题为《针灸治疗胃下垂20例疗效观察》的论文。在北京参加了"全国针灸针麻学术讨论会"。本次会议有30多个国家150多名中外代表参加，是一次具有历史意义的盛会，展示了中华人民共和国成立30年来针灸学术成就。邵经明的《针灸治疗周围性面神经麻痹60例疗效分析》论文摘要以中、英文分别载入论文专辑。

8月，针对针灸治疗面肌痉挛的相关问题，邵经明在《河南赤脚医生》第4期发表了《针刺治疗有一定效果》一文。邵经明等在《河南赤脚医生》第4期发表了题为《针灸业务复习题释》的文章。

9月，河南省成立河南针灸学会，召开了"河南省针灸针麻学术会议"，邵经明当选为该学会主任委员。

11月，邵经明与他人在《河南中医学院学报》第4期发表了题为《逍遥散加减临床治验七则》论文，该论文1980年被日本《中医临床》杂志转载。

12月，邵经明出席河南省首届中医学术会议。5日，邵经明经河南省政府批准晋升为针灸副教授。

邵经明成为全国首批中医硕士研究生导师，至1990年，共培养10名针灸硕士研究生。

1980年

6月，邵经明在《河南赤脚医生》第3期发表了《原发性血小板减少性紫癜论治》论文。

8月，邵经明出席河南省周口地区中医分会针灸学组会议。

12月25日，邵经明经河南省政府批准，晋升为中医针灸主任医师。

1981年

5月，邵经明参加郑州市科学技术协会第二届委员会会议，被聘为郑州市科学技术协会第二届委员。

6月，《河南中医》编委会成立，并召开第一次会议，邵经明被聘为第一届编委会委员。

12月，"南阳张仲景研究会"成立，邵经明担任顾问，并在《张仲景研究》第1期发表了题为《张仲景是针灸辨证施治的典范》的论文。

1982年

1月，邵经明出席郑州首届中医学术会。

3月，由人民卫生出版社组织编写的《基层医务人员初晋中复习考试参考题解》一书，邵经明完成了针灸部分的编写。邵经明参加在厦门召开的全国针灸经络研究工作座谈会。

6月，邵经明等撰写的《针灸治疗哮喘61例的临床观察及实验研究》论文被中华全国中医学会河南分会录入《针灸资料选编》，并刊登在《江西中医药》1983年第3期。同年12月，该文被郑州市中医学会评为三等奖，并由郑州市科学技术协会颁发获奖证书。

9月，邵经明在教育工会出版的《郑州工运》期刊发表了《暑期游记》。

10月29日，邵经明参加在南京召开的全国高等中医院校中医药教材编审会议，被中华人民共和国卫生部聘为高等中医院校针灸专业教材编审委员会委员。参加了《针灸各家学说》的编写。

11月，邵经明被郑州市人民政府评为科协工作积极分子。

1982年5月至1983年3月，邵经明在《中原医刊》分六期发表了《百症赋浅释》《通玄指要赋浅释》论文。

1983年

1月，邵经明出席郑州首届中医学术研讨会。

6月17日，邵经明光荣加入中国共产党。

9月6日，邵经明被聘为中华全国中医学会河南分会理事。

1984年

4月，邵经明被天津中医学院针灸系振兴针灸函授学院聘请为顾问。河南中医学院针灸系建立，邵经明任名誉主任。

8月7日，北京召开了有50多个国家800多位中外学者参加的"第二届全国针灸针麻学术研讨会"，邵经明在研讨会上做了《针灸肺俞、大椎、风门穴治疗哮喘》课题研究的学术报告。

10月，邵经明出席洛阳市振兴中医事业动员大会。23日，河南中医学院聘请邵经明兼任学院教育研究室调研员。

11月，邵经明出席河南省周口地区第三届针灸学术会议。

12月，邵经明到山西运城为针灸名家、山西中医学院教授师怀堂举办的"新九针技术培训班"授课。20日，中华医学会河南分会对邵经明担任本会第四届理事会理事期间，为学会工作做出的贡献，特给予表彰，并颁发证书，继聘为中华医学会河南分会第五届理事会理事。

1985年

1月，邵经明出席了在新乡召开的河南省针灸学会第一届第四次学术会议。

2月，邵经明作为评审专家应邀出席了在武汉进行的科研成果鉴定会。

4月，邵经明在《中国针灸》杂志第2期，发表述评《简评<论经络学说的理论及临床运用>》。22日，邵经明被中国针灸学会聘为中国科学技术咨询服务中心组织的"针灸临床技术推广报告咨询会"的专家。

5月，邵经明在《中医杂志》第5期发表了题为《针灸治疗哮喘111例临床观察》的论文。

6月22日，商水县人民政府、河南省商水卫生职业中等专业学校聘请邵经明教授为河南省商水卫生职业中等专业学校名誉校长。

9月10日，河南中医学院为邵经明颁发"辛勤教育25载，桃李遍天下"光荣证书。

11月，邵经明参加在湖北武昌举办的中国针灸学会第二次全国会员代表大会暨科研座谈会。邵经明参加编写《现代针灸医案选》，由人民卫生出版社出版。

12月1日，中国针灸学会对邵经明担任中国针灸学会第一届委员会委员期间，为学会工作做出贡献，特给予表彰并颁发证书。

12月4日，中华全国中医学会河南分会对邵经明担任本会第一届理事会理事期间，为学会工作做出贡献，特给予表彰并颁发证书。

1986年

2月20日，邵经明被南阳张仲景国医大学聘为名誉教授。

4月，邵经明在《中华针灸进修学院院刊》第2期发表了题为《试论中医针灸治疗急症》的论文。

10月20日，邵经明被中华针灸进修学院河南分院聘为名誉院长。

11月30日，邵经明经河南省政府批准获得教授任职资格。

12月，邵经明参加了在南昌举办的中国针灸学会文献研究会成立大会。

1987年

2月10日，开封市卫生局组织重铸宋天圣针灸铜人及重刻宋天圣针灸图经碑，邵经明被开封市卫生局聘为顾问委员会顾问。

3月，河南省科学技术协会第三届委员会为邵经明颁发"献身科技，历五十春秋，贡献殊多"证书，以资表彰和纪念。17日，邵经明在"创先争优"活动中，被河南中医学院评为优秀共产党员。

5月，邵经明在《国医论坛》第2期上发表了题为《仲景针灸学说初探》的论文；在《河南中医》第3期上发表了题为《张从正刺络泻血学说初探》的论文。

8月10日，邵经明被河南省职称改革领导小组聘任为河南省高级卫生专业技术职务中医评审委员会委员。

9月，邵经明带领研究生雷新强、杨永清、高希言、张笑菲到黑龙江、辽宁及北京、天津等地进行学术调研，与我国针灸界学术影响力很大的老前辈，如孙申田、张缙、曹一鸣、程莘农、赵尔康等教授进行学术研讨，切磋技艺。

10月，在中华全国中医学会开封分会汇编的《开封市重铸宋代天圣针灸铜人落成典礼资料》，刊登了邵经明撰写的《略论王惟一对针灸学的贡献——重铸铜人的重大意义》文章。

11月，邵经明在北京参加了"世界针灸学会联合会成立大会暨第一届世界针灸学术大会"。大会期间全国针灸界泰斗、元老汇聚一堂，邵经明与王雪苔、彭静山、石学敏、邱茂良、魏稼、郭诚杰等教授在一起研讨交流，为中医针灸事业发扬光大勾绘蓝图，共谋大业。

12月，邵经明参编的全国高等医药院校试用教材《各家针灸学说》由上海科学技术出版社出版。该教材出版之后被日本东洋学术出版社翻译出版。26日，邵经明被开封市针灸耳疗研究所及针灸耳疗研究所附属医院聘为名誉所长、顾问组组长。

1988年

1月，邵经明在《中医杂志》第1期发表了《哮喘证治》一文。

3月，邵经明主编《针灸防治哮喘》由上海翻译出版公司出版。

7月15日，邵经明被河南省气功科学研究会聘请为顾问。

9月，邵经明在《中医杂志》第9期发表了《痛经证治》一文。

10月，邵经明在"创先争优"活动中，被河南中医学院评为优秀共产党员。邵经明任《中国针灸大全》副主编，该书由河南科学技术出版社出版。

11月6日，河南中医学院在院庆30周年之际，谨向在该院辛勤工作30年的老同志表示祝贺和慰问，并向邵经明同志颁发了纪念证书。

12月1日，河南中医学院大学生气功协会聘请邵经明为该协会顾问。

1989年

4月，邵经明带领研究生刘富强等到成都中医学院进行学术调研，并受邀进行学术交流。

5月2日，邵经明出席了在天津召开的"国际针灸临床学术会议"。并在大会主会场（科技咨询大厦）将课题研究《针灸治疗哮喘128例临床观察》做了大会报告。同年，本研究以论文形式刊登在《中国针灸》第6期。该论文1992年又被收录入《中国针灸年纪》。

6月15日，邵经明被中国针灸专家讲师团聘为讲师团顾问。

9月13日，邵经明出席了在江苏省江阴市举办的"纪念承淡安先生诞辰90周年暨国际针灸学术研讨会"，并在研讨会论文专辑发表了题为《针林大师，医界楷模》一文。

9月21日，河南省针灸学会升为河南省一级学会，并召开第五次学术交流会，邵经明被聘为河南省针灸学会第二届理事会名誉会长。邵经明出席了河南省针灸学会成立暨第五次学术交流会议。在大会上，邵经明对河南省针灸学会第一届委员会工作做了题为《奋发努力、振兴中原针灸事业》的总结报告。

10月，邵经明自愿一次交党费1 000元，中共中央组织部颁发证书。

11月，邵经明参加编写的《针灸疑难杂症医案荟萃》由山东科学技术出版社出版。

1990年

4月3日，邵经明光荣退休，中华人民共和国颁发干部退休证书。

7月，邵经明主编的《针灸锦囊》由河南科学技术出版社出版。

10月1日，邵经明撰写的论文《针灸治疗哮喘128例临床观察》获河南省教育委员会科学论文二等奖，并颁发证书。

11月，邵经明出席中南地区第四次暨河南省第六次针灸学术交流会议。《中国针灸治疗学》由中国科学技术出版社出版，邵经明任编委。

邵经明为黄河中医药研究奖励基金会捐款1 000元。

1991年

2月，邵经明参加编写的《针灸临证指南》由人民卫生出版社出版。

4月，邵经明被中华人民共和国人事部、卫生部、国家中医药管理局确定为全国首批500名老中医药专家学术经验继承工作指导老师，并有两名学术继承人。

6月28日，邵经明在"创先争优"活动中，被河南中医学院评为优秀共产党员。

7月，邵经明参加编写的《中国名医名方》由中国医药科技出版社出版。

8月，邵经明参加编写的《中国当代针灸名家医案》由吉林科学技术出版社出版。

9月10日，邵经明被《国际针灸交流手册》编委会聘请为顾问。

12月20日，邵经明作为鉴定专家参加了在南阳进行的国家自然科学基金资助项目"经络电图仪投产鉴定会"。

1992年

3月，邵经明在《河南中医》第2期发表了题为《针灸治疗哮喘188例临床观察及实验研究》的论文。

4月，邵经明将自己主编的《针灸锦囊》一书赠予河南中医学院图书馆10本。

6月，邵经明举办了第一期"针灸防治哮喘成果推广应用学习班"，为省内外学员讲授针灸防治哮喘，并进行技术操作演示、指导。10日，邵经明将自己编著的《针灸防治哮喘》一书赠予河南中医学院图书馆20本。

7月25日，邵经明被俄罗斯联邦共和国国际中医学院聘任为顾问。

10月，邵经明主持的《针灸防治哮喘的临床观察及实验研究》课题获河南省教育委员会科技进步二等奖。

12月，邵经明主持的《针灸防治哮喘的临床观察及实验研究》课题获河南省科技进步三等奖。

1993年

5月，邵经明的"针灸防治哮喘"项目荣获国家著名重点高校暨河南省高校科技成果博览会优秀奖。邵经明举办了第二期"针灸防治哮喘成果推广应用学习班"，并为省内外学员讲授针灸技术与应用。

6月20日，邵经明被河南省青年中医研究会聘为顾问。

10月1日，为表彰邵经明为发展我国高等教育事业做出的突出贡献，国务院颁发政府特殊津贴及证书。

1994年

4月，邵经明被上海中医药大学聘为1992级针灸专业博士研究生的第二导师。

9月，《郑州晚报》以《老骥伏枥，志在千里》为题报道了邵经明的事迹。8日，河南省针灸学会对邵经明在担任第二届理事会名誉会长期间，对学会工作做出的贡献，特给予表彰，并颁发证书。邵经明参编的《名医针灸精华》由上海中医药大学出版社出版。

12月20日，《针灸临床杂志》鉴于邵经明教授在针灸学术上的卓越成就和多年来对本刊工作的厚爱与支持，特聘请其担任第二届《针灸临床杂志》编辑委员会顾问。

1995年

2月，河南中医学院举办了"庆祝邵经明从医69周年暨85寿辰"活动。

5月29日，《河南日报》以《杏林高手老当益壮》为题报道了邵经明。

7月，邵经明带领高徒王民集到北京人民大会堂参加全国继承老中医药专家学术经验出师大会。

8月2日，邵经明在《中国中医药报》发表了《简介针灸防治哮喘》的文章。

9月8日，邵经明在"创先争优"活动中，被河南中医学院评为优秀共产党员。

河南电视台第三频道东方地平线节目的"人物访谈"栏目，以《邵老虽已85岁高龄仍然在医疗教学科研等工作中奉献着光和热》为标题，对邵经明进行了报道。

1996年

8月10日，中华人民共和国教育委员会为邵经明颁发教师资格证书。

9月，邵经明出席了在郑州举办的全国首届名方研究、运用学术研讨会。

1997年

6月30日，鉴于邵经明在医疗领域取得的业绩，其医术档案被收入《中国跨世纪专科名医大典》一书。

12月18日，邵经明为河南中医事业发展做出了显著成绩，获得"特别贡献奖"，由河南省卫生厅、河南省中医管理局颁发荣誉证书。

1998年

10月，邵经明出席了在郑州举办的无创痛针灸暨针灸文献国际学术会议。

1999年

中央电视台第4频道"中华医药"栏目专访邵经明，介绍邵老"三穴五针"治疗哮喘之经验。

5月，邵经明获中华人民共和国颁发的医师资格证书。邵经明将自己的全部积蓄10万元人民币捐予河南中医学院，用于奖励品学兼优的学生和优秀教师，河南中医学院成立了"邵经明教育奖励基金会"。特聘邵经明为河南中医学院邵经明教育奖励基金会名誉理事长。30日，《河南中医学院校报》以"倾其积蓄为教学，高风亮节树丰碑"给予报道。

6月16日，《郑州晚报》以《辛勤积攒38年，无私支持医学事业》为题，报道了邵经明捐款10万元事迹。

7月7日，《中国中医药报》以《邵经明捐款10万元支持中医教育》为题给予报道。

9月10日，邵经明荣获河南中医学院"三育人先进个人"。

2000年

6月20日，在河南中医学院"创先争优"活动中，邵经明被学院评为优秀共产党员。

邵经明被中国老年人体育协会、中国老龄协会、中华全国妇女联合会评为第五届"全国健康老人"。

2001年

2月，邵经明被中共河南省委、河南省人民政府评为"全省离退休干部发挥作用先进个人"。

3月6日，邵经明出席了"邵经明教育基金颁奖暨针推学科建设论证会"，并亲自为基金会首次评出的学校优秀教师和品学兼优的学生颁奖。

3月10日，《河南日报》以《九旬名医的赤子之心》为题报道了邵经明的事迹。

3月21日，《中国教育报》以《40载节衣缩食勤积蓄，90岁慷慨解囊10万元——老教授邵经明义举感人》为题进行报道。

2002年

10月19日，邵经明被河南省中医院（河南中医学院第二附属医院）聘为高级顾问。

11月8日，邵经明的书法作品在河南中医学院举办的迎接中国共产党第十六次全国代表大会书画联展评比中荣获特等奖，由河南中医学院党委宣传部、书画研究会、离退休职工管理处联合颁奖。

2003年

5月，国家中医药管理局中医临床诊疗技术整理与研究项目"邵氏'五针法'治疗肺脾亏虚型哮病（缓解期）的多中心临床评价"启动时，邵经明在河南中医学院针灸门诊对课题组成员进行临床技术培训。

8月30日，时值星期六，93岁的邵经明于上午正常坐诊，次日因病住院，自此停止了门诊工作。

2008年

6月，河南省中医管理局授予邵经明"河南省中医事业终身成就奖"。

9月10日，教师节之际，河南中医学院郑玉玲院长、工会主席段荣章教授，以及河南中医学院第三附属医院张璞璘院长、王亚平书记、郭淑敏副院长，离退休管理处王雪芬处长到家中看望邵经明。

10月，邵经明为支援四川汶川震后重建自愿交"特殊党费"1 000元，中共中央组织部颁发证书。

2009年

9月10日，教师节之际，世界针灸联合会秘书长、国家中医药管理局国际合作司沈志祥司长在河南中医学院郑玉玲院长、郭德欣副院长和国际教育学院院长路玫教授陪同下，到家中看望邵经明。

2010年

3月14日，河南中医学院举办了"邵经明教授学术思想研讨会暨百岁寿辰活动"。

3月30日，《大河健康报》报道了"邵经明教授学术思想研讨会暨百岁寿辰活动"。

4月6日，《东方今报》以《悬壶济世八十载，神针尤爱红烧肉》为题，同年10月21日《中国中医药报》以《大德大智者大寿》为题，对邵经明长寿之道做了报道。

4月19日，《中国中医药报》以《为医为师，亦儒亦仙》为题，贺著名老中医邵经明教授百岁寿辰。

2012年

9月10日，教师节之际，河南中医学院工会主席段荣章教授、院长办公室主任冯民生、老干部处书记王雪芬等到家中看望邵经明。

10月7日，邵经明因病与世长辞，享年103岁。